AF628004

Carl-Auer

Für Dorothea,
Hannelore und Werner

Kai Fritzsche

Praxis der Ego-State-Therapie

Fünfte Auflage, 2024

Mitglieder des wissenschaftlichen Beirats des Carl-Auer Verlags:

Prof. Dr. Dr. h. c. Rolf Arnold (Kaiserslautern)
Prof. Dr. Dirk Baecker (Dresden)
Prof. Dr. Ulrich Clement (Heidelberg)
Prof. Dr. Jörg Fengler (Köln)
Dr. Barbara Heitger (Wien)
Prof. Dr. Johannes Herwig-Lempp (Merseburg)
Prof. Dr. Bruno Hildenbrand (Jena)
Prof. Dr. Karl L. Holtz (Heidelberg)
Prof. Dr. Heiko Kleve (Witten/Herdecke)
Dr. Roswita Königswieser (Wien)
Prof. Dr. Jürgen Kriz (Osnabrück)
Prof. Dr. Friedebert Kröger (Heidelberg)
Tom Levold (Köln)
Dr. Kurt Ludewig (Münster)
Dr. Burkhard Peter (München)
Prof. Dr. Bernhard Pörksen (Tübingen)
Prof. Dr. Kersten Reich (Köln)
Dr. Rüdiger Retzlaff (Heidelberg)
Prof. Dr. Wolf Ritscher (Esslingen)
Dr. Wilhelm Rotthaus (Bergheim bei Köln)
Prof. Dr. Arist von Schlippe (Witten/Herdecke)
Dr. Gunther Schmidt (Heidelberg)
Prof. Dr. Siegfried J. Schmidt (Münster)
Jakob R. Schneider (München)
Prof. Dr. Jochen Schweitzer † (Heidelberg)
Prof. Dr. Fritz B. Simon (Berlin)
Dr. Therese Steiner (Embrach)
Prof. Dr. Dr. Helm Stierlin † (Heidelberg)
Karsten Trebesch (Dallgow-Döberitz)
Bernhard Trenkle (Rottweil)
Prof. Dr. Sigrid Tschöpe-Scheffler (Köln)
Prof. Dr. Reinhard Voß (Koblenz)
Dr. Gunthard Weber (Wiesloch)
Prof. Dr. Rudolf Wimmer (Wien)
Prof. Dr. Michael Wirsching (Freiburg)
Prof. Dr. Jan V. Wirth (Meerbusch)

Reihengestaltung: Uwe Göbel
Redaktion: Uli Wetz
Satz: Drißner-Design u. DTP, Meßstetten
Printed in Germany
Druck und Bindung: CPI books GmbH, Leck

MIX
Papier | Fördert gute Waldnutzung
FSC® C083411
www.fsc.org

klimaneutral
Mehr Bäume.Weniger CO_2

Fünfte Auflage, 2024
ISBN 978-3-89670-867-0 (Printausgabe)
ISBN 978-3-8497-8290-0 (ePub)
© 2013, 2024 Carl-Auer-Systeme Verlag
und Verlagsbuchhandlung GmbH, Heidelberg
Alle Rechte vorbehalten

Bibliografische Information der Deutschen Nationalbibliothek:
Die Deutsche Nationalbibliothek verzeichnet diese Publikation in der Deutschen Nationalbibliografie; detaillierte bibliografische Daten sind im Internet über http://dnb.d-nb.de abrufbar.

Informationen zu unserem gesamten Programm, unseren Autoren und zum Verlag finden Sie unter: **https://www.carl-auer.de/**
Dort können Sie auch unseren Newsletter abonnieren.

Carl-Auer Verlag GmbH
Vangerowstraße 14 • 69115 Heidelberg
Tel. +49 6221 6438-0 • Fax +49 6221 6438-22
info@carl-auer.de

Inhalt

Danksagung

Zum Glück entstand dieses Buch nicht in einer einsamen, staubigen Kammer. Viele Menschen haben an seiner Entstehung mitgewirkt. Es ist kaum möglich, an dieser Stelle alle zu nennen. Ich möchte mich trotzdem bei einigen von ihnen persönlich bedanken.

Dr. Richard Huybrechts gilt mein größter Dank. Ohne seine Unterstützung wäre das Buch nicht zustande gekommen. Die wichtigen Diskussionen über die Konzepte und Interventionsansätze haben mich immer wieder inspiriert und bestärkt. Er ist für mich mehr als ein Mentor. Meiner Tochter Nele möchte ich von Herzen danken. Die Zusammenarbeit mit ihr war für mich eine weitere wunderbare Erfahrung. Sie sorgte nicht nur für die Lesbarkeit des Textes, sondern steuerte wichtige didaktische Hinweise bei. Meiner Frau Berit und meinem Sohn Claas möchte ich für ihre Unterstützung besonders danken. Sie begleiteten den Entstehungsprozess des Buches mit einer endlosen Geduld, nahmen mir vieles ab und hielten mir den Rücken frei. Ihr liebevoller Umgang mit einem vollkommen absorbierten Familienmitglied ist nicht selbstverständlich. Ihre Erinnerungen an das Leben jenseits des Schreibtisches waren mir eine große Hilfe.

Woltemade Hartman, Ph. D. danke ich dafür, mir die Welt der Ego-State-Therapie eröffnet zu haben und ein wichtiger Wegbereiter für mich zu sein.

Dem gesamten Team des Carl-Auer-Verlages möchte ich für das mir entgegengebrachte Vertrauen danken, insbesondere Herrn Dr. Ralf Holtzmann für seine Aufmunterungen, sein Verständnis und die Freiheiten, die er mir einräumte. Es ist eine große Freude, in einer solchen Atmosphäre ein Buch schreiben zu können. Frau Zita Stoltenberg-Zehnder, Fachpsychologin für Psychotherapie (FSP) danke ich für die Erfahrungsberichte aus der Ego-State-Arbeit mit Kindergruppen und die konstruktiven Hinweise zu den entsprechenden Kapiteln dieses Buches. Meinen zahlreichen Supervisions- und Seminarteilnehmern möchte ich für die vielen Anregungen danken, die mich immer wieder zum Überdenken meiner Ansätze veranlassten. Nicht zuletzt möchte ich mich bei meinen Patientinnen und Patienten bedanken. Sie sind die Koautorinnen und Koautoren dieses Buches. Ihr Mut und ihre Offenheit berühren mich sehr. Die Erfahrungen in der Arbeit mit der

Ego-State-Therapie, der Vertrauensvorschuss, den sie mir gewährten, die wichtigen inneren Prozesse, an denen sie mich teilhaben ließen, sowie die zahllosen Gespräche über spezifische Interventionsschritte ermöglichten erst das Schreiben und den Abschluss des Buches.

Kai Fritzsche

Vorwort

Ich möchte diesem Buch zwei Texte voranstellen, die all jenen gewidmet sind, die einen Weg aus dem Leiden und aus der Nacht suchen, und jenen, die sie dabei begleiten.

»Wenn die Nacht am tiefsten …

Ich war oft am Ende, fertig und allein.
Alles, was ich gehört hab, war: ›Lass es sein!
So viel Kraft hast du nicht, so viel kannst du nicht geben.
Geh den Weg, den alle gehn, du hast nur ein Leben.‹

Doch ich will diesen Weg zu Ende gehn,
und ich weiß, wir werden die Sonne sehn!
Wenn die Nacht am tiefsten ist, ist der Tag am nächsten.

Manchmal bin ich kalt und schwer wie ein Sack mit Steinen.
Kann nicht lachen und auch nicht weinen.
Seh keine Sonne, seh keine Sterne,
und das Land, das wir suchen, liegt in weiter Ferne.

Doch wir werden diesen Weg zu Ende gehn,
und ich weiß, wir werden die Sonne sehn!
Wenn die Nacht am tiefsten ist, ist der Tag am nächsten.«

Ton Steine Scherben (1975)

»Für die Zeiten des Leidens

Mögest du gesegnet sein im heiligen Namen derer,
Die ohne dein Wissen dir helfen,
Deinen Schmerz zu tragen und ihn zu lindern.

Möge dich Heiterkeit begleiten,
Wenn du aufgerufen wirst,
Das Haus des Leidens zu betreten.

Möge dich stets ein lichtes Fenster überraschen.
Möge dir die Weisheit zuteilwerden,

Auf falschen Widerstand zu verzichten;
Klopft das Leiden an die Tür deines Lebens,
Mögest du schon seine Abschiedsgaben erahnen.

Mögest du imstande sein, die Früchte des Leidens zu empfangen.
Möge das Gedächtnis dich segnen und behüten
Mit dem hart verdienten Licht vergangener Plagen;
Und dich erinnern: Du hast schon überlebt, und
Wenn die Nacht am tiefsten ist,
Ist der Tag am nächsten.

Möge die Gnade der Zeit deine Wunden heilen.
Mögest du erkennen, dass selbst der schwerste Sturm dir kein einziges
Haar wird krümmen können.«

John O'Donohue (2009), *Benedictus – Das Buch der irischen Segenswünsche*

Die Ego-State-Therapie hat sich in den letzten Jahren rasant entwickelt und weit verbreitet. Sie ist zu einem festen Bestandteil der psychotherapeutischen Landschaft geworden, hat immer mehr an Bedeutung gewonnen und wird neben dem traumatherapeutischen Bereich zur Behandlung eines breiten Störungsspektrums und in verschiedenen Behandlungssettings eingesetzt.

Nach der positiven Resonanz auf die *Einführung in die Ego-State-Therapie* (Fritzsche u. Hartman 2010) ging ich mit Freude an die Arbeit, ein grundlegenderes Buch über diese faszinierende psychotherapeutische Methode zu schreiben, die mein Verständnis der Persönlichkeit, meine berufliche Entwicklung der letzten Jahre sowie mein Menschenbild stark veränderte.

Es ist ein Buch entstanden, das dem Prinzip »Aus der Praxis für die Praxis« folgt. Es bietet eine umfassende, fundierte und praxisnahe Erläuterung der Ego-State-Therapie. Es kann als ein Leitfaden für die Praxis genutzt werden und stellt konkretes Arbeitsmaterial für die Behandlungsplanung sowie sämtliche Behandlungsschritte zur Verfügung. Das Buch bietet zahlreiche Hinweise für schwierige Behandlungssituationen. Es eignet sich als Begleitlektüre für die Fortbildung in Ego-State-Therapie.

Es gliedert sich in zwei Teile. In *Teil I* stelle ich sechs Prinzipien der Ego-State-Therapie vor und ergänze sie mit Fallbeispielen aus der

Praxis. Die Prinzipien bilden die Grundlage des Behandlungsansatzes der Ego-State-Therapie. Zu jedem Prinzip sind Fragen formuliert, die sich unmittelbar im therapeutischen Kontext verwenden lassen.

In *Teil II* des Buches stelle ich die prozessorientierten Ziele, die Behandlungsplanung und die basalen Interventionen der Ego-State-Therapie ausführlich vor. Ich gehe dabei auf die Besonderheiten ein, die verschiedene Kategorien von Ego-States aufweisen. Zu den einzelnen Interventionen habe ich *Übersichten* angefertigt, die als Leitfaden für den Praxisalltag dienen können und jeweils detailliert erläutert werden. Daneben gibt es *Arbeitsblätter* zum Ausfüllen. Sie stehen auch online zum Download zur Verfügung.[1]

Das Buch spiegelt meinen derzeitigen Wissens- und Erfahrungsschatz wider. Ich blicke auf eine fast zehnjährige Anwendung der Ego-State-Therapie zurück, aus der sich das Buch speist. Weitere psychotherapeutische Verfahren, die ich im Verlauf meines Berufslebens erlernte und anwende, sowie meine eigenen Lebenserfahrungen prägen mein heutiges Verständnis und meine Art, in eine psychotherapeutische Begegnung zu gehen. Die Liste der Wegbereiter ist lang. Ich bin mir der direkten und indirekten Unterstützung und der Zuversicht, die sie mir entgegenbrachten, wohl bewusst. Das meiste lernte ich durch meine Patientinnen und Patienten, denen ich für ihr Vertrauen sehr dankbar bin. Ich lernte vor allem durch die zahllosen Behandlungssituationen, in denen die Heilungsprozesse einen anderen Verlauf nahmen, als ich es mir vorgestellt hatte. Ich lernte durch die *Ecken und Kanten*. Ich lernte, die Schwierigkeiten als Herausforderungen zu verstehen. Glücklicherweise gaben mir meine Patientinnen und Patienten genügend Anlässe zum Lernen. Ich lernte auch etwas über die Vor- und Nachteile von Leitlinien und Anleitungen kennen. Wenn ich Psychotherapie als eine Expedition in für mich unbekannte Regionen verstehe, denke ich an die große Hilfe von Landkarten und Erfahrungsberichten für Expeditionen. Landkarten bieten Leitlinien, sie sind Anleitungen. Ich denke auch daran, dass die Landkarte nicht die Landschaft ist.

Meine Arbeit ist durch die Hypnotherapie Milton Ericksons geprägt. Die klinische Hypnose stellt eine der Säulen der Ego-State-Therapie dar. Ich bin glücklich, dass ich gemeinsam mit Maria Schnell im Berliner Institut für klinische Hypnose und Ego-State-Therapie (IfHE)

1 www.carl-auer.de/machbar/praxis_der_egostatetherapie

beide Methoden lehren, gestalten und einen fruchtbaren Austausch voranbringen kann. Viele Hinweise aus den Seminaren und Supervisionen sind in das Buch mit eingeflossen. Das Buch ersetzt allerdings nicht eine fundierte Fortbildung in Ego-State-Therapie.

Ich möchte an dieser Stelle eine Bemerkung zu den geschlechterspezifischen Formulierungen machen. Ich habe mich für eine abwechselnde Variante entschieden, d. h., ich verwende abwechselnd die weibliche und die männliche Form.

Ich wünsche Ihnen viel Freude beim Lesen und Entdecken und schöne Überraschungen mit der Ego-State-Therapie.

Kai Fritzsche
Berlin, Januar 2013

Teil I: Prinzipien der Ego-State-Therapie

1 Einstieg: Expedition Teilearbeit

1.1 Es muss nicht der Mount Everest sein

Reinhold Messners Expeditionen in den Himalaja gehörten zu den großen Abenteuern, die ich als Kind staunend bewunderte. Ich erinnere mich genau daran, wie ich die Filme über seine Erlebnisse gemeinsam mit meiner Schwester anschaute. Einer von uns musste immer die Zimmerantenne des kleinen Kofferfernsehers mit der Hand festhalten, da dies den Empfang verbesserte. Wir befanden uns in Ostberlin und waren froh, überhaupt einen Westsender empfangen zu können – wenn auch mit schlechtem Bild und einigen Mühen. Wir hielten den Atem an, wenn Reinhold Messner in scheinbar hoffnungsloser Lage entschied: »Wir gehen jetzt zu zweit hoch zu Lager IV. Wir haben wenig Proviant, der Sturm hat zugenommen. Die Sicht ist sehr schlecht. Wir melden uns später.« Wir waren völlig absorbiert von den Berichten über die Aufstiege, die widrigen Bedingungen, die Rückschläge, das Durchhaltevermögen und über das Happy End. Der Himalaja lag, von uns aus gesehen, ziemlich weit hinter der Mauer. Es hatte den Anschein, als sähen wir eine andere Welt, einen anderen Planeten.

Damals ahnte ich, dass es im Leben um mehr geht als das, was direkt vor meiner Nase liegt. Ich ahnte, dass es innere und äußere Mauern zu überwinden gilt, dass es mehr gibt als das Offensichtliche, das Alltägliche, das Naheliegende, dass dort nicht nur Glück zu finden ist, sondern auch Krisen und dass es um Chancen und um Bewältigen geht.

Unter den vielen Menschen, die inzwischen den Gipfel des Mount Everests bestiegen, sticht Göran Kropp heraus. Am 23.5.1996 erreichte er den höchsten Punkt. Er hatte sich das Ziel gesetzt, *aus eigener Kraft* zum Gipfel zu gelangen

Die Strecke zum Berg bezog er in sein Projekt mit ein. Er fuhr, beladen mit der gesamten Ausrüstung, die er für den Hinweg zum Berg und den Aufstieg benötigte und die ein Gewicht von 130 Kilogramm ausmachte, mit dem Fahrrad 11 406 Kilometer von Stockholm bis nach Kathmandu, der Hauptstadt Nepals. Er fuhr so nahe an den Mount Everest heran, bis es mit dem Fahrrad nicht mehr weiterging, und machte sich dann zu Fuß auf den Weg ins Basislager, von dem aus seine Gipfelbesteigung starten sollte. Allein die Fahrradtour wurde zu einem Abenteuer und hielt einige Bewährungsproben für ihn bereit. Nicht weniger aufregend gestalteten sich seine Aufstiegsversuche. Der erste wurde durch schlechtes Wetter und Neuschnee vereitelt. Am 10. und 11. Mai 1996 wurden mehr als 30 Bergsteiger bei ihrem Aufstiegsversuch von einem Unwetter überrascht. Acht Menschen aus mehreren Expeditionen kamen ums Leben. Göran Kropp beteiligte sich an der Bergung der Verletzten und Toten.

In einer Reportage ist seine Everest-Expedition festgehalten. Die erste Szene nach dem Start in Stockholm zeigt ihn in der sächsischen Stadt Bautzen vor einem Lebensmittelgeschäft Orangensaft trinken. Eine Rentnerin fragte ihn, wohin er denn mit dem Fahrrad und dem vielen Gepäck unterwegs sei. Er antwortete: »Nach Nepal, zum Mount Everest.« Die Frau wirkte sehr irritiert, bestärkte ihn jedoch mit der Äußerung: »Ja, dann ist es gut, dass Sie Orangensaft trinken, denn Sie werden viele Vitamine brauchen.« Vitamine würde er tatsächlich brauchen.

Warum schreibe ich zu Beginn dieses Buches von einer Everest-Expedition? Ich denke, psychotherapeutische Behandlungen und Expeditionen haben vieles gemeinsam. Zu einer verantwortungsvollen Durchführung einer Expedition gehören Sorgfalt, ein realistischer Umgang mit den eigenen Grenzen, eine klare Einschätzung der Bedingungen und die Fähigkeit, sich auch für eine Umkehr entscheiden zu können. Es geht mir um eine Vielzahl weiterer Aspekte, die Expeditionen und Psychotherapien gleichermaßen auszeichnen. Es geht mir um Begeisterung, Neugier, Faszination, Mut, Begegnung, Vertrauen, Vorbereitung, Training, Durchhaltevermögen, Erfahrung, Lernen, Hoffnung, Visionen, Verantwortung, Grenzen, Berührtsein, Ehrfurcht. Die Aufzählung ließe sich noch weiterführen. Es geht mir um den Weg. Der Weg zum Berg war für Göran Kropp ebenso wichtig wie die letzten Meter zum Gipfel. Der Weg ist das Ziel.

Es geht mir nicht um die Besteigung des Mount Everest. Es geht mir nicht um das Erreichen des Gipfels. Es geht mir jedoch um die von vielen Bergsteigern berichtete Erfahrung, auf einer solchen Expedition sich selbst zu begegnen, ob man will oder nicht.

Die Strapazen, die viele meiner Patientinnen und Patienten mit der Psychotherapie auf sich nehmen, erinnern mich häufig an die, die ich aus den Berichten von Extrembergsteigern erfahre. Sie wagen sich in Grenzbereiche. Es ist nicht klar, wie weit sie kommen, wie sie reagieren werden, wohin sie die Expedition führt. Sie betreten unbekanntes Gelände. Selbst wenn sie schon mehrere Versuche hinter sich haben, lassen sich die Bedingungen nie eindeutig voraussagen.

Gleiches trifft für Psychotherapeutinnen und Psychotherapeuten bzw. für all jene zu, die die Patienten begleiten. Mit jeder neuen psychotherapeutischen Behandlung begeben wir uns auf eine neue Expedition. Vieles kann uns dabei bekannt vorkommen. Trotzdem ist es immer wieder neu. Auch wir müssen Schritte wagen, müssen uns auf einen Weg machen und dabei viele Dinge beachten. Auch wir begegnen uns selbst, ob wir wollen oder nicht. Weder unsere Patienten noch wir selbst können *zu Hause* bleiben, wenn ein psychotherapeutischer Prozess gestaltet werden soll. Es muss nicht der Mount Everest sein. Aber für eine Psychotherapie müssen wir *unsere eigenen vier Wände* verlassen, genauso, wie dies unsere Patienten tun. Wir sind gemeinsam unterwegs. Es ist eine gemeinsame Expedition, auf welcher wir Therapeuten uns auch auf etwas einlassen. Wir müssen nicht auf den Mount Everest. Aber wir müssen mindestens einen Schritt vor die Tür machen. Für viele Patientinnen und Patienten erscheinen bereits diese wenigen Schritte als eine kaum zu überwindende Hürde. Der Heilungsprozess befindet sich zum Glück nicht hinter der Berliner Mauer und auch nicht auf einem anderen Planeten. Es sind jedoch Mauern zu überwinden, will man ihn voranbringen und vielen Patienten erscheint die Bewältigung ihrer Leiden *auf diesem Planeten*, also in dieser Welt, fast nicht möglich. So wie es mir als Kind mit der Überzeugung erging, die Schauplätze Reinhold Messners niemals mit eigenen Augen sehen zu können, erleben viele unserer Patienten zu Beginn der Behandlung ihre inneren Mauern als unüberwindbar und können sich ein Leben jenseits der Mauern kaum vorstellen.

Die Ego-State-Therapie ist eine psychotherapeutische Methode, die dabei helfen kann, innere und äußere Mauern zu überwinden und Heilungsprozesse zu fördern. Sie gleicht in vieler Hinsicht einer Expedition. Sie führt uns in eine unbekannte Landschaft. Wir sind zu der Persönlichkeit des Menschen unterwegs, mit dem wir arbeiten. Es braucht dazu eine fundierte und verantwortungsvolle Anwendung der Methode. Dazu gehören eine entsprechende Fortbildung und fachkundige Supervision.

Dieses Buch soll Mut machen für derartige Expeditionen, es soll Sie begeistern, Ihre Neugier wecken. Es soll zu einer guten Vorbereitung beitragen, und es soll Ihnen neue Wege der psychotherapeutischen Begegnung zeigen. Es kann wie eine Landkarte als Orientierungshilfe dienen und darüber hinaus mittels zahlreicher Erfahrungsberichte, Anregungen und Anleitungen zum Gelingen der Expedition beitragen.

1.2 Die Sprache des Buches

Als ich mir vor Kurzem ein neues Handy anschaffen wollte und in diesem Zusammenhang einige Recherchen anstellte, erstaunte es mich sehr, dass in manchen Produktbeschreibungen die Lieferung einer deutschsprachigen Bedienungsanleitung als besonderes Merkmal hervorgehoben wurde. Neben den unglaublich vielen Funktionen, den zahllosen Einsatzmöglichkeiten und der riesigen Speicherkapazität erhalte man auch eine deutschsprachige Bedienungsanleitung. Entsprechend beeindruckt war ich dann von dem umfangreichen Werk in Papierform, welches in seinem Gewicht und seinen Ausmaßen das Mobiltelefon deutlich übertraf. Nun konnte hinsichtlich der einwandfreien Bedienung nichts mehr schiefgehen. Die Ernüchterung folgte auf den Fuß. Die Anleitung umfasste nur wenige Seiten, dafür war sie in mehr als zehn Sprachen abgedruckt. Als Anregung zu einer Sprachübung wäre das nicht uninteressant. In meinem Fall hätte ich mir jedoch einen etwas ausführlicheren deutschsprachigen Teil gewünscht, um meine technische Unbeholfenheit kompensieren zu können.

Ein ähnliches Phänomen erlebe ich immer wieder in den Ego-State-Therapie-Seminaren. Es ist interessant, wie viele Missverständnisse durch unterschiedliche psychotherapeutische Sprachen entstehen und welche Schwierigkeiten uns die jeweilige Übersetzung macht. Ich erlebe diese Diskussionen als sehr inspirierend und lehrreich, wünschte mir aber häufig mehrere Dolmetscher, die mir leider nicht zur Verfügung stehen. Anstelle der Dolmetscher versuche ich dann, verschiedene Sprachen zu sprechen und von jeweils einer in die anderen zu übersetzen. In Anbetracht der Tatsache, dass der Fremdsprachenunterricht längst Einzug in die Kindertagesstätten gehalten hat, pflege ich eine psychotherapeutische Mehrsprachigkeit, die zu einem fundiert ausgebildeten Psychotherapeuten gehört, jedoch von der etwas quälenden Frage begleitet wird, welches eigentlich meine *Muttersprache* ist.

Die Besonderheiten, die in den Seminaren durch verschiedene psychotherapeutische Sprachen auftreten, erlebe ich ebenso beim Schreiben dieses Buches. Ich könnte das Buch in einer *hypnotherapeutischen* Sprache verfassen und es anschließend in die *analytische* übersetzen lassen. Die hypnotherapeutische Sprache hätte vielleicht auch den Vorteil, dass Sie es in einem leichten Trancezustand lesen und Ihr Unbewusstes währenddessen die Übersetzungstätigkeiten übernimmt. Sofort würde ich feststellen, dass ich mit einer analytischen Sprache nicht auskommen kann und deshalb weitere Sprachen aufführen müsste. Ich könnte auch einen mehrsprachigen Herausgeberinnenband anstreben, in dem jedes Kapitel in mehreren Sprachen verfasst ist, wie zum Beispiel in dem lesenswerten Band von Wolfgang Senf und Michael Broda, *Praxis der Psychotherapie* (2004). Es gibt kaum einen psychotherapeutischen Begriff, der nicht zunächst hinsichtlich der verwendeten Sprache geklärt werden müsste, was so viel bedeutet, wie die *Herkunft* der Konzepte und des Autors zu klären. Die zugrunde liegende psychotherapeutische Sprache ist untrennbar mit den jeweiligen Konzepten verbunden. Es geht also bei den Sprachen unmittelbar um die Konzepte. Spätestens beim Thema »Täterintrojekte«, bei dem es um destruktiv wirkende Ego-States geht, wird dieser Umstand offensichtlich. Von Begriffen wie »Ich«, »Selbst«, »Anteil«, »inneres Kind«, »Unbewusstes« und »Energie« ganz zu schweigen. Ich frage mich, ob es eine allgemeine psychotherapeutische Sprache geben kann; vielleicht im Sinne der Konzeption der psychologischen Psychotherapie von Klaus Grawe (1998). Ich bemühe mich um eine verständliche Sprache; bin mir jedoch darüber im Klaren, dass sich gerade durch die »multikulturelle« Verwendung von Begriffen und Formulierungen Unklarheiten einschleichen können. In diesem Sinne bitte ich Sie um Verständnis und den Versuch einer Übersetzung. Die Frage nach der verwendeten Sprache wird nicht zuletzt bei der Verfassung eines Therapieantrages relevant. Da die Ego-State-Therapie kein Richtlinienverfahren darstellt, erhält die Übersetzungsfertigkeit eine weitere, praxisbezogene Bedeutung.

Ich versuche in diesem Buch auch, die Sprache der Patientinnen zu sprechen. Dies erfordert eine erneute Übersetzung und macht die therapeutische Begegnung lebendiger, vielleicht sogar erst möglich. Es entsteht ein feinfühliger Anpassungsprozess, eine kleinschrittige Verständigung, die tatsächlich vergleichbar ist mit dem Verständigungsversuch zweier Menschen mit unterschiedlichen Muttersprachen.

Die Ego-State-Therapie verstehe ich u. a. als eine Unterstützung der inneren Übersetzungsfertigkeiten der Patienten mit dem Ziel einer tragfähigen Kommunikation und eines verbesserten Verständnisses für *innere Sprachen*. Ich bemühe mich mit diesem Ansatz um eine *Dolmetscherfunktion*, die ich im therapeutischen Prozess für eine gewisse Zeit übernehme, nach und nach jedoch der Patientin übertrage, sodass sie die Übersetzung selbst vornehmen kann.

2 Prinzip der Multiplizität der Persönlichkeit

Dieses Kapitel ist John G. Watkins (1913–2012) gewidmet.

Das erste Prinzip der Ego-State-Therapie basiert auf der Grundannahme, dass die Persönlichkeit eines Menschen aus verschiedenen Anteilen besteht. Die Auffassung von der Multiplizität der Persönlichkeit lässt sich über einen sehr langen Zeitraum zurückverfolgen. Die Frage, wer wir sind und woraus unsere Persönlichkeit besteht, beschäftigt uns Menschen offensichtlich schon immer. Ebenso lange löst sie Kontroversen aus. Andererseits hat sie eine Faszination, der man sich kaum entziehen kann, und bietet Raum für Kreativität und Entwicklung (vgl. u. a. Ellenberger 1996).

Beispielsweise meldet sich während des Schreibens dieses Textes ein ziemlich kritischer innerer Anteil meiner Persönlichkeit. Dieser Anteil macht mich darauf aufmerksam, wie viele weitere Bücher oder Artikel ich erst noch zu studieren hätte, wie viele zusätzliche Quellen ich überblicken müsste, bevor ich mir anmaßen könnte, mich in dieser Form über die Multiplizität der Persönlichkeit zu äußern. Immerhin baut das gesamte Behandlungskonzept der Ego-State-Therapie darauf auf. Interessant wäre nun, die Geschichte dieses kritischen Anteils zu verfolgen. Wie lange ist er schon in meinem Leben? Kam er in einer ganz bestimmten Lebenssituation, die sich konkret benennen ließe, oder eher schleichend, fast unbemerkt? Welches ist seine Aufgabe? Welche Funktion hat er? Die Frage nach der Funktion betrifft die Frage nach dem Grundbedürfnis, um dessen Befriedigung er sich kümmert. Im Weiteren wäre interessant, in welchem Körperzustand ich mich befinde, wenn mein kritischer Anteil gerade das Sagen hat, welche Überzeugungen ich dann habe und wie ich mich fühle und verhalte. Möglicherweise tauchen dazu auch typische innere Bilder auf, die ebenfalls zu diesem Anteil gehören, und natürlich spezifische Erfahrungen aus meiner Biografie. Wenn ich diesen Fragen nachgehen würde, würde ich mich bereits mitten in einem *Ego-State-Therapie*-Prozess befinden.

Viele Menschen, nicht nur komplex traumatisierte, kennen innere kritische Stimmen. Aus meiner Sicht ist es ein sehr lohnendes Projekt, sich diesen Phänomenen mit der Sichtweise der Ego-State-Therapie zuzuwenden. Stellen Sie sich vor, Sie würden Ihre inneren kritischen Seiten – so Sie welche erleben – besser kennenlernen. Wie wäre es, wenn Sie die aufgeführten Fragen versuchen zu beantworten? Es könnte sein, dass Sie eine völlig neue Seite dieser kritischen Anteile bemerken. Es könnte sein, dass Sie ein tiefes Verständnis für sie entwickeln, sie würdigen lernen und eine neue Beziehung mit ihnen eingehen. Vielleicht wären Sie am Ende ein freundschaftlich verbundenes Team, miteinander in gutem Kontakt und gut ausgerüstet, sich um ganz bestimmte Bedürfnisse angemessen zu kümmern.

Neben den inneren kritischen Seiten, die uns so oft das Leben schwer zu machen scheinen, gibt es auch noch ganz andere Anteile. Für mich und mein Leben mit der Ego-State-Therapie gehört dazu ein sehr begeisterter Anteil, der große Lust hat, sich mit diesem Ansatz zu beschäftigen, der sie mit Freude in der Praxis anwendet und der sie sehr gerne in Seminaren und Workshops vermittelt. Dieser Anteil sagt mir zum Beispiel, dass ich mich von diesem Buchprojekt nicht abbringen lassen sollte, dass ich genug interessante Dinge zu berichten habe und dass es Spaß macht, sich auch auf dem Weg des Schreibens mit der Ego-State-Therapie auseinanderzusetzen. Der Anteil ist für mich auch mit Abenteuer verbunden, mit Begegnungen und mit Kreativität. Er hat ebenfalls seine eigene Geschichte, und ich könnte dieselben Fragen formulieren und versuchen, sie zu beantworten.

Sie könnten sich also nun fragen, wann und wo sich bei Ihnen ein Anteil meldet, der Lust hat, etwas Bestimmtes zu tun, ein Projekt zu starten, etwas Neues zu beginnen, unbekannte Wege zu gehen, sich zu trauen, neue Erfahrungen zu machen oder sich begeistern zu lassen. Wann und wo bemerken Sie bei sich einen Zustand, der mit diesem Anteil zu tun haben könnte? Ich möchte nicht festlegen, dass jeder Mensch einen solchen Anteil hat, dass jede Persönlichkeit über einen solchen Anteil verfügt. Aber interessant wäre es schon. Es klingt vielleicht etwas umgangssprachlich, aber Sie könnten sich fragen: »Wobei kommt bei mir Freude auf? Wofür begeistere ich mich, und welche Träume träume ich?« Welches wäre Ihr persönliches Abenteuer? Ich meine damit nicht, dass es immer spektakulär sein muss. Für manche Menschen ist Innehalten ein Abenteuer. Es wäre einfach interessant, dieser Frage und diesem Anteil Ihrer Persönlichkeit nachzugehen, ihm zu begegnen und ihm Raum zu geben.

Wie Sie feststellen, sind bei mir jetzt schon zwei Anteile im Spiel. Ich könnte auch sagen: auf der inneren Bühne. Zusätzlich zu den vielen Informationen, die zu jedem der beiden Anteile zutage treten, ergibt sich auf der inneren Bühne die Frage, wie sie zueinander stehen. Nehmen sie sich überhaupt gegenseitig wahr? Können sie miteinander kommunizieren, sich akzeptieren? Könnten sie sich kennenlernen und am Ende womöglich kooperieren? Hier werden die verschiedenen Beziehungsebenen und Ziele deutlich, die untrennbar mit dem Konzept der Ego-State-Therapie verbunden sind.

Fallbeispiel aus der Praxis: Arbeit mit einem »Schuld-Ego-State«

Ein 49-jähriger Patient berichtete bereits im Erstgespräch außer von vielen weiteren Belastungen von seiner Schuld, Selbstverachtung und einer Art innerem Verbot, sich entwickeln zu dürfen. In allen Lebensbereichen finde er immer wieder unschlagbare Beweise dafür, unfähig, unzumutbar und schuldig zu sein. Er sei unwürdig, Freude zu haben und wachsen zu dürfen.

Seine Biografie war geprägt von belastenden Ereignissen, schädigenden Beziehungserfahrungen und Traumatisierungen. Positive Bindungen, Geborgenheit und emotionale Unterstützung blieben ihm größtenteils verwehrt. Stattdessen wurde er zum Spielball extremer Beziehungskonflikte, wurde mit unlösbar widersprüchlichen Beziehungsbotschaften konfrontiert. Für ein Minimum an Bindung, das zum Überleben notwendig und unter diesen Umständen überhaupt möglich war, musste er einen sehr hohen und folgenreichen Preis zahlen. Traumatisierungen blieben nicht aus. Unter diesen Umständen wurde es für ihn sehr schwierig, selbst sichere Bindungen aufzubauen. Wie sollte dies ohne ein halbwegs tragbares Modell auch gehen? Verletzungen waren somit fast vorprogrammiert und lieferten den Beweis seiner Unwürdigkeit gleich mit. Es entstand im wortwörtlichen Sinne ein Teufelskreis. Glücklicherweise gab es trotz allem noch einen Anteil von ihm, der Hilfe suchte, der sich um die Psychotherapie bemühte und der aus diesem Teufelskreis aussteigen wollte. Aus der komplexen Behandlung, die sich aus dieser Vorgeschichte entwickelte, möchte ich einen Ausschnitt wiedergeben, in dem wir uns dem Persönlichkeitsanteil von ihm zuwendeten, der für die Schuld- und Unwürdigkeitsgefühle *zuständig* war.

Vorausgegangen ist neben der ausführlichen Anamnese, Diagnostik und Behandlungsplanung eine Beschäftigung mit der Frage des Konzepts der Ego-State-Therapie. Da dieses Konzept dem

Erleben des Patienten sehr entsprach, einigten wir uns darauf, auf diesem Weg zu arbeiten. Ich verfolgte die Schritte, die in Teil II des Buches als »prozessorientierte Ziele der Ego-State-Therapie« erläutert werden. Die Kontaktaufnahme mit dem Ego-State, der mit dem Erleben von Schuld und Unwürdigkeit verbunden war, gestaltete sich schon schwierig. An Kommunikation mit diesem Anteil war vorerst nicht zu denken. Nachdem wir dafür jedoch verschiedene Vorbereitungen erarbeitet hatten, ließ sich letztlich ein imaginierter Weg finden, über den sich der Patient mit dem Ego-State austauschen konnte. Der Abstand zwischen beiden musste sehr groß sein, so als befänden sich beide auf verschiedenen Kontinenten. Aus diesem Grund entstand die Idee, für die Kommunikation E-Mails zu nutzen. Der Patient stellte sich vor, wie er an diesen – ich nenne ihn: – *Schuld-Ego-State* E-Mails schreibt und per Internet auch Antworten erhält. Auf diese Art entstand ein vorsichtiges Herantasten und Austauschen von Informationen. Im Zuge dieses Austauschs traten wichtige Informationen zutage. Der *Schuld-Ego-State* sei schon immer bei dem Patienten, er gehöre zu ihm. Er habe ihn auch beschützt und sei für den Patienten notwendig, damit er überleben könne.

Bereits diese ersten Kontakte führten zu einer deutlichen Veränderung. Der Patient berichtete davon, seit Langem wieder einen positiven Zustand in seinem Alltag erlebt zu haben. Er beschrieb diesen Zustand als einen wohltuenden Druckabbau. Wir verfolgten den Austausch mit dem *Schuld-Ego-State* per E-Mail in den nächsten Sitzungen weiter. Mein Anliegen dabei war, dem Patienten ein neues Verständnis für den Anteil zu ermöglichen, als Voraussetzung für eine Annäherung und Veränderung.

In der weiteren Arbeit tauchten sehr wichtige Botschaften und Überzeugungen des *Schuld-Ego-States* auf, die uns die Richtung wiesen. Der *Schuld-Ego-State* sorge dafür, dass sich der Patient nicht entwickeln dürfe, da er dieses Recht verspielt habe. Er halte den Patienten für die erlittenen Traumatisierungen für verantwortlich. Das Schuldgefühl sei nun die einzige Chance, einen kleinen Rest an sozialer Integration zu erhalten. Ohne diese Schuld wäre der Patient ein Monster. Die lebenslange Schuld sei ein Ausgleich, eine gerechte Strafe für die unverzeihbaren Vergehen. Es sei so, als käme ein Schwerverbrecher ohne Strafe davon. Deshalb könne der Patient diese Schuld auch nicht überwinden, dürfe kein sorgenfreies Leben führen. Der *Schuld-Ego-State* werde auch dafür sorgen, dass die Psychotherapie keine Fortschritte mache, er habe ohnehin bereits zu viel zugelassen.

Im Verlauf des folgenden Kontakts versuchte ich, mit dem *Schuld-Ego-State* zu verhandeln. Ich bedankte mich für die wichtigen Informationen und versicherte ihm, dass ich ihn sehr ernst nähme und dass ich der Überzeugung sei, dass dies auch der Patient in zunehmendem Maße tue. Ich teilte ihm mit, dass ich seine Hinweise als Aufforderung verstünde, nicht vor der Schuld zu flüchten, sondern sich ihr verantwortungsvoll zu stellen. Aus diesem Grund würde ich es als notwendig erachten, dass sich der Patient mit dem, was er sich zuschulden habe kommen lassen, auch ernsthaft auseinandersetzt. Das sei für mich das Gegenteil von Flüchten. Damit der Patient dem nachkommen könne, wäre ich dankbar, vom Schuldteil nun eine Liste mit den Vergehen zu erhalten, um sicherzugehen, dass in der Auseinandersetzung auch nichts verloren gehe. Ich erhielt eine Aufzählung von traumatisierenden Einzelereignissen und anhaltenden bzw. wiederholten traumatisierenden Beziehungserfahrungen.

Was nun noch fehlte, war eine Vereinbarung mit dem *Schuld-Ego-State* darüber, sich mit dieser Liste schonungslos auseinanderzusetzen. Er stimmte zu. Darauf folgte eine wichtige, schmerzhafte, aber auch sehr berührende traumatherapeutische Arbeit, die dazu führte, dass die Traumatisierungen bewältigt, d. h. integriert wurden und damit eine Neubewertung der Schuldfrage erreicht war.

Zum Prinzip der Multiplizität und der Arbeit mit der Ego-State-Therapie, die darauf aufbaut, gehört für mich die eigene Auseinandersetzung damit, wie ich mir die Persönlichkeit eines Menschen vorstelle, sowie die Auseinandersetzung mit meinem Menschenbild. Die Frage lässt sich auf zwei Ebenen stellen. Die erste Ebene betrifft meine ganz persönlichen, allgemeinen Auffassungen von der Persönlichkeit, von den inneren Strukturen und ihrer Funktionalität und die Schlussfolgerungen, die ich hinsichtlich meiner Art und Weise ziehe, anderen Menschen zu begegnen. Auf der zweiten Ebene beschäftige ich mich darüber hinaus mit spezifischen Auffassungen von speziellen Begriffen wie »Ego-States«, »Anteilen«, »inneren Seiten«, »Charakterzügen«, »Aspekten«, »flüchtigen Zuständen« und »Dissoziation«. Wann sprechen wir wovon? Spätestens seit der Konzipierung der Theorie der strukturellen Dissoziation werden diese Fragen wieder viel diskutiert (van der Hart, Nijenhuis u. Steele 2008). In diesem Buch werde ich darauf eingehen.

Vielleicht nehmen Sie sich einen Moment Zeit, um Ihren eigenen Auffassungen nachzugehen. Wenn beispielsweise eine neue Patientin zu Ihnen in die Praxis kommt und im Erstgespräch davon berichtet, was sie zu Ihnen führt: Welche Auffassung haben Sie von ihrer Persönlichkeit? Können Sie sich vorstellen, dass sie über möglicherweise sehr verschiedene Persönlichkeitsanteile verfügt? Oder sind Sie der Meinung, dies trifft nur zu, wenn die Patientin unter komplexen dissoziativen Symptomen leidet? Welche Auffassungen haben Sie von Patienten, die nicht unter Traumafolgestörungen leiden? Weisen sie ebenfalls mehrere Persönlichkeitsanteile auf? Weisen Sie selbst als Psychotherapeutin oder Psychotherapeut unabhängig von möglichen traumatisierenden Lebensereignissen unterscheidbare Persönlichkeitsanteile auf? Was macht für Sie hinsichtlich der Persönlichkeitsanteile den Unterschied in der Betrachtung von nicht traumatisierten und schwer traumatisierten Menschen aus?

Abgesehen vom Bereich der Traumatherapie, erlebe ich bereits in vielen Erstgesprächen ein sehr interessantes Phänomen. Ich möchte es anhand einer kurzen Sitzungssequenz darstellen.

Fallbeispiel aus der Praxis

Die Patientin schilderte im Erstgespräch mehrere Schwierigkeiten, die sie in unterschiedlichen Lebensbereichen belasten. Dabei ging es vorerst um Beziehungskonflikte, die sie schon lange erfolglos zu lösen versucht habe, und um berufliche Probleme, die für sie viel mit fehlendem Selbstvertrauen zu tun hätten. Während sie über diese Dinge sprach und ich begann, mir eine Vorstellung davon zu machen, welches Beziehungs- und Behandlungsangebot ich machen könnte, betonte sie mehrmals, dass sie der Auffassung sei, diese Probleme eigentlich allein und ohne psychotherapeutische Hilfe lösen zu müssen. Sie verwies auf die vielen anderen Patientinnen, die die Behandlungen viel dringender bräuchten, und darauf, dass man mit derartigen Sorgen doch allein zurechtkommen müsse. Eine Art Erschöpfung habe sie zwar veranlasst, sich bei mir zu melden. Aber wenn sie jetzt so darüber spreche, komme es ihr fast albern vor. Ich ging nicht gleich darauf ein und fragte vorsichtig weiter nach den Dingen, die sie belasten würden, und wie sich diese Belastungen für sie auswirken würden. Sie schilderte eine beachtliche Liste an Symptomen der depressiven Störung sowie einer Angststörung. Auch wenn es aus lösungsorientierter und hypnotherapeutischer Sicht keine elegante Intervention ist, gab ich ihr die Rückmeldung, dass mich ihre Schilderungen an Menschen erinnerten, die unter depressiven Störungen und Angstsymptomen leiden, und ich fragte sie, wie sie dies selbst einschätze. Mir ist klar, dass dies eine negative Suggestion sein kann und dass ich hier eventuell eher in Richtung Problemtrance als in Richtung Lösungstrance unterwegs war.

Ihre Antwort war trotzdem sehr interessant und entrollte den roten Faden der weiteren Behandlung: »Wenn wir damit anfangen würden, dann würden wir nie mit der Therapie zu Ende kommen!« Ich reagierte verblüfft und zeigte ihr meine Verwirrung. Auf der einen Seite betonte sie, dass sie ihre Probleme allein lösen müsse und dass sie im Vergleich zu denen anderer Patienten nicht der Rede wert seien. Auf der anderen Seite gab sie mir im gleichen Gespräch zu verstehen, dass wir mit der Behandlung nie zu Ende kämen, wenn wir mit den depressiven und angstbezogenen Symptomen anfangen würden zu arbeiten. Ich fragte, ob da vielleicht zwei verschiedene »Seelen in ihrer Brust« seien und ob sie sich vorstellen könne, diese beiden Seiten besser kennenzulernen. Ich betonte, dass ich beide Seiten wichtig und interessant fände und dass ich der Überzeugung sei, dass beide eine Berechtigung und eine wichtige Bedeutung für sie hätten. Ich gab ihr zu verstehen, dass ich mir vorstellen könne, dass sie sich auch hin und her gerissen fühle oder so, als würde sie einen Spagat zwischen diesen Seiten versuchen.

Mein Angebot bestand darin, ihr zu helfen, diese beiden Seiten oder Anteile kennenzulernen. Daraus entwickelte sich ein sehr konstruktiver Behandlungsprozess. Es gab ihren *strengen Anteil*, der in der Notwendigkeit einer Psychotherapie ein persönliches Scheitern sah, der dafür sorgte, dass sie ihre eigenen Bedürfnisse nicht zeigte und ihnen nicht nachging, und einen sehr *hilfsbedürftigen Anteil*, der große Angst davor hatte, auf die zurückliegenden Beziehungen und die Berufstätigkeit zu schauen, also zu resümieren, der große Angst hatte, sich mit der eigenen Lebensentwicklung auseinanderzusetzen, und der sich außerstande fühlte, einen Veränderungsschritt tun zu können. Die Patientin wies keine dissoziativen Symptome auf. Sie erlebte mehrere kritische Lebensereignisse, aber keine Traumatisierung. Trotzdem zeigte sie zwei deutlich voneinander abgrenzbare innere Anteile, die ich Ego-States nenne.

Ich gehe davon aus, dass jeder Mensch unterscheidbare Ego-States aufweist. Die Besonderheiten, die dabei im Zusammenhang mit traumatisierenden Ereignissen oder traumatisierenden Lebensumständen zu beachten sind, werde ich in diesem Buch hervorheben. Insbesondere im Hinblick auf dissoziatives Geschehen lassen sich tatsächlich nicht alle Anteile oder Ego-States in einen Topf werfen. Nicht zuletzt bei der Arbeit mit Menschen, die mit einer dissoziativen Identitätsstörung konfrontiert sind, bedarf die konzeptionelle Auseinandersetzung einer qualitativen Differenzierung. Trotzdem bleibt die Frage nach Ihrer persönlichen Auffassung von der Persönlichkeit des Menschen – z. B. der Persönlichkeit der oben geschilderten Patientin. Können wir zu den von ihr berichteten Seiten »Anteile« oder »Ego-States« sagen? Schaffen wir Artefakte? Sind wir derart im Bann eines Teilemodells, dass die Patienten gar nicht mehr hinterherkommen und fürchten, tatsächlich verrückt zu sein oder zu werden? Ich hoffe, dass ich mit meinem Ansatz hilfreich sein kann, einige der Fragen zu beantworten.

Das Konzept der Multiplizität durchzieht die gesamte psychotherapeutische Landschaft. Peter Uwe Hesse (2003) zeigt sehr anschaulich die Vielfalt der Konzepte von Multiplizität. Mit der Ego-State-Therapie fühle ich mich hier in guter Gesellschaft. Die Parallelen der Modelle herauszuarbeiten und ihre Gemeinsamkeiten zu unterstreichen sprengt leider den Rahmen dieses Buches. Ich bin immer wieder beeindruckt davon, wie nahe sich die Konzepte sind, nur dass sie in unterschiedlichen Sprachen formuliert wurden. Die Unterschiede sind nicht weniger interessant. Zusammenfassend lässt sich die Frage stellen, auf welchem Weg eine Integration innerer Anteile gefördert und erreicht werden kann. Im optimalen Fall könnten wir als Psychotherapeuten verschiedene Wege anbieten und flexibel damit arbeiten. In der Praxis nennen wir das häufig einen *integrativen Ansatz* oder *integratives Arbeiten.*

Dieses integrative Arbeiten nutzten die Begründer der Ego-State-Therapie, Helen und John Watkins. Sie bauten ihr Konzept auf drei Säulen auf. Die *erste Säule* besteht aus den psychodynamischen Konzepten, mit denen sie durch ihre psychotherapeutische Ausbildung vertraut waren. Diese Säule liefert eine wichtige Basis für die Arbeit und stellt unverzichtbare Kenntnisse über die therapeutische Beziehung, Übertragung und Gegenübertragung, Entwicklungspsychologie und die Persönlichkeitsentwicklung zur Verfügung. Die *zweite Säule* besteht aus hypnotherapeutischen Konzepten. Das Ehepaar Watkins orientierte sich dabei ursprünglich an den Ansätzen von Ernest Hilgard. Erst später wurde die Arbeit von Milton H. Erickson vermehrt einbezogen, sodass diese heute einen festen Platz innerhalb des Konzepts der Ego-State-Therapie einnimmt. Meine Arbeit ist am meisten durch diese Säule geprägt. Die *dritte Säule* besteht aus den Erkenntnissen über Dissoziation, die vor allem auf die Arbeiten von Pierre Janet zurückgehen. Er beschrieb bereits vor ca. 100 Jahren differenziert das dissoziative Geschehen seiner Patientinnen und Patienten und lieferte wichtige konzeptionelle Bausteine, die in heutigen Dissoziationstheorien eine erneute Würdigung und Fundierung finden. Die Säule der Dissoziation schließt das gesamte Thema der Traumafolgestörungen und ihrer Behandlung mit ein. Die Traumatherapeuten unter Ihnen werden damit vertraut sein.

Neben diesen sogenannten *drei klassischen Säulen* der Ego-State-Therapie wurde inzwischen viel gebaut. Die Ego-State-Therapie entwickelte sich rasant und wurde wiederum durch neue Ansätze erweitert. Diese Entwicklung erinnert mich an die jüngere Geschichte von Berlin. Durch das ständige Ausbauen, Weiterbauen und Neubauen kann sich auch die Frage ergeben, ob denn die Stadt, die ich von früher kenne und in der so unglaublich viel gebaut wurde, eigentlich noch die gleiche Stadt ist oder nicht. Ab wann würde man von einer neuen, also anderen Stadt sprechen? Ist Berlin noch die Stadt, die sie einmal war? Wie war sie denn ursprünglich? Ich könnte sagen, solange ich denken kann, war sie geteilt. Aber zuvor gab es ja ganz andere Zeiten. Was würde Zille dazu sagen, der das Berliner Leben auf eine unnachahmliche Art darzustellen vermochte? Es ist nicht leicht zu begreifen, was Berlin ausmacht und ab wann es einfach nicht mehr Berlin wäre. Ist es möglich, dass es einmal nicht mehr Berlin ist?

Ich gebe Ihnen in diesem Buch ein Bild der Ego-State-Therapie. Ich werde die Besonderheiten dieses Therapieansatzes erläutern, mit Fallbeispielen untermalen und auf die Schwerpunkte verweisen, die hier möglicherweise nicht genügend Berücksichtigung finden können. Meine Darstellungen werden Ihnen in Zukunft dabei helfen zu unterscheiden, ob es sich tatsächlich um Ego-State-Therapie handelt oder um ein weiteres Teilemodell. Nicht überall, wo Ego-State-Therapie draufsteht, ist Ego-State-Therapie drin.

Was die Konzeption der Ego-State-Therapie betrifft, lassen sich innovative Weiterentwicklungen, also neue Säulen, aufzeigen, die in den letzten Jahren hinzugekommen sind. Sie beziehen sich explizit auf das von John und Helen Watkins vorgelegte Grundmodell. Eine davon besteht in der Integration behavioraler Ansätze. Die kognitivbehaviorale Arbeit mit Ego-States ist eine wunderbare und vielleicht eher unterschätzte Erweiterung des Konzepts. Eine weitere neue Säule besteht aus körperorientierten Ansätzen, die sich ebenso gewinnbringend in das Konzept integrieren lassen. Ist das am Ende noch Ego-State-Therapie? Sicher nicht exakt die Art von Therapie, die das Ehepaar Watkins in den 70er- und 80er-Jahren konzipierte. Trotzdem finden sich die Grundannahmen und basalen Vorgehensweisen nach wie vor im hier vorgestellten Ansatz der Ego-State-Therapie. An den Grundannahmen lässt sich auch die Nähe zum Konzept bestimmen. Als Übersetzungshilfe erscheint es mir hilfreich, sich die Wurzeln der Autoren jeweils vor Augen zu führen, um ein Verständnis dafür zu entwickeln, welche der verschiedenen Säulen bei ihnen am meisten ausgeprägt ist. Bei Woltemade Hartman, einem Schüler von John Watkins, ist es die hypnotherapeutische Säule (siehe auch Fritzsche u. Hartman 2010). Von ihm lernte ich die Ego-State-Therapie. Sie kam mir als begeistertem Hypnotherapeuten sehr entgegen. Bei Jochen Peichl (2012) ist es eher die psychodynamische Säule. Wir nähern uns der Ego-State-Therapie von verschiedenen Seiten. Wir vertreten ein gemeinsames Grundkonzept und entwickeln es weiter. Das ist vergleichbar mit den Bewohnern einer Stadt, die aus verschiedenen Himmelsrichtungen kamen, um sich niederzulassen. In Berlin wird beispielsweise viel darüber diskutiert, wie viele Vorfahrengenerationen bereits in der Stadt gelebt haben müssen, ehe man sich als »echter Berliner« bezeichnen darf. Für meine Arbeit ist es mir wichtig, mir meiner Stärken ebenso bewusst zu sein, also der Ressourcen, die sich aus der bei mir am stärksten ausgeprägten Säule ergeben, wie auch des Potenzials, das in weiteren Säulen der Ego-State-Therapie steckt.

Helen und John Watkins bauten die Ego-State-Therapie nicht nur auf den genannten drei Säulen, ihnen gelang auch in weiterer Hinsicht eine sehr glückliche Integration. Sie verbanden zwei wertvolle Persönlichkeitsstile zu einem gelungenen Ganzen. Erst durch diese Zutaten konnte sich ihr Behandlungsansatz derart entwickeln. John Watkins verkörperte den eher analytischen und akademischen Teil. Er arbeitete intensiv an den theoretischen Fragen des Behandlungskonzepts und publizierte sie. Viele seiner Behandlungsfälle betrafen Menschen, die an Traumafolgestörungen litten. Helen Watkins verkörperte eher den intuitiven und praktischen Teil. Sie behandelte während ihrer Tätigkeit in einer studentischen Beratungsstelle eine große Bandbreite an Störungen und steuerte unschätzbare Interventionsansätze bei, die sie in ihren Therapien entwickelte, also aus der Praxis heraus. Diese Kombination aus theoriegeleiteten und praxisgeleiteten Ansätzen, gleichzeitig aber auch aus männlichen und weiblichen Zügen stellten für die Ego-State-Therapie ideale Geburts- und Entwicklungsbedingungen dar, die sich bis heute positiv auswirken.

Vielleicht haben Sie Lust bekommen, sich auf das Abenteuer Multiplizität einzulassen und damit neue Erfahrungen zu sammeln. Vielleicht sind Sie schon eine ganze Weile damit unterwegs. Ich möchte Sie einladen, mit mir durch das Land der Ego-State-Therapie zu reisen. Ich möchte Ihnen ebenso die prominenten Sehenswürdigkeiten zeigen wie die unbekannten Orte und stillen Ecken. Ich möchte Ihnen die unterschiedlichen Seiten dieser Behandlungsmethode vorstellen. Zuvor liegt mir noch eine Bemerkung am Herzen. Die Beschäftigung mit der Multiplizität birgt auch Missverständnisse. Eines davon besteht darin, dass sich die Menschen, die mit komplexen dissoziativen Symptomen konfrontiert sind, falsch verstanden fühlen könnten. Es könnte der Eindruck entstehen, dass es eine neue Mode ist, seine eigene Multiplizität in den Vordergrund zu stellen und sich damit zu beschäftigen. Mir ist sehr bewusst, mit welchem Leid dissoziative Symptome für die Betroffenen verbunden sind. In diesem Fall ist es nicht mehr eine interessante Beschäftigung mit der Multiplizität, sondern ein zehrender Kampf, der viele dieser Menschen immer wieder an den Rand des Aushaltbaren bringt, an dem sie sich fragen, warum sie das noch aushalten sollen. Ich sehe in der Ego-State-Therapie keine interessante Freizeitbeschäftigung, sondern eine fundierte und potente Behandlungsmethode, die sich sowohl in der Behandlung von Traumafolgestörungen wie auch vieler weiterer Störungen ausgezeichnet bewährt.

Die Anwendung der Ego-State-Therapie erfordert eine gründliche Ausbildung einschließlich der Supervision. Wenn wir diese Methode verantwortungsvoll und wirksam anwenden wollen, kommen wir aus meiner Sicht jedoch nicht darum herum, uns mit unserer eigenen Auffassung von Multiplizität, mit unserer eigenen Persönlichkeit und mit unserem eigenen Menschenbild auseinanderzusetzen.

Keine Therapiemethode darf ein Selbstzweck werden, sosehr wir uns auch dafür begeistern. Wir brauchen einen *unverbauten* Blick auf die Würde unserer Patientinnen und Patienten, eine klare Einschätzung unserer eigenen Grenzen sowie der Grenzen der Methoden, die wir in der Behandlung anwenden.

3 Prinzip der Entstehung und Entwicklung von Ego-States

Dieses Kapitel ist Klaus Grawe (1943–2005) gewidmet.

Zur Erläuterung des zweiten Prinzips gehört die Beantwortung der Fragen, wie ein Ego-State definiert werden kann, wie er entsteht und wie er sich entwickelt.

3.1 Definition von Ego-States

Mittlerweile liegen eine Reihe von Definitionen unterschiedlicher Autoren und Gewichtungen vor. Es gibt natürlich die ursprüngliche Definition von Watkins und Watkins (2003, S. 45), es gibt die der folgenden Generationen – zum Beispiel von Gordon Emmerson (2003, p. 3 ff.) oder Jochen Peichl (2007, S. 62), es gibt Vorläufer von Paul Federn oder Pierre Janet und es gibt neurowissenschaftlich geprägte Definitionen (s. Roth 2003, S. 139). Rückblickend hat mich die Definition von Claire Frederick (2007, S. 19) am meisten berührt. Ihre Beschreibung begleitet mich bei meiner Arbeit. Sie beinhaltet nicht nur eine Definition von Ego-States, sondern zeigt ihr Wesen auf und öffnet damit den Raum, in dem wir uns bewegen. Sie beschreibt Ego-States als

> »Energien der Persönlichkeit, die aus der Interaktion mit der Umwelt entstanden sind und oft der Notwendigkeit entspringen, Probleme zu lösen oder Konflikte zu bewältigen. Sie sind kreative Ausgestaltungen sowohl des Gehirns als auch der Persönlichkeit im Bemühen des menschlichen Organismus, durch die Welt zu kommen, in der er lebt. Jeder Ich-Zustand besitzt seine eigenen, relativ überdauernden Affekte, Körperempfindungen, Erinnerungen, Fantasien und Verhaltensweisen, und er hat auch seine eigenen Wünsche, Träume und Bedürfnisse. Ich-Zustände stehen in ähnlicher Beziehung zueinander wie Familienmitglieder. Obgleich sie voneinander getrennt sind, tauschen sie doch Informationen aus, stehen in ständiger Kommunikation, weisen sich Rollen zu, verfolgen gemeinsame Projekte, Zwecke und Ziele. Wie in Familien kann es auch hier Grüppchen und Allianzen geben und ebenso Feindseligkeiten und Konflikte.«

Diese Beschreibung weist auf das wichtigste Merkmal von Ego-States hin, das die Begegnung mit Menschen und damit die therapeutische Beziehung maßgeblich beeinflusst: Ego-States haben eine protektive Funktion. Sie dienen der Befriedigung von Grundbedürfnissen. Sie fallen nicht vom Himmel. Sie entstehen, damit der Mensch in der Welt zurechtkommen kann, in der Umgebung, in der sich ein Mensch wiederfindet. Dieses Zurechtkommen kann im Extremfall bedeuten, überhaupt zu überleben. Dann entstehen Ego-States, damit der Mensch »wenigstens« überlebt. Das Verständnis der Entstehung und ihrer Funktion (s. auch Kap. 4) ist für die Ego-State-Therapie elementar. Wenn wir unseren Patientinnen dabei helfen, ein solches Verständnis mit einem emotionalen Erleben zu verbinden, ermöglichen wir neue psychotherapeutische Schritte und zeigen Wege der Veränderung auf.

Wenn Sie sich selbst betrachten, werden Sie feststellen, dass sich Ihr Verständnis für innere Anteile unterschiedlich verteilt. Es gibt sicherlich Anteile, für die Sie viel Verständnis aufbringen, für deren Wohlergehen Sie sich einsetzen würden, die Sie vorbehaltlos unterstützen möchten. Vielleicht gibt es aber auch andere Anteile, die Sie am liebsten irgendwie loswerden, ungeschehen machen und mit denen Sie sich schon gar nicht beschäftigen möchten. Auf diese unterschiedliche Verteilung gehe ich in Teil II des Buches ausführlich ein. Sie kennen es von Ihren Patientinnen und Patienten, wenn sie bestimmte Anteile ablehnen, eine Auseinandersetzung vermeiden oder ihnen diese Anteile gar nicht bewusst sind. Es kommt darauf an, die richtige Einladung mit den richtigen Worten auszusprechen, eine Bühne für die innere Arbeit zu eröffnen. Natürlich kann es nicht für jeden Patienten dieselbe Einladung sein. Aus diesem Grund ist es auch schwierig, dafür genaue Rezepte zu erstellen.

Fallbeispiel aus der Praxis

Die 45-jährige Patientin beschreibt eine grundlegende Unsicherheit, die sie in mehreren Lebensbereichen belastet und die für sie ein Lebensthema darstellt. Sie berichtet davon, wie sie sich in ihrem Beruf selbst blockiere, wie sich die Unsicherheit in ihrer Familie zeige, wie sie sich immer wieder gehemmt fühle und wie unwohl sie sich in sozialen Situationen fühle bzw. dass sie diese Situationen vermeide. Sie habe sehr starke Befürchtungen, etwas falsch zu machen. Aus Angst vor Fehlern oder sich unangemessen zu verhalten, beschäftige sie sich sehr viel mit Selbstbeobachtung und Selbstkontrolle. Diese Selbstkontrolle mache eine offene Haltung für neue Erfahrungen fast unmöglich.

Gleichzeitig habe sie einen sehr hohen Anspruch an sich selbst und an andere. Der Anspruch sei kaum zu erfüllen, was ihr wiederum große Schwierigkeiten bereite. Wenn es um das eigene Verhalten gehe, sei sie defizitorientiert und nehme zuerst alles wahr, was aus ihrer Sicht einen Makel darstellen könnte. Zentrale Überzeugungen lauten: »Ich bin nicht wichtig. Ich mache es nicht richtig. Ich bin nicht gut genug.« Ihre Persönlichkeit sei von Introvertiertheit, Scham und einem Verschrecktsein geprägt.

Der Vater habe zwei Seiten gehabt. Neben einer humorvollen Seite sei er eher zwanghaft, dominant und sehr vorwurfsvoll gewesen. Immer habe er etwas an den Familienmitgliedern auszusetzen gehabt. Die Patientin berichtet in diesem Zusammenhang von qualvollen Situationen, in denen er sie regelrecht vorführte und daran noch Freude zu haben schien. Er bezog dabei ihr Verhalten, ihre Leistungen und auch ihr Aussehen mit ein und habe sich ausgiebig über sie lustig machen können. Er habe immer auf ihren Schwächen herumgehackt. Dies habe schon sadistische Ausmaße angenommen. Trotzdem sei sie eher ein Papakind gewesen. Die Mutter habe das Gegenteil des Vaters dargestellt. Sie sei sehr schüchtern, zurückhaltend und strebsam gewesen und habe ihrem Ehemann nichts entgegensetzen können. Sie habe sich in ihre Karriere gestürzt und weniger Interesse an den Kindern gezeigt.

Die Patientin leidet darunter, vor lauter Introvertiertheit, Scham und Unsicherheit ihr Leben bisher gar nicht gelebt zu haben. Sie achte sehr darauf, dass ihre Entscheidungen nicht Anstoß für mögliche Kritik seien und dass sie sich konform verhalte. Hätten andere eine abweichende Meinung, revidiere sie ihre eigene sofort. Als Kind sei sie sehr verträumt gewesen, was dann wiederum ein Grund für das Mäkeln des Vaters war. Erwachsen werden hieß für sie, korrekt und beherrscht zu sein.

Das Verträumte interessiert mich, und ich bitte die Patientin, mehr davon zu berichten. Es erweist sich als die Spitze eines sehr ressourcenreichen Eisbergs. Sie beschreibt nun eine völlig andere Seite, eine lebhafte und kreative Seite, die sie sich nie zu zeigen getraut habe, da sie natürlich nicht besonders gut angekommen sei. Nach außen werde diese Seite durch das Verträumte sichtbar.

Im Inneren habe sie eine große Fantasie erlebt und sich damit eine eigene innere Welt kreiert. Bis heute habe sie manchmal – wie sie sie nennt – lebhafte Durchbrüche, die sie sich vorwerfe und derentwegen sie sich schäme. Das Lebhafte sei richtig quirlig, verspielt und lustig. Es gebe auch heute bestimmte Situationen, in denen sich diese Seite kurz melde, z. B. beim Sport.

Bereits in den ersten Behandlungsstunden wurden verschiedene wichtige Ego-States der Patientin deutlich. Da gab es das *lebhafte Kind,* das vom Vater in dessen sadistischer Art vorgeführt wird. Es fühlt sich ihm schutzlos ausgeliefert und erlebt eine Mutter, die sich dem Vater nicht entgegenstellt. Da gab es das *Papakind,* das versucht, die Bindung zum Vater aufrechtzuerhalten, indem es immer alles richtig macht und seine Lebhaftigkeit unterbindet. Nicht zuletzt gab es eine Art *inneren Vater,* einen Ego-State, der auch ohne die Anwesenheit des Vaters für die Erfüllung seiner Maßstäbe zuständig war und ist. Ich schlug der Patientin vor, mit diesen inneren Anteilen zu arbeiten, wobei ich nicht davon ausginge, dass wir bereits einen Anspruch auf Vollständigkeit erfüllten. Allein mit den Ego-States zu arbeiten, die sich bereits gezeigt hatten, hielte ich für sehr empfehlenswert und einen sinnvollen Einstieg.

Zwei Schritte möchte ich im Folgenden kurz darstellen. Der erste Schritt bestand darin, einen Kontakt zum *lebhaften Kind* herzustellen. Ich half der Patientin, diesen Kontakt über eine *Affektbrücke* mit der Emotion »Scham« (siehe Teil II) aufzubauen. Es tauchte eine Situation auf, in der sie fünf Jahre alt war und vom Vater auf seine typische Art bloßgestellt wurde. Die Patientin konnte einen emotionalen Kontakt herstellen und die Not der Fünfjährigen spüren. Ihr war auch klar, was sie am dringendsten benötigt, und zwar Schutz, dass jemand für sie Partei ergreift, und eine Erlaubnis, lebhaft und lustig sein zu dürfen. Sie kam ebenfalls mit dem Lebhaften und Kreativen der Fünfjährigen in Kontakt, was sie nachhaltig beeindruckte. Das innere Verbot der Lebhaftigkeit und Kreativität begann sich zu verändern.

Der zweite Schritt bestand darin, den Versuch zu unternehmen, einen Kontakt mit dem *inneren Vater* aufzubauen, mit dem Ziel, diesen Ego-State mit in die Arbeit einzubeziehen. Anlässe zu finden, bei denen sich der innere Vater meldet, fiel der Patientin leicht. Er schien ja permanent anwesend zu sein, sie Schritt und Tritt zu verfolgen und mit entsprechenden Kommentaren zu versehen. Er sieht sofort die Schwächen, macht auf Fehler aufmerksam, ermahnt, wenn es doch einmal zu emotional werden könnte, und quält die Patientin. Für den zweiten Schritt schlug ich ihr die Arbeit mit einem *Konferenzraum* vor (siehe Teil II). Ich versuchte damit, ihr die Möglichkeit zu eröffnen, den inneren Vater zu einem Gespräch einzuladen. Nachdem dies gelungen war, ging es darum, ihn besser kennenzulernen. Der innere Vater erschien in der Gestalt des äußeren Vaters im Alter von ungefähr 50 Jahren. Er sei schon immer bei ihr gewesen und dafür zuständig, dass sich die Patientin angemessen benehme. Ich fragte, was denn geschehen würde, wenn sie dies nicht mache. Sie würde noch mehr angegriffen und abgewertet und könnte das letzte bisschen Bindung zum Vater verlieren. Vorsichtig und ohne zu kompromittieren, brachte ich dem inneren Vater meine Würdigung entgegen. Ich brachte zum Ausdruck, dass ich seine Aufgabe für eine sehr schwierige halte und dass ich »diesen Job« nicht gerne hätte machen wollen, dass ich aber auch gut verstehe, warum es nicht anders ging und dass es jemand machen musste. Einer musste dafür sorgen, den Ansprüchen des Vaters wenigstes annähernd zu genügen, um die Bindung nicht aufs Spiel zu setzen. Eine Alternative hat es nicht gegeben. Nach der Würdigung sprach ich mit dem inneren Vater über den Unterschied des äußeren und inneren Vaters. Beispielsweise war die Frage zu klären, ob er denn nun zum äußeren Vater gehöre, der bereits verstorben ist, oder zur Patientin. Zu diesem Thema gehörte auch der wichtige Punkt seiner Funktion, dass er letztlich für die Patientin sorgen will, eben nur auf seine eigene Weise und mit ziemlich großen Scheuklappen. Im Gesprächsverlauf wurde er zunehmend freundlicher und ließ sich immer mehr auf den Kontakt ein. Interessanterweise beschrieb die Patientin, dass er sich gewandelt habe und nun weicher und weiblicher wirke. Die innere Bühne für den Veränderungsprozess war eröffnet.

3.2 Entstehung von Ego-States

Für die Beschäftigung mit der Entstehung, Entwicklung und Funktion der Ego-States möchte ich Sie zu einem Ausflug zur Konzeption der Entstehung psychischer Störungen sowie der Wirkungsweise von Psychotherapie von Klaus Grawe (1998, 2004) einladen. Es ist ein Ausflug in die Schweiz nach Bern, wo er an der Universität den Lehrstuhl für Klinische Psychologie und Psychotherapie innehatte, und nach Zürich, wo er lebte. An beiden Orten entstanden seine Ansätze, die ich als grundlegend für mein heutiges Verständnis der Ego-State-Therapie erachte. Ich möchte im Folgenden auf die wichtigsten theoretischen Aspekte eingehen. Sollten Ihnen die Ausführungen *zu trocken* sein, könnten Sie kühle Abwechslung finden, indem Sie in Bern einen mutigen Sprung in die Aare wagen oder in Zürich ein paar Stationen mit dem Schiff auf dem Zürichsee fahren. Sollten Sie durch die Ausführungen neugierig geworden sein, empfehle ich Ihnen die überaus gewinnbringende Lektüre seines Buches *Neuropsychotherapie* (2004), in dem es um viel mehr geht als nur um Neurowissenschaft.

Klaus Grawe stellt in seiner Konzeption den Zusammenhang der Bedürfnisbefriedigung und der psychischen Gesundheit her. Wenn wir uns die physiologischen Grundbedürfnisse wie Essen, Trinken, Schlaf etc. anschauen, wird klar, dass die Evolution in dieser Hinsicht vorgesorgt hat, wie Grawe schreibt (2004, S. 184). Tritt ein Mangelzustand im Organismus auf, hat sie vorgesorgt, indem wir mittels einer automatischen Aktivität darauf ausgerichtet werden, den Mangelzustand zu beheben. Wir verschaffen uns etwas zu essen oder müssen uns ausruhen usw. Unsere physiologische und neuronale Ausstattung ermöglicht uns die Befriedigung dieser Grundbedürfnisse. Neben den physiologischen beschreibt Grawe nun vier *psychologische Grundbedürfnisse*. Er beruft sich dabei zum großen Teil auf Seymour Epsteins *Cognitive-experiental self-theory* (CEST, 1990, 1993) und hebt die vielen Hinweise dafür hervor,

> »dass eine schwere und dauerhafte Verletzung von Grundbedürfnissen letztlich die wichtigste Ursache für die Entwicklung psychischer Störungen ist und auch für deren Aufrechterhaltung eine wichtige Rolle spielt« (Grawe 2004, S. 184).

Unter psychischen Grundbedürfnissen versteht Grawe Bedürfnisse, die bei allen Menschen vorhanden sind und deren Verletzung oder dauerhafte Nichtbefriedigung zur Schädigung der psychischen Gesundheit und des Wohlbefindens führt (ebd., S. 185 f.). Die vier psychischen Grundbedürfnisse lauten (nach ebd., S. 186):

- ein Bedürfnis Orientierung, Kontrolle und Kohärenz
- ein Bedürfnis nach Lust
- ein Bedürfnis nach Bindung
- ein Bedürfnis nach Selbstwerterhöhung.

Der Befriedigung der psychischen (und physischen) Grundbedürfnisse ordnet Grawe nun ein grundlegendes Prinzip der innerorganismischen Regulation über, das *Grundprinzip der Konsistenzregulation*. Der Begriff der Konsistenz bezieht sich auf einen Zustand des Organismus und beschreibt die Übereinstimmung bzw. Vereinbarkeit der gleichzeitig ablaufenden neuronalen/psychischen Prozesse. Vielleicht bekommen Sie beim Lesen bereits eine Ahnung, wohin die Reise geht. Schwierig wird es für uns, wenn die Konsistenz gestört ist. Und das passiert häufiger, als wir es uns eventuell vorstellen. Ein Beispiel für eine häufige Störung der Konsistenz, also für Inkonsistenz, aus meiner alltäglichen Arbeit wird Ihnen möglicherweise nicht unbekannt sein. Wenn es darum geht, die von einem gut befreundeten Kollegen als außerordentlich nett und zuverlässig beschriebene und privat versicherte Patientin doch ausnahmsweise anzunehmen und ihr einen Behandlungsplatz anzubieten, obwohl die Warteliste längst geschlossen ist, meldet sich eine deutliche Inkonsistenz in meinem Inneren. Ich fühle mich zunächst von meinem Kollegen geehrt. Immerhin betont er ja auch, dass er die Patientin nicht zu irgendwem, sondern nur zu einem richtigen Experten schicken könne. Das befriedigt mein Bedürfnis nach Selbstwerterhöhung außerordentlich. Auch die Aussicht auf die steigende Zahl der privat versicherten Patienten in meiner Praxis fühlt sich gut an und befriedigt mein Bedürfnis nach Kontrolle in Form von finanzieller Absicherung.

Wäre da eben nur nicht das Problem mit der Arbeitszeit, die meine Familie des Öfteren mit dem Hinweis kritisch quittierte, dass wir uns immer weniger sehen und dass ich selber wissen müsse, wie weit ich die Arbeitszeit noch ausdehnen wolle. Wäre da nicht auch noch eine leichte Erschöpfung, die ich mir natürlich absolut nicht eingestehen will, die sich aber immer dringender meldet, indem sie mich an das gemütliche Sofa zu Hause erinnert und mir Bilder davon schickt, wie schön es wäre, einfach dort die Beine auszustrecken und eines der vielen interessanten Bücher zu lesen, die sich noch verschweißt in der Wohnung stapeln. Was die Familie betrifft, könnte mein Bedürfnis nach Bindung in Mitleidenschaft gezogen werden, »wenn du mit der Arbeitszeit immer so weitermachst«. Das fühlt sich gar nicht gut an. Mein Mitgefühl mit der Patientin oder mein Mitleid sorgt allerdings auch dafür, mein Bindungsbedürfnis zu befriedigen. Ich fühle mich schon mit ihr verbunden, obwohl ich noch nicht mal den Erstgesprächstermin vereinbart habe. Aber damit wäre ich absolut auf dem Holzweg.

Und wenn es um die Aussicht auf das Sofa geht, würde mein Bedürfnis nach Lust Ansprüche erheben und sich nicht so einfach wieder wegschicken lassen. Diesem Bedürfnis begegne ich mit großer Skepsis: »Wo kämen wir denn hin, wenn jeder machte, was er will!« Da kommt unterm Strich dummerweise eine ziemlich deutliche Inkonsistenz heraus. Leider geht es nicht, die Patientin gemütlich und erfolgreich im Kreise der Familie zu behandeln, mit der Möglichkeit, zwischendurch auch mal auf dem Sofa ein Schläfchen zu halten oder ein interessantes Buch zu lesen.

Die Konsistenz muss also reguliert werden, damit in unserem Inneren *nichts aus dem Ruder gerät*. Neben dem übergeordneten *Konsistenzregulationsprinzip* und der Rolle der *psychischen Grundbedürfnisse* gehören noch die *Konzeption der motivationalen Schemata* sowie der *Inkongruenz* zu Grawes Ansatz. Grawe postuliert, dass psychische Aktivität von Zielen bestimmt ist und dass sich im Verlaufe der psychischen Entwicklung Schemata herausbilden, die als Ordnungsmuster der psychischen Aktivität angesehen werden können. Er schreibt (2004, S. 188):

> »Das Erleben und Verhalten eines Menschen werden unmittelbar von seinen motivationalen Schemata bestimmt. Die motivationalen Schemata sind Mittel, die das Individuum im Laufe seines Lebens entwickelt, um seine Grundbedürfnisse zu befriedigen und sie vor Verletzung zu schützen. Entsprechend gibt es annähernde und vermeidende motivationale Schemata. Wächst ein Mensch in einer Umgebung auf, die ganz auf die Befriedigung seiner Bedürfnisse eingestellt ist, wird er hauptsächlich annähernde motivationale Ziele entwickeln und erwirbt viel Erfahrung mit ihrer positiven Befriedigung. Dazu gehören entsprechende Erwartungen und ein differenziertes Verhaltensrepertoire zur Realisierung der Ziele unter verschiedenen Bedingungen. Wächst ein Mensch dagegen in einer Umgebung auf, in der seine Grundbedürfnisse immer wieder verletzt, bedroht oder enttäuscht werden, entwickelt er Vermeidungsschemata, um sich vor weiteren Verletzungen zu schützen. In einer tatsächlich verletzenden Umgebung kann Vermeidung als angepasstes Verhalten angesehen werden. Stark ausgeprägte Vermeidungsschemata verstellen jedoch später den Weg zur positiven Bedürfnisbefriedigung auch in Situationen, die eigentlich dafür geeignet wären, weil die Situationen eher die besser gebahnten vermeidenden als annähernde Tendenzen aktivieren.«

Inkonsistenz weist zwei besondere Formen auf: *Diskordanz* und *Inkongruenz*. Diskordanz beschreibt die Nichtvereinbarkeit zweier oder mehrerer gleichzeitig aktivierter motivationaler Tendenzen, zum Beispiel Annäherung und Vermeidung. Inkongruenz bezeichnet die Nichtübereinstimmung der realen Erfahrungen mit den aktivierten motivationalen Zielen. In der Interaktion mit unserer Umwelt erhalten wir permanent Rückmeldungen, inwieweit die aktivierten Ziele erreicht oder verfehlt werden. Grawe nennt sie *Inkongruenzsignale*. Wenn ich beispielsweise bei einem Vortrag, bei dem ich mich von meiner besten Seite zeigen möchte, mit sehr kritischen Fragen oder womöglich Angriffen konfrontiert würde, dann könnten diese Wortmeldungen für mich Inkongruenzsignale darstellen – nach dem Motto: »So hatte ich mir das eigentlich nicht gedacht.« Ein weit gefürchtetes Beispiel wäre die berüchtigte Großbaustelle neben dem Urlaubsquartier, die *zufällig* nicht mit auf dem Foto im Katalog war. Sie würde uns eindeutige Signale senden, dass wir unser (Urlaubs-)Ziel nicht erreicht haben, zumindest nicht so, wie wir es uns vorgestellt hatten.

Wenn das Vermeidungs- gegenüber dem Annäherungsverhalten überwiegt und die Annäherungsziele somit unerfüllt bleiben, entsteht eine *Annäherungsinkongruenz*. Eine *Vermeidungsinkongruenz* entsteht, wenn es nicht gelingt, die befürchteten Erfahrungen tatsächlich zu vermeiden, wenn das Schlimme trotz allem eintritt.

Grawe spricht von zwei »Bewegern« des psychischen Geschehens: dem Streben nach Kongruenz und dem Streben nach Konsistenz. Unser psychisches Geschehen ist dabei fortlaufend darauf ausgerichtet, Wahrnehmungen im Sinne aktivierter Ziele zu machen. Wir wollen unseren Zielen näher kommen und nicht davon abgebracht werden. Hinter den motivationalen Zielen stehen die psychischen Grundbedürfnisse. Sie nehmen nicht direkt Einfluss auf unser Verhalten, sondern über die motivationalen Ziele, die sich um sie herum entwickelten (2004, S. 190). In ihren Grundbedürfnissen unterscheiden sich Menschen nicht. In ihren motivationalen Zielen unterscheiden sie sich jedoch sehr. Auch wenn wir alle die gleichen Grundbedürfnisse haben, unterscheiden wir uns darin, auf welchen Wegen wir versuchen, sie zu befriedigen. Die entwickelten Strategien können uns zum Teil bewusst werden, zum Großteil laufen sie aber unbewusst ab.

Zusammenfassend stellt Grawe fest, dass die Konsistenzregulation, also das Streben nach Konsistenz, die eigentlich bewegende Kraft im neuronalen/psychischen Geschehen ist und dass ein Individuum nur dann eine gute Bedürfnisbefriedigung seiner Grundbedürfnisse erreichen kann, wenn es flexible und erfolgreiche Mechanismen der

Konsistenzregulation entwickelt. Dafür nutzt es die motivationalen Schemata. Sie sind demnach die Mittel der Konsistenzregulation.

Hier wird das Konzept der Ego-State-Therapie interessant. Ego-States entsprechen den motivationalen Schemata. Um es mit Grawes Worten zu sagen (ebd., S. 188):

> »Sie sind Mittel, die das Individuum im Laufe seines Lebens entwickelt, um seine Grundbedürfnisse zu befriedigen und sie vor Verletzung zu schützen.«

Die Entstehung von Ego-States lässt sich also auf einen einzigen Mechanismus zurückführen, und zwar den der Befriedigung der Grundbedürfnisse. Grundbedürfnisse bestehen bei allen Menschen und während des gesamten Lebens. Sie bestehen in allen Situationen und sämtlichen Lebensbereichen. Sie bestehen in allen Kulturen, unter allen gesellschaftlichen Bedingungen und in jeder physischen und psychischen Verfassung. Grundbedürfnisse sowie die Mittel, sie zu befriedigen, bestehen bei Menschen mit und ohne psychopathologische Auffälligkeiten und ebenso bei Menschen mit und ohne traumatisierende Lebensereignisse bzw. Lebensumstände.

Watkins und Watkins schlugen drei Entstehungsmechanismen vor (2003, S. 51 f.): »normale Differenzierung«, »Introjektion« und »Traumatisierung« (vgl. auch Fritzsche u. Hartman 2010, S. 51 f.). Diese drei Mechanismen stellen aus meiner Sicht verschiedene Bedingungen dar, unter denen Ego-States entstehen. Alle drei lassen sich jedoch auf den oben genannten Entstehungsmechanismus zurückführen.

Die Entstehung und Entwicklung verlaufen überwiegend unbewusst und können dadurch kaum direkt beeinflusst werden. Ego-States entstehen aus der Notwendigkeit heraus, Grundbedürfnisse zu befriedigen. Sie entwickeln eine Art Eigenleben, das im Behandlungsprozess große Aufmerksamkeit erhalten soll (siehe Kap. 5). Ihre Entstehung wird stark von den Lebensumständen beeinflusst, in denen sich ein Mensch befindet. Die sozialen, kulturellen und politischen Umstände, in die ein Kind geboren wird, sind die Geburtshelfer der Ego-States. Dazu gehören ebenso die genetischen und damit konstitutionellen Bedingungen. Im Rahmen einer sicheren Bindung und geschützten Atmosphäre entstehen andere Ego-States als unter traumatisierenden Bedingungen. Geht es hauptsächlich darum, zu überleben, müssen wir von anderen Entstehungsbedingungen ausgehen, als sie in einer geborgenen Umgebung möglich wären.

Unter dem Begriff der *normalen Differenzierung* lassen sich die prägenden Einflüsse anführen, unter denen Menschen stehen, ohne die Berücksichtigung von Belastungen aufgrund kritischer bzw. traumatischer Lebensereignisse. Für viele traumatisierte Menschen ist diese Kategorie trotzdem sehr interessant. Hier wäre u. a. zu fragen, ob ein Patient als Einzelkind oder mit vielen Geschwistern aufwuchs. Bei vielen Geschwistern könnten wir Rückschlüsse ziehen auf die Entwicklung eines Gerechtigkeitssinns, einer bestimmten Position in Gruppen oder Strategien, sich in der Geschwistergruppe zu behaupten, unterzuordnen oder sich zu verbünden. Weiterhin wäre interessant, ob jemand auf dem Land oder in der Großstadt aufwuchs. Hinsichtlich des Landlebens gäbe es möglicherweise sehr hilfreiche Erfahrungen aus der Landwirtschaft, Erfahrungen mit den Jahreszeiten, mit strengen Wintern, mit durch Unwetter oder Trockenheit zerstörten Ernten, mit einem Leben angesichts der Unberechenbarkeit des Wetters usw. Für das Stadtleben könnten eher Erfahrungen der Clique interessant sein, die um die Häuser zieht und Streiche ausheckt. Dann gäbe es die Fragen nach dem sozialen Status, nach kulturellen Einflüssen, nach Familienregeln und vielem anderen mehr. Wie war die Beziehung der Eltern? Welche weiteren Bezugspersonen gab es? Was wurde gefördert, was gehemmt? All diese Informationen geben Auskunft über die Umstände, in denen ein Mensch versucht, seine Bedürfnisse zu befriedigen. Sie geben darüber Auskunft, mit welchen Mitteln, wie Grawe sagt, ein Mensch versucht, seine Ziele zu erreichen. Sie geben darüber Auskunft, welche Ego-States dafür entstanden sind, sich um die Ziele und die dahinter liegenden Bedürfnisse zu kümmern.

Gerald Hüther lädt diesbezüglich zu einem kleinen Gedankenexperiment ein (2011, S. 89). Es besteht darin, sich vorzustellen, man sei in der Nachbarsfamilie aufgewachsen oder in einer anderen Familie aus dem Wohnviertel oder in einer anderen Stadt oder auf einem anderen Kontinent. Was wäre aus mir geworden, wenn ich in einer Familie in einem nepalesischen Dorf der Himalaja-Region geboren worden wäre? Ich hätte mit Sicherheit völlig andere Überzeugungen und Werte, ich würde über andere Fähigkeiten verfügen, und ich würde andere Bewältigungsstrategien zur Befriedigung meiner Bedürfnisse einsetzen. Sicherlich würde ich anders mit meinen Mitmenschen in Beziehung treten.

Neben der von ihnen beschriebenen sogenannten normalen Differenzierung führen die Watkins (2003, S. 51 f.) »die Introjektion« als weiteren Entstehungsmechanismus auf. Introjektion und Modelllernen können als wichtige Entstehungsbedingungen für Ego-States angesehen werden. Sie beschreiben den Prozess der passiven und unbewussten Aufnahme von Werten und Normen der äußeren Welt, also anderer Personen, in das eigene Selbst. Der heranwachsende Mensch identifiziert sich infolgedessen mit dem hereingenommenen Material. Es wird zu etwas Eigenem (Fritzsche u. Hartman 2010, S. 53).

Die Thematisierung dieser beiden Begriffe, »Introjektion« und »Modelllernen«, und der zugrunde liegenden Prozesse würde ein eigenes Buch füllen. Allein die Begriffsbestimmungen würden mehrere Kapitel in Anspruch nehmen. Die Diskussionen und Konzeptualisierungen sind komplex und werden immer wieder lebhaft geführt und weiterentwickelt. Dabei werden Schritt für Schritt sehr interessante Aspekte zutage gefördert, die uns in der täglichen Arbeit hilfreich sein können. Gleichzeitig werden wir auch hinsichtlich des Themas »Introjektion«, insbesondere der Problematik der Täterintrojekte, wieder auf uns selbst zurückgeworfen, auf unsere eigene Auffassung und Vorstellung davon, wie »die Welt funktioniert« und wie die Persönlichkeit strukturiert ist. Kann uns »das Böse« eingepflanzt werden, können wir davon wie von einem Virus, einem Trojaner befallen werden? Gehört es dann zu unserem Selbst, oder ist es etwas Fremdes? Würden Antivirenprogramme helfen? Lässt sich ein Introjekt aufteilen in einen Selbstanteil und einen, der nicht zum Selbst wird? Was kann ich *rauswerfen*, zurückgeben, und womit muss ich mich arrangieren? Spätestens bei der Diskussion der sogenannten *Täterintrojekte* erhitzen sich in den Seminaren die Gemüter. Dieses Thema scheint ein Geheimtipp dafür zu sein, wieder Energie in einen möglicherweise etwas ermüdeten Seminarnachmittag zu bekommen.

Aber der Reihe nach. Wenn ich Hüthers Vorstellungen vom Lernen aufgreife, ist als Erstes zu beachten, dass Lernen nur im sozialen Kontext möglich ist, d. h., wir brauchen andere Menschen zum Lernen. Am meisten lernen wir von Menschen, die uns emotional bedeutsam sind. Bei denen funktioniert das Lernen am besten und führt dann nach entsprechender Anwendung des Gelernten neuronal zu den viel zitierten Autobahnen im Gehirn. Emotional bedeutsam sind zunächst Bezugspersonen wie Eltern, Geschwister, Großeltern oder andere Familienmitglieder. Dazu gehören weiterhin wichtige Menschen aus verschiedenen Kontexten. Das kann die Nachbarsfrau sein, der Fußballtrainer, die Tagesmutter oder die verständnisvolle Lehrerin. Später kommen eventuell noch Vorbilder und Idole in Form von Sängerinnen, Sportlern und Schauspielern hinzu. Streng genommen, würden wir absolut nichts lernen, wenn niemand anderes da wäre. Der größte Teil dieser Prozesse verläuft unbewusst.

Ob wir wollen oder nicht, erleben wir andere Menschen dabei, wie sie auf ihre eigene Art und Weise Beziehungen eingehen und Probleme lösen. Wir erleben Verhaltensweisen, Handlungsabläufe, Lösungsstrategien, Wertvorstellungen und vieles andere mehr. Dabei lernen wir die ganze Zeit. Ohne zu lernen, können wir unsere psychischen Grundbedürfnisse nicht befriedigen. Ohne andere Menschen könnten wir uns nicht entwickeln und hätten gar keine Persönlichkeit.

Bei dem, was wir unbewusst von außen hereinnehmen, kann es sich um das gesamte Spektrum menschlichen Verhaltens handeln, wobei der Begriff »Verhalten« hier auch Überzeugungen, Werte etc. einschließt. Genauer gesagt, sind wir mit allem Möglichen von außen konfrontiert. Wir müssen uns damit auseinandersetzen, um unsere Grundbedürfnisse befriedigen zu können. Unsere Entwicklung basiert auf der Auseinandersetzung mit den Beziehungsangeboten der Bezugspersonen. Sie ist geprägt durch deren Persönlichkeit, Verhalten, Anschauungen und Problemlösestrategien, und sie wird beeinflusst durch die Lebensbedingungen, die wir erleben. Zu der Persönlichkeit der Bezugspersonen können menschenfreundliche Aspekte gehören, die mit Offenheit, Empathie und Zuneigung verbunden sind. Es können auch ziemlich menschenunfreundliche Aspekte dazugehören, die damit zusammenhängen, alle anderen als Feinde, unwürdige Gestalten oder Gewalttäter wahrzunehmen. Die Persönlichkeit der Bezugspersonen kann auch gestört sein. Das Spektrum ist groß. Beispiele finden sich zahllose. Der innere Vater aus dem Fallbeispiel ist aufgrund der Beziehungserfahrung mit einem Vertreter der »unfreundlicheren Fraktion« hervorgegangen.

Es ist nicht verwunderlich, dass sich aus den Dingen, mit denen wir von außen konfrontiert werden, und aus dem, was wir durch die Auseinandersetzung mit den äußeren Bedingungen entwickeln, um unsere Bedürfnisse zu befriedigen, in unserem Inneren ein regelrechtes Durcheinander ergeben kann. Hier kommt die Ego-State-Therapie ins Spiel, die die verschiedenen Einflüsse und ihre Bedeutung für die eigene Persönlichkeitsentwicklung aufgreift und Möglichkeiten bietet, damit konstruktiv zu arbeiten. Das Ego-State-Modell nutzt die aus der Auseinandersetzung hervorgegangenen inneren Anteile. Dann könnten zum Beispiel *der aufmunternde innere Trainer* und *der kritisierende innere Vater* nebeneinandergestellt werden. Beide könnten Gehör bekommen, in ihren Aufgaben und ihrer Funktion hinsichtlich der Bedürfnisbefriedigungen eine Würdigung erhalten, bevor ihre Tätigkeitsbeschreibung möglicherweise im Sinne einer Kooperation aktualisiert wird. Die Arbeit mit den sogenannten Introjekten, die zu den destruktiv wirkenden Ego-States zählen, gehört zu den wichtigsten Strategien der Ego-State-Therapie (siehe Teil I, Abschn. 5.3.5 bis 5.3.7, und Teil II, Kap. 13).

Je einschränkender die Lebensumwelt eines Menschen ist, desto begrenzter sind die Möglichkeiten, die Ziele zu erreichen, bzw. desto elementarer werden die Ziele. Dann geht es nicht mehr darum, mit Neugier und Kreativität die Umgebung zu erforschen, sondern dann kann es darum gehen, Erfahrungen extremer Gewalt zu bewältigen, die von den Menschen ausgeht, die eigentlich für Schutz und Geborgenheit zuständig sein sollten. Man könnte sich die Entstehung von Ego-States und ihre Verfassung entsprechend einer Skala für Einschränkungen der Entwicklungsbedingungen vorstellen. Das eine Extrem würde vollkommen uneingeschränkte Entwicklungsbedingungen darstellen, eine Art Idealfall, sozusagen die *Premiumbedingungen*, mit denen sämtliche Bindungsforscher, Entwicklungspsychologen und Soziologen zufrieden wären. Das gegenüberliegende Extrem wäre durch von massiven und anhaltenden Traumatisierungen extrem eingeschränkte Entwicklungsbedingungen gekennzeichnet. In einem solchen Fall wurde Entwicklung zerstört, unmöglich gemacht. Derzeit wird viel darüber diskutiert, ob Ego-States im engeren Sinn erst dann entstehen, wenn sich aufgrund einer Traumatisierung eine strukturelle Dissoziation vollzieht. Ich gehe davon aus, dass Ego-States unter allen Lebensumständen entstehen, dass sie sich jedoch in Abhängigkeit von den Lebensumständen stark voneinander unterscheiden. Bei Kindersoldaten oder Überlebenden rituellen Missbrauchs werden wir andere Ego-States vorfinden als bei den Kindern, die uns an Bullerbü erinnern. Bei Menschen mit einer dissoziativen Identitätsstörung (DIS) haben wir es mit einer anderen inneren Struktur zu tun als bei Menschen ohne psychopathologische Auffälligkeiten. Es gibt quantitative und qualitative Unterschiede.

Die Entstehung von Persönlichkeitsanteilen unter den Umständen von Traumatisierungen wird in den letzten Jahren mit der Theorie der strukturellen Dissoziation in Zusammenhang gebracht (Nijenhuis, van der Hart u. Steele 2004, S. 47 ff.; Steele, van der Hart u. Nijenhuis 2004, S. 357 ff.). Die Autoren beschreiben zwei sogenannte Aktionssysteme, deren Funktion die Regelung adaptiver mentaler und verhaltensmäßiger Aktionen in einem großen Bereich von Lebenssituationen ist. Das *Verteidigungssystem* ist von seiner Natur aus defensiv und gilt dem Überleben des Individuums unter massiver Bedrohung. Das *Alltagssystem* ist mit dem täglichen Leben verbunden und für das *Überleben der Art* zuständig. Eine Traumatisierung führt entsprechend der Theorie zu einer strukturellen Dissoziation, und diese führt zu der Aufteilung der Persönlichkeit in sogenannte anscheinend normale Persönlichkeitsanteile (ANPs) sowie in sogenannte emotionale Persönlichkeitsanteile (EPs).

Emotionale Persönlichkeitsanteile repräsentieren das defensive System angesichts tatsächlicher oder wahrgenommener überwältigender Bedrohung der körperlichen Integrität. Angeborene defensive Subsysteme schließen Hypervigilanz, Flucht, Erstarrung, Anästhesie/Analgesie, Kampf und völlige Unterwerfung ein. Dazu gehören auch der Erholung dienende Subsysteme als Repräsentanten etwa für Wundfürsorge, Ruhe und Rückzug. Der EP ist auf das Trauma und die Bedrohung fixiert, er zeichnet sich durch eine starre und extreme Einengung des Bewusstseins aus, d. h., seine Reaktionen erfolgen immer wieder so, als handelte es sich um ein aktuelles Ereignis. Der EP trägt sozusagen die traumatischen Erinnerungen, und zwar derart, als würde sich die traumatisierende Situation im Hier und Jetzt ereignen.

Der anscheinend normale Persönlichkeitsanteil hat die Funktion, tägliche Aufgaben, die für das Überleben der Art notwendig sind, zu leisten. Zu diesen Aufgaben gehören vor allem Bindung, Energiemanagement, Fürsorge für Kinder, Geselligkeit, Spiel und Erkundung. Für die Gewährleistung dieser Aufgaben ist die Vermeidung der traumatischen Erinnerungen sinnvoll. Sie würden den ANP in starkem Maße behindern und seine Funktionalität gefährden. Der ANP zeigt also eine phobische Vermeidung von Erinnerungen an das Trauma. Er muss alles, was mit dem Trauma zu tun hat, von sich weg halten. Dies gelingt mithilfe sogenannter negativer dissoziativer Symptome wie Amnesie, Depersonalisation und emotionaler Betäubung. Übrig bleibt ein deutlich eingeschränkter, anscheinend funktionaler *Aufga-*

benerfüller. Die Bezeichnung »anscheinend normal« kann jedoch zu Missverständnissen führen. Ein ANP kann unter massiven psychopathologischen Symptomen leiden. Er fühlt und erlebt sich dann als alles andere denn *normal*. Er kann die unerträglichen Ängste, die tägliche Panik möglicherweise nur noch mithilfe von Drogen oder weiterem selbstschädigendem Verhalten aushalten. Er benötigt ebenso viel therapeutische Aufmerksamkeit wie ein EP.

Umgangssprachlich ließe sich die Beziehung zwischen ANP und EP so beschreiben, als fürchte der ANP den EP und wolle um jeden Preis nichts mit ihm zu tun haben. Hinzu kommt der Vorwurf, dass ein EP die gesamte mühevolle Aufbauarbeit eines ANP wieder zerstören würde und sich deshalb bloß nicht blicken lassen solle. Die Alltagsstabilität wäre sofort dahin, wenn der EP zum Vorschein käme. Der ANP würde dazu sagen: »Es ist so schon schwer genug!« Er würde nie die Wahrheit des EP akzeptieren, d. h. integrieren. Der EP wiederum möchte um jeden Preis endlich einmal wahrgenommen und gerettet bzw. in seiner Alarmfunktion ernst genommen werden. Er kann sich wiederum nicht vorstellen, dass die Zeit weitergegangen ist und dass es mittlerweile eine neue, nicht unmittelbar bedrohliche Realität gibt. Er kann das Leben nach dem Trauma, die gegenwärtige Welt des ANP, nicht integrieren (Fritzsche u. Hartman 2010, S. 56).

Ob sich jeweils ein oder mehrere dieser Persönlichkeitsanteile bilden, die wir als dissoziierte Ego-States bezeichnen, hängt von der Schwere der Traumatisierung bzw. dem Ausmaß der strukturellen Dissoziation ab. Die dissoziative Identitätsstörung (DIS) ist demnach ihre massivste Ausprägung. Dissoziation wird als ein Bewältigungsmechanismus verstanden, bei dem die Entstehung von Persönlichkeitsanteilen als eine funktionale Anpassungsleistung hinsichtlich einer massiven Bedrohung angesehen werden kann. Die Konzeption der Ego-State-Therapie im Zusammenhang mit der Behandlung der dissoziativen Identitätsstörung stellt ein spezifisches Thema dar, welches hier nicht umfassend betrachtet werden kann und an anderer Stelle mehr Raum erhalten muss.

3.3 Entwicklung von Ego-States

Die Entwicklung der Ego-States beeinflusst maßgeblich die Entwicklung der Persönlichkeit. In einer Halt gebenden, geschützten und unterstützenden Umgebung haben Ego-States die Möglichkeit, sich weiterzuentwickeln, zu lernen und sich auf komplexere Anforderungen im Leben einzustellen. In einer restriktiven, verwahrlosten oder traumatisierenden Umgebung sind Ego-States voll damit beschäftigt, die jeweils gegenwärtige und oft unberechenbare Situation zu bewältigen. Ihre Entwicklungsbedingungen sind extrem eingeschränkt. Es bleibt ihnen nichts anderes übrig, als mit den ihnen zur Verfügung stehenden Mitteln ihre Aufgabe zu erfüllen, das heißt, ihrer Funktion gerecht zu werden. Alles andere wäre Luxus.

Ein Ego-State, der in einer frühen Missbrauchssituation dafür sorgt, dass das Kind nichts mehr fühlt und keinerlei Körperempfindungen mehr wahrnimmt, kann sich später *den Luxus nicht leisten*, den es bedeuten würde, wohltuende körperliche Berührungen auszuprobieren. Es ist so schon schwer genug, die Wahrnehmungen und Körperempfindungen immer wieder abzuschalten. Der Ego-State könnte auch auf die Gesamtpersönlichkeit ziemlich ärgerlich sein, weil sie ihn wieder und wieder in solche Situationen bringt; immer wieder Todesangst und extreme Ohnmacht. Aber um das Äußere kann er sich nicht kümmern, für ihn geht es darum, abzuschalten, und zwar unmittelbar und effektiv. Das ist die Aufgabe, und das wird sie bleiben. Hier ist der Ego-State in seiner Entwicklung stecken geblieben. Er befindet sich in einer Sackgasse. Veränderungen sind äußerst eingeschränkt möglich und lassen sich nur in der Hinsicht finden, dass der Ego-State seine eigenen Fähigkeiten immer mehr ausbaut, ohne jedoch neue Wege zu beschreiten. Er entwickelt bessere und wirkungsvollere Strategien für das Abschalten. Im Sinne von »Sicher ist sicher« könnte er bereits in allen möglichen anderen Situationen aktiv werden, die potenziell mit Berührungen zu tun haben könnten. Wir sprechen von Generalisierung. Er wird ein Experte in seinem Fach. Es soll auf keinen Fall abwertend klingen, aber hier passt tatsächlich der Begriff: *Fachidiot*. Ich würde sagen: liebenswerter Fachidiot. Was der Ego-State nämlich nicht mitbekommt, ist, dass die Patientin heute für ihre Sicherheit sorgen kann, dass sie Nähe und Distanz zu anderen Menschen bestimmen kann und dass es tatsächlich verschiedene Formen körperlicher Berührungen gibt. Davon will er nichts wissen. Er schaltet ab, womit die nützlichen Lernprozesse leider ausbleiben, weil es sich abgeschaltet einfach nicht gut lernen lässt. Leider lässt sich abgeschaltet auch schlecht für die eigenen Bedürfnisse eintreten. Eine Feinabstimmung ist nicht möglich, wenn der Ego-State ausschließlich im Alles-oder-nichts-Modus funktioniert.

Unser psychotherapeutisches Bestreben liegt deshalb darin, die Funktion des Ego-States zu erkennen, seinen Einsatz zu würdigen und ihm zu helfen, sich weiterzuentwickeln. Sich weiterentwickeln heißt, sich neue Strategien anzueignen, um die ursprüngliche Aufgabe auf neuem Niveau erfüllen zu können. Sich weiterentwickeln heißt auch, andere Persönlichkeitsanteile und ihre Fähigkeiten kennen- und schätzen zu lernen. Es ist keine leichte Aufgabe für den Ego-State, der das Abschalten bewerkstelligt, auf die Mitarbeit und Unterstützung anderer Ego-States zu vertrauen. Wo waren sie denn die ganze Zeit, *in der er alles alleine machen musste,* und was wäre am Ende herausgekommen, wenn er nicht so gut gearbeitet hätte? Besteht der Dank nun darin, *die Stelle abzubauen*? Er wird diesem aus seiner Sicht äußerst fragwürdigen Projekt bestimmt nicht sehr begeistert zustimmen. Zum Sichweiterentwickeln gehört besonders die Intervention des *nachträglichen Nährens,* die gleichzeitig eine Beziehungsarbeit sowie Nachhilfeunterricht für Ego-States darstellt (siehe Teil II).

Zwei Fragen sind also von Interesse: erstens die Frage, unter welchen Umständen ein Ego-State entstanden ist, und zweitens, auf welchem Entwicklungsniveau sich die Patientin bzw. der Patient befand. Wir müssen die Umstände und das Entwicklungsalter beachten. Auch wenn grundlegende Weichen, z. B., wie wir mit anderen Menschen in Kontakt treten, in der Kindheit gestellt werden, entstehen auch in einem späteren Alter Ego-States. Unsere Persönlichkeit besteht nicht nur aus einer Kleinkindgruppe. Es ergibt natürlich Sinn, die im Lebenslauf zu einem späteren Zeitpunkt aufgetauchten Ego-States dahin gehend zu untersuchen, wie sie von früher aufgetauchten beeinflusst sind. Trotzdem verfügen die später entstandenen häufig über komplexere Fertigkeiten, eine genauere Sicht auf die Welt und über andere Bewältigungsstrategien.

Wenn Sie zum Beispiel an pubertierende Jugendliche denken, wird Ihnen der Unterschied klar. Die protestierende, aus der Reihe tanzende und die scheinbar feststehenden Regeln und Normen infrage stellende Jugendliche kann zu einem sehr wichtigen Ego-State werden, der der Patientin Kraft und Mut verleiht. Oder denken Sie an einen Ego-State, der bestimmte berufliche Kompetenzen verkörpert. Denken Sie an einen Zustand, in dem Sie davon begeistert sind, wie Sie eine anspruchsvolle Aufgabe bewältigt haben, wie etwas einfach super funktionierte, wie Sie es perfekt hinbekamen und stolz auf sich waren. Dazu gehörte sicherlich ein längerer Lernprozess, in dem Sie sich Kompetenz und Erfahrungen aneignen konnten, in dem Sie genügend Gelegenheiten hatten, Fehler zu machen, in dem Sie Modelle dafür hatten, wie Sie es machen wollen, und Modelle dafür, wie Sie es auf keinen Fall machen wollen. Am Ende könnte tatsächlich ein Zustand herausgekommen sein, in dem Sie von sich begeistert waren oder sind. Es kann auch nur ein kurzer Moment sein, und Sie müssen es ja nicht jedem mitteilen. Jedenfalls kann dieser angenehme Zustand im Zusammenhang mit einer Tätigkeit, die Sie mit Freude tun und bei der Sie sich kompetent fühlen, ob dies nun in Ihrem Beruf oder einem anderen Lebensbereich ist, ein unschätzbarer Ego-State sein. Hinsichtlich seiner Fähigkeiten, Erfahrungen und Strategien würde man ihn eher im Erwachsenenalter ansiedeln, obwohl er natürlich ebenfalls von früheren Erfahrungen geprägt wurde. In Kapitel 5 werde ich diesen Aspekt weiter ausführen und auf die therapeutischen Implikationen eingehen.

4 Prinzip der Funktionalität der Ego-States

Das dritte Prinzip stellt die *Gretchenfrage* in der Behandlung dar. In ihrer Beantwortung liegt ein Schlüssel für den Veränderungsprozess. Ein Verständnis für die Funktionalität der Ego-States zu gewinnen und dies nicht nur auf einer kognitiven, sondern auch auf einer emotionalen Ebene zu entwickeln verändert die Sicht auf die eigene Symptomatik dramatisch. Ein solches Verständnis verändert insgesamt das Selbstbild, somit das Selbsterleben, und es verändert maßgeblich die Art der therapeutischen Beziehung.

Ich werde in diesem Kapitel auf mehrere Aspekte eingehen, die eng mit dem Konzept der Funktionalität der Ego-States verbunden sind. Zum einen geht es um den Zusammenhang von Problem und Lösung, zum anderen darum, dass ein Ego-State nicht das Symptom *ist*, sondern es *macht*. Es geht weiterhin um die Zuständigkeit der Ego-States für spezifische Grundbedürfnisse sowie um die Besonderheiten, die aufgrund des jeweiligen Entwicklungsniveaus entstehen.

Konzeptionen, nach denen *die Lösung im Symptom liegt*, die die *Weisheit des Symptoms* beschreiben, oder ähnliche sind nicht neu. Sie finden sich in verschiedenen psychotherapeutischen Ansätzen. In der Ego-State-Therapie stützt sich dieses Konzept auf den im dritten Kapitel beschriebenen Entstehungsprozess der Ego-States. Es lässt sich wieder am besten anhand unserer eigenen Erfahrungen erläutern. Im Zusammenhang mit den Persönlichkeitsanteilen, die wir an uns selbst überhaupt nicht mögen, wird das Prinzip der Funktionalität besonders deutlich. Solche Ego-States möchten wir gern loswerden oder wenigstens in den Hintergrund schieben. Andere Menschen sollen sie nicht erleben, und wir selbst wollen uns mit ihnen nicht beschäftigen. Sie stellen für uns ein Problem dar. Probleme haben wir schon genug. Probleme wollen wir nicht haben. Klaus Grawe würde sagen, dass sie unser Streben nach Konsistenz stören.

Das Konzept der Funktionalität der Ego-States setzt genau an dem Begriff »Problem« an. Denn die Ego-States, die wir womöglich als ein Problem erleben, sind nicht das Problem, sondern die dysfunktionale Lösung eines Problems.

Bevor ich näher darauf eingehe, möchte ich einen wichtigen Aspekt erläutern, der häufig zu Missverständnissen führt. Stellen Sie sich ein bestimmtes Symptom vor. Dies könnte die soziale Phobie eines Angstpatienten oder das selbstschädigende Hochrisikoverhalten einer Patientin sein, die unter komplexen Traumafolgestörungen leidet. Aus der Sicht der Ego-State-Therapie stellen diese Symptome keine Ego-States dar. Ego-States sind die Persönlichkeitsanteile, die für die Symptome verantwortlich sind. Sie sind sie nicht selbst, sondern sie sind dafür zuständig. Etwas lapidar ausgedrückt, könnte man sagen: »Einer muss es ja machen.« Anders ausgedrückt: »Ein Persönlichkeitsanteil muss dafür zuständig sein, muss sich darum kümmern.« Man könnte auch sagen: »Einer muss es übernehmen oder verkörpern.« Daraus folgen entscheidende Implikationen für die Behandlung. Wenn ich versuche, dem Patienten dabei zu helfen, mit einem für die Symptomatik relevanten Ego-State in Kontakt zu kommen, dann suche ich nicht den Kontakt zu seiner sozialen Phobie, sondern den Kontakt zu einem Ego-State, der für die soziale Phobie verantwortlich ist.

Der Grundgedanke dabei ist, dass dieser spezielle Ego-State die Symptomatik nicht »einfach so aus Spaß macht«, sondern einen triftigen Grund dafür hat. Diesen Grund zu verstehen und anschließend neue Lösungs- bzw. Bewältigungsstrategien zu finden bildet den zentralen Baustein der Ego-State-Therapie.

Ich frage meine Patientinnen und Patienten immer nach ihrer eigenen Ansicht über ihre Beschwerden. Den Patienten mit der sozialen Phobie würde ich fragen, wie er sie sich erklärt, ob er die Ängste selbst *macht* und, wenn nicht, wie sie zu ihm gekommen sind. Ich verwende dabei häufig eine Metapher und frage, ob er denn annehmen würde, dass die Ängste *vom Himmel gefallen seien.* Wenn er sie nicht selbst macht und sie nicht vom Himmel gefallen sind, dann müssen sie sich irgendwie entwickelt haben; offensichtlich ohne ihn vorher zu fragen. Anschließend frage ich den Patienten, ob er dies gerne besser verstehen würde, und lade ihn dazu ein, die Symptomatik durch die Brille der Ego-State-Therapie zu betrachten.

Demnach könnte es einen Ego-State geben, der für seine soziale Phobie zuständig ist. Ich lade den Patienten dazu ein, sich für diesen Ego-State zu interessieren, seine Geschichte zu erfahren und letztlich verstehen zu lernen, wofür er die Ängste einsetzt, inwieweit die Ängste für das Streben nach Konsistenz nützlich sind, welches Bedürfnis mittels dieser Symptomatik zu befriedigen versucht wird.

Der Ego-State ist also nicht das Symptom, sondern er sorgt dafür, dass es auftritt. Am Beispiel der Angst wird deutlich, dass ich es in der

Begegnung nicht mit einem ängstlichen Ego-State zu tun haben muss. Möglicherweise fühlt sich der zuständige Ego-State gar nicht ängstlich. Vielleicht fühlt er sich derzeit sogar ganz gut, bis auf die Tatsache, dass er etwas skeptisch ist, wohin diese Psychotherapie eigentlich führen soll und ob es dabei womöglich um seine *Entlassung* gehen könnte. Er hat einfach auf die Ängste als Strategie zurückgegriffen, weil sie sich am besten für die Lösung eines Problems bewährten. Die Ängste, also die Symptomatik, stellen für ihn die Lösung eines Problems dar, nicht das Problem selbst. Vielleicht hätte er beispielsweise auch auf Alkohol zurückgreifen können, was ebenso wirkungsvoll gewesen wäre, oder er hätte weitere Strategien finden können, um für die Befriedigung eines Grundbedürfnisses zu sorgen. Dann wären andere Symptome Lösungen für ein Problem gewesen. Aber die Ängste haben sich irgendwie »gut gemacht«. Dabei konnte er bleiben. Diese Strategie erschien erfolgsversprechend, und es lohnte sich, sie auszubauen. Das Ausbauen führte nun zu einer generalisierten und mittlerweile als schwer behandelbar erscheinenden sozialen Phobie.

Der Ego-State, der für die Ängste des Patienten zuständig ist, könnte demnach zufrieden sein, und alles wäre in Ordnung, hätte die Geschichte nicht zwei Haken. Der erste besteht aus dem Leiden, zu dem die Symptomatik beim Patienten führt. Alles wäre ja in Ordnung, wenn dieses Leiden nicht wäre. Immerhin hätten wir plötzlich statt des Problems eine Lösung. Was wollen wir mehr. Anscheinend gab es irgendwann einmal ein Problem, woraufhin das innere System eigenständig und ohne viel Aufsehen zu erregen eine Lösung gefunden hat, mit der alles wieder im Lot war. Kurz erklärt, Therapie beendet, Patient geheilt. Leider geht das nicht so einfach. Die Folgen von psychischen Störungen, die Einschränkungen im Leben, die häufig mehrfachen Behandlungsversuche, die Enttäuschungen, die Verzweiflung und die Resignation, kennen Sie aus Ihrem Praxisalltag mehr als genug.

Der zweite Haken besteht darin, dass der als Beispiel angeführte Patient mit der sozialen Phobie sicherlich eine andere Sicht auf die Ängste hat und sie am liebsten sofort löschen, loswerden oder rauswerfen möchte. Dass die Ängste eine Lösung sein sollen, kann ihn nicht nur sehr irritieren, es kann ihn auch in seinem Bedürfnis, verstanden zu werden, verletzen. Er könnte sich nicht ernst genommen und auch abgelehnt fühlen. Spätestens an dieser Stelle tritt die Frage der Würde in den Vordergrund. Die Frage, wie wir das Leid der Patientinnen würdigen können, ohne mit schnellen, scheinbar eleganten Konzepten eine neue Sicht einimpfen zu wollen.

Ich kann es am Beispiel von zwei improvisierenden Musikern beschreiben, die sich mit zwei verschiedenen Melodien oder Rhythmen aufeinander zubewegen. Beide sind Profis in ihrem Fach. Beide Melodien oder Rhythmen sind gleichberechtigt. Jeder folgt für eine Weile dem Rhythmus des anderen, um dann auch wieder zu führen und einen neuen Impuls zu geben. Folgen und Führen wechseln sich ab. Am Ende erfüllt ein gemeinsamer Klang den Raum. Häufig entsteht der Eindruck, dass beide schon wussten, wo sie letztlich ankommen. Aber dieser Eindruck täuscht. Die Frage ist, wie wir aus unserer Sicht und der Sicht der Patienten, die natürlich ihr gesamtes Erleben einschließt, ein gemeinsames Stück machen können, das Entwicklung und Heilung ermöglicht. Die Patientinnen geben uns wichtige Impulse, durch die wir neue Töne finden. Ebenso geben wir ihnen neue Impulse, die ihren Klang verändern.

Die Antwort auf die Frage, für welches Problem das Symptom die Lösung sein soll, ergibt sich aus dem vorherigen Kapitel. Klaus Grawe betont, dass es zu unserer Grundausstattung gehört, automatisch innere Mangelzustände zu beheben. Unsere Aktivität wird automatisch darauf ausgerichtet. Ist nun die Befriedigung eines psychischen Grundbedürfnisses in Gefahr, findet eine automatische Aktivierung statt, deren Ziel die Sicherung der Befriedigung dieses Grundbedürfnisses ist. Dies erfolgt unbewusst. Ebenso unbewusst laufen die Strategien ab, die Gefahr abzuwenden. Sind sie erfolgreich, werden sie wieder eingesetzt. Sie beginnen, sich zu bewähren, und werden zu einem festen Bestandteil des inneren Werkzeugkoffers. Neurowissenschaftler sprechen hier von neuronaler Bahnung entsprechend der hebbschen Grundregel.[2] Es entwickelt sich ein immer stabiler werdendes neuronales Netz, das sozusagen autonom arbeitet und sich immer besser an verschiedene Umgebungsbedingungen anpassen kann. Leider weist dieses Netzwerk eine Art Tunnelblick auf und sieht nicht die Nachteile seiner Strategie.

2 »Als Entdecker der synaptischen Plastizität gilt Donald O. Hebb, der 1949 in seinem Buch *The organization of behavior* [...] formulierte: ›Wenn ein Axon der Zelle A [...] Zelle B erregt und wiederholt und dauerhaft zur Erzeugung von Aktionspotenzialen in Zelle B beiträgt, so resultiert dies in Wachstumsprozessen oder metabolischen Veränderungen in einer oder in beiden Zellen, die bewirken, dass die Effizienz von Zelle A in Bezug auf die Erzeugung eines Aktionspotenzials in B größer wird‹« (http://www.gehirnlernen.de/gehirn/plastizit%C3%A4t/ [26.1.2013]). Vgl. auch Hebb (1949).

Fallbeispiel aus der Praxis

Die 55-jährige Patientin wurde mit dem Hinweis in meine Praxis überwiesen, sie sei behandlungsresistent. Erst viel später, nachdem ich Ausschnitte aus ihrem Fall in Seminaren zur Veranschaulichung genutzt hatte, wurde mir klar, dass die Bezeichnung »behandlungsresistent« die Tür für einen Heilungsprozess überhaupt erst öffnete. Erstens forderte mich diese Einschätzung heraus, und zweitens nahm ich mir mehr Zeit, also ich nahm mir weniger vor, da ich es ja mit einer behandlungsresistenten Patientin zu tun hatte.

Ich räumte ihr viel Zeit ein, ihre Geschichte zu erzählen. Aufgrund ihres schwer depressiven Zustands gestaltete sich ihr Bericht entsprechend mühsam. Umso interessanter und aufschlussreicher wurden die Dinge, die ich zu hören bekam. Die Patientin war in der Nachkriegszeit in einem kleinen Dorf zur Welt gekommen. Ihre Mutter hatte bereits drei Kinder. Der Ehemann und Kindesvater war in den letzten Kriegsmonaten gefallen. Einige Jahre später hatte die Mutter eine Affäre mit einem Mann gehabt, der sie nach kurzer Zeit wieder verlassen hatte. Sie war schwanger geworden, was für sie eine Katastrophe dargestellt hatte. Ein uneheliches Kind war absolut außerhalb sämtlicher Konventionen. Somit war die Patientin bereits im Mutterbauch zur Schande der Familie geworden und hatte denkbar schlechte Startbedingungen gehabt. Hier sei nur am Rande auf die jüngsten Erkenntnisse der Bindungsforschung verwiesen. Die Mutter hatte ihr Dilemma mit einer Art *Kunstgriff* gelöst. Sie hatte eine Neudefinition vorgenommen und beschlossen, dass das Kind die Magd und somit kein vollwertiges Familienmitglied werden sollte. Eine uneheliche Magd hatte offenbar nicht so schwer gewogen wie ein uneheliches Kind. So war die Patientin als Magd aufgewachsen. Ihre Berichte erinnerten mich tatsächlich an Aschenputtel. Sie war von der Mutter und den Geschwistern extrem abwertend und als nicht dazugehörig behandelt worden, war Beschimpfungen und Befehlen ausgesetzt und vor Misshandlungen nicht geschützt gewesen. Mit einer kaum nachvollziehbaren Selbstverständlichkeit waren ihr der Haushalt, der Garten und weitere Dienste für die Mutter und die älteren Halbgeschwister übertragen worden. Emotionale Nähe hatte sie ebenso wenig wie Geborgenheit oder Wertschätzung erlebt. Es war ihr nichts anderes übrig geblieben, als diese schwere Rolle zu übernehmen und sie, so gut es ging, auszuführen. Natürlich hatte es auch Bedürfnisse nach dem gegeben, was ihr verwehrt worden war. Aus diesem Grund hatte sie sich immer mehr angestrengt, versucht, die ihr übertragenen Aufgaben in Perfektion auszuführen und sich selbst immer wieder die Schuld gegeben, wenn ihre Bemühungen nur noch mehr Abwertungen und Verletzungen hervorriefen. Es musste an ihr liegen. Offensichtlich hatten die anderen recht damit, sie derart zu behandeln. Offensichtlich musste sie so schlecht sein, dass sie es nicht besser verdient hatte.

Damit sie diese unmenschlichen Lebensbedingungen bewältigen konnte, waren mehrere Ego-States entstanden. Einer von ihnen war der, der versuchte, das innere Gleichgewicht aufrechtzuerhalten, indem er den anderen recht gab und sich selbst extrem abwertete. Dieser Ego-State entstand in Reaktion auf die Drangsalierungen der Mutter und Halbgeschwister. Die Patientin erlebte ihn als ich-synton und sprach dann entsprechend in der ersten Person. Sie war überzeugt, nichts wert zu sein, nichts in ihrem Leben geschafft zu haben und permanent Beweise für ihre Unfähigkeit vorzufinden bzw. zu produzieren. Dass sie es beispielsweise unter diesen schweren Bedingungen geschafft hatte, sich aus der Familie zu lösen, einen Beruf zu erlernen, trotz gescheiterter und schädigender Beziehungen vier Kinder großzuziehen, die sie lieben, sie unterstützen und Kontakt zu ihr suchen, dass ihre Enkel von ihr begeistert sind – all das ließ sie nicht gelten.

Der Ego-State, der den anderen recht gab und heute noch gibt, war für verschiedene Grundbedürfnisse zuständig. Seine wichtigste Aufgabe bestand darin, die Illusion einer Bindung aufrechtzuerhalten. Es gab sonst niemanden, auf den die Patientin als Kind ihr Bindungsbedürfnis richten konnte. Sie richtete es auf ihre Mutter und bemühte sich um ihre Gunst: Hätte sie sich nicht derart bemüht und hätte sie sich nicht in einer Art von vorauseilendem Gehorsam selbst abgewertet, hätte sie die letzte Chance auf Bindung verspielt. Durch Selbstabwertung beugte sie einer nicht zu ertragenden Enttäuschung, der Realisierung einer nicht zu ertragenden Wahrheit vor und konnte Hilflosigkeit, Ohnmacht und Einsamkeit vermeiden. Die Ordnung war wiederhergestellt. Wer derart schlecht ist, hat es auch nicht besser verdient. Die Funktion des Ego-States bestand darin, einen Hauch von Bindung herzustellen bzw. anzustreben. Die Strategie bestand in Selbstabwertung, der Übernahme der Ansichten der anderen sowie darin, dieses extreme Unrecht auszublenden, zu dissoziieren.

Im Behandlungsverlauf konnte ich mir von der Massivität dieses Musters ein sehr eindrückliches Bild machen. Die Patientin verschwand für eine Zeit völlig von der Bildfläche. Ich war sehr beunruhigt und erfuhr, dass sie sich auch bei ihrer Hausärztin und Psychiaterin nicht mehr gemeldet hatte. Nachdem ich sie endlich erreicht und dazu hatte bringen können, zu einem Termin in die Praxis zu kommen, berichtete sie resigniert, was sich zugetragen hatte. Ich war sehr gespannt und rechnete mit einer schlimmen Geschichte, die sie augenscheinlich in eine solche Krise gerissen hatte. Deshalb dachte ich auch im ersten Moment, mich verhört zu haben, als sie niedergeschlagen und fast tonlos davon sprach, dass ihr Kühlschrank kaputtgegangen sei, der, wie ich dann erfuhr, schon über 15 Jahre alt gewesen war. Wie konnte ihr kaputter Kühlschrank mit ihrem gegenwärtigen Zustand zusammenhängen, wie diese Ausmaße rechtfertigen? Ich hatte große Mühe, mir eine Erklärung zurechtzulegen, bis sie zusammenfassend feststellte: »Bei mir hält nicht einmal ein Kühlschrank!« Diese Feststellung leitete über zu einer langen, resümierenden Liste, in der sie all die Dinge aufzählte, die sie nicht zustande gebracht oder kaputt gemacht habe. Leider bestand die Liste kaum aus Haushaltsgeräten.

Die Problematik im weiteren Verlauf mithilfe des Konzepts der Ego-State-Therapie zu bearbeiten bot einen Weg aus diesem Teufelskreis. Wir besprachen ausführlich die Idee der Ego-States, ihre Entstehung und möglichen Funktionen. Ich half der Patientin, Kontakt zu dem Ego-State, von dem schon die Rede war, aufzunehmen, sich mit ihm auseinanderzusetzen und Verständnis für seine Funktion, d. h. für seine Existenz zu entwickeln. Prophylaktisch bezog ich beispielhaft alle möglichen Haushaltsgeräte mit in die Arbeit ein, die in Zukunft noch kaputtgehen könnten. Die Patientin konnte von dieser Arbeit sehr profitieren. Sie lernte viel über diesen Ego-State, konnte ihn in ihrem Alltag erkennen, ebenso die Situationen, in denen er sich meldete, und entwickelte dadurch eine völlig neue Sichtweise. Die Arbeit mit diesem Ego-State stellte den Einstieg in eine sehr kreative und konstruktive Behandlung dar, die zur Überwindung der Symptomatik führte und uns beide viel lernen ließ.

Das Fallbeispiel zeigt einen Ego-State, dessen Funktion darin besteht, für Bindung zu sorgen. Es soll jedoch nicht der Eindruck entstehen, dass es immer um Bindung geht. Das Bindungsbedürfnis stellt ein zentrales psychisches Grundbedürfnis dar. Insofern werden wir immer Ego-States vorfinden, die für dieses Bedürfnis zuständig sind. Die weiteren Grundbedürfnisse können deshalb aber nicht vernachlässigt werden. Ego-States bemühen sich um die Befriedigung verschiedener Grundbedürfnisse. Das zugrunde liegende Bedürfnis herauszuarbeiten, zu verstehen und in der weiteren Arbeit zu berücksichtigen ist ein entscheidendes Merkmal des Ego-State-Modells.

Wenn es nicht um das Bindungsbedürfnis geht, könnten Sie vielleicht kurz an Anteile von sich denken, die eher nach Autonomie streben, die am liebsten alle Brücken abbrechen und in die Welt hinausziehen würden, die sich eventuell nach großen Abenteuern sehnen, nach einem Neubeginn und nach Freiheit, die unabhängig sein und eigene Entscheidungen treffen wollen.

Fallbeispiel aus der Praxis

Ich möchte ein kurzes Beispiel für einen Ego-State einer Patientin geben, der für Unabhängigkeit und eine eigene Gestaltung des Lebens zuständig war. Sie nannte ihn den »Trotz«. Er war *die blanke Opposition,* wobei man hier eher an außerparlamentarische Opposition denken müsste. Dieser Anteil war so ziemlich gegen alles, was sie von ihren Eltern vorgelebt bekam. Nur durch diesen Anteil gelang es ihr auch, die von den Eltern für sie fest vorgesehene Rolle abzulehnen und eigene Lebensentscheidungen zu treffen. Wäre es nach den Eltern gegangen, hätte sie den als Familienbetrieb geführten Laden übernommen. Alles wäre so weitergegangen wie schon seit Generationen. Mithilfe des oppositionellen Ego-States war ihr der Ausstieg gelungen. Sie lebte nun in der alternativen Szene und gestaltete das Leben nach ihren Vorstellungen. Leider konnte der oppositionelle Anteil nicht anders, als auch gegen die Therapie zu sein. Sich auf die Regeln einzulassen, die mit einem psychotherapeutischen Prozess einhergehen, hätte den revolutionären Gedanken dieses Ego-States widersprochen. Das kam nicht infrage: Psychotherapie heißt doch nur, Menschen für diese unmenschliche Gesellschaft wieder fit zu machen, damit sie wieder wie alle anderen funktionieren. So etwas konnte er nicht unterstützen. Wir hatten einige Mühe, aus diesem Konstrukt herauszukommen und Wege für die Psychotherapie zu finden. Die verletzten und hilfsbedürftigen Ego-States sahen die Sache ja auch anders. Sie hatten jedoch in Anbetracht der revolutionären Kraft zunächst nicht viel zu sagen.

Da die Befriedigung der Grundbedürfnisse über die gesamte Lebensspanne unsere Aktivitäten bestimmt, kann sich, was die Ego-States betrifft, der Fokus nicht nur auf die Zeit der Kindheit richten. Wir finden in verschiedenen Lebensphasen wichtige Anhaltspunkte für Ego-States, die im Behandlungsprozess eine sehr bedeutende Rolle spielen können. Häufig können pubertierende Ego-States helfen, sich gegen schädigende Umstände zu wehren. Erwachsene Ego-States können dafür zuständig sein, sich aus traumatisierenden Beziehungen zu lösen. Beispielsweise wird für diejenigen von Ihnen, die sich mit der Traumatransmission beschäftigen, die Rolle der Persönlichkeitsanteile vertraut sein, die einen Ausstieg aus generativen Mustern ermöglichen, die neue Wege einschlagen und Türen zu neuen Räumen öffnen. Dies sind nicht immer kindliche Ego-States, sondern häufig ältere, die über spezifische Stärken und Fertigkeiten verfügen.

Die Ego-States, auf die wir in der Arbeit stoßen, verfügen über ein spezifisches Entwicklungsniveau. Das Entwicklungsniveau sagt uns viel über die zur Verfügung stehenden Lösungsstrategien. Wir müssen es in unserem Vorgehen, in unserem Beziehungsangebot berücksichtigen und zumindest Vorstellungen davon haben, wie wir auf der jeweiligen Niveauebene antworten könnten. Ein oppositioneller jugendlicher Ego-State benötigt ein anderes Beziehungsangebot als ein vierjähriger oder ein 40-jähriger Ego-State.

In diesem Kapitel ging es allgemein um das Thema der Funktionalität der Ego-States. Dabei wurde ein sehr weiter Bogen gespannt – von Gewohnheiten, die wir entwickelt haben, über individuelle Strategien dafür, in unserer Lebensumwelt unsere Bedürfnisse zu befriedigen, über typische Beziehungsmuster, weiter über psychopathologische Symptome bis hin zu Aspekten komplexer dissoziativer Störungen. Selbstverständlich finden wir in dieser Aufzählung qualitative Unterschiede. Die Ansätze der Ego-State-Therapie zur Behandlung komplexer Traumafolgestörungen bedürfen einer Vertiefung, die hier noch keine Berücksichtigung finden konnte. Die Frage der Funktionalität eines zentralen Behandlungsbausteins bleibt jedoch bei allen Fragestellungen relevant.

Die Funktionalität eines Ego-States wird durch die Grundbedürfnisse eines Menschen bestimmt, für deren Befriedigung dieser Ego-State spezifische Strategien anwendet. Es lassen sich funktionale und dysfunktionale Strategien unterscheiden. Psychopathologische Symptome, die wir im Praxisalltag erleben, stellen dysfunktionale Strategien dar. Ego-States setzen ihre Strategien ein, um für die Befriedigung eines oder mehrerer Grundbedürfnisse zu sorgen oder Bedrohungen der Befriedigung der Grundbedürfnisse abzuwenden. Sie stehen im Dienste eines oder mehrerer Grundbedürfnisse. Die Strategien sind als dysfunktional einzuschätzen, da sie nur unmittelbar oder über einen begrenzten Zeitraum einen scheinbar erfolgreichen Bewältigungsversuch darstellen, jedoch langfristig nicht die innere Konsistenz verbessern und somit das Streben nach Konsistenz stören, Wachstumsprozesse erschweren oder verhindern, das Entwicklungspotenzial der Person einschränken sowie ihre Beziehungsfähigkeit und ihren Austausch mit der Umwelt beeinträchtigen.

5 Prinzip der Individualität der Ego-States

In diesem Kapitel geht es um die Merkmale und Besonderheiten von Ego-States. Im Gegensatz zu verschiedenen anderen Teilemodellen werden in der Ego-State-Therapie die Teile, also die Ego-States, nicht festgeschrieben. Sie sind nicht festgelegt. Es gibt keinen feststehenden Katalog mit Ego-States, die in der Behandlung gesucht und gefunden werden. Ego-States weisen dieselbe Individualität auf wie die Menschen, zu deren Persönlichkeit sie gehören. Ebenso sind die Zahl der Ego-States, die für den Veränderungsprozess bedeutend sind, sowie ihre Charakteristik individuell unterschiedlich. Beispielsweise können mehrere *Kindanteile* oder auch mehrere *innere Verfolger* relevant sein. Für die eine Behandlung kann die Arbeit mit einem einzigen Ego-State ausreichen und den entscheidenden Impuls geben, für eine andere ist die Arbeit mit einer Gruppe von Ego-States erforderlich, bei der keiner der dazugehörigen Ego-States vernachlässigt werden darf.

Will man mit der Ego-State-Therapie vertraut werden, bietet es sich jedoch an, verschiedene Arten oder Kategorien von Ego-States zu beschreiben, um sie besser erkennen und für die Behandlung nutzbar machen zu können. Die von mir vorgestellten Kategorien sollen helfen, den Blick zu schärfen. Sie sollen Blickrichtungen und vor allem *Suchrichtungen* aufzeigen. Sie sollen Sie dabei unterstützen, sich auf die Vielfalt und die Eigenarten der Ego-States einstellen zu können. Sie sollen Ihnen helfen, die mit den verschiedenen Ego-States verbundenen inneren Prozesse besser erkennen und aufgreifen zu können. Dazu benötigen Sie spezifische therapeutische Strategien und eine hohe Flexibilität. Ganz bewusst werde ich nur grobe Unterscheidungen treffen, auf Überschneidungen verweisen und hervorheben, wie hoch die Freiheitsgrade bleiben.

Kategorisierungen bringen Vorteile und Gefahren. Die Vorteile bestehen darin, Ego-States in ihrer Vielfalt übersichtlicher vermitteln und dadurch im Praxisalltag deutlich besser erkennen zu können. Sie bieten die Möglichkeit, Interventionsprinzipien zu formulieren, die den Besonderheiten der Ego-States der jeweiligen Kategorie gerecht werden. Die Gefahren bestehen in einer Reduzierung, Vereinheitlichung und Schablonenbildung. Die Patientin braucht dann nichts mehr zu sagen, da man ja schon vorher alles weiß und auch schnell erklären kann. Das *eine* Erleben gehört dann zu diesem Anteil, das *andere* zu jenem, und falls Fragen offenbleiben, sind es nur verdeckte oder umgewandelte Phänomene einer zuvor bereits etikettierten Schublade.

Der Ansatz der Ego-State-Therapie geht einen anderen Weg. Er arbeitet mit dem Erleben der Patientinnen und versucht, diesem Erleben mit einem Konzept zu begegnen, das sich möglichst weit an sie annähert. Er ist eher ein Suchprozess, eine Entdeckungsreise, auf die wir uns begeben. Das meiste lernen wir dabei von unseren Patienten. Einen Teil können wir in Form von Behandlungserfahrungen und konzeptionellem Wissen beisteuern. Wir sollten uns mit unseren Angeboten an die Patienten annähern und nicht umgekehrt. Wir sollten uns daran erinnern, dass wir trotz aller Kompetenz die Landschaft nicht kennen, in die wir uns begeben. Die Situation ist vergleichbar mit derjenigen einer Expedition. Glücklicherweise helfen uns unser Training, unsere Erfahrungen, unsere Sorgfalt und unsere Ausrüstung dabei, uns mit einer größeren Sicherheit auf den weißen Flecken der Landkarte unserer Patienten zurechtzufinden. Wir können uns auf die Expeditionen vorbereiten. Wir können uns Wissen aneignen und hart trainieren. Wir können uns somit in die Lage versetzen, auf widrige Umstände angemessen und umsichtig zu reagieren und weniger Angst vor dem nächsten Unwetter oder anderen Zwischenfällen zu haben. Wir sind Experten im Erkunden von Landschaften. In der Sprache der Psychotherapie ausgedrückt, sind wir Experten in der Arbeit mit psychotherapeutischen Prozessen. Aber wir werden ohne die Erfahrungen unserer Patienten nie in der Lage sein, die Landkarten vollständig zu zeichnen. Wir können die Wege nicht zuvor bestimmen und anschließend darauf bestehen, genau ihnen zu folgen. Wir können unsere Patienten befähigen, ihre inneren Landschaften zu erkunden, wir können sie dabei begleiten, wir können mit Sorgfalt auf sie achten, ihnen Hilfestellungen anbieten. In dem Maße, in dem wir Experten von Prozessen geworden sind, sollen unsere Patienten Experten ihrer Landschaft werden. Es kommt darauf an, wie wir zusammenarbeiten. Erfolgreiche Expeditionen zeichnen sich wie erfolgreiche Psychotherapien durch eine gute Teamarbeit aus.

5.1 Eigenleben der Ego-States

Damit man konstruktiv mit Ego-States arbeiten kann, erscheint mir aus meiner Erfahrung die Vorstellung ihres Eigenlebens am hilfreichsten. Wenn ich versuche, zu einem Ego-State Kontakt aufzubauen, stelle ich mir vor, dass ich es mit einem Persönlichkeitsanteil zu tun habe, der ein Eigenleben aufweist. Zu einem Eigenleben gehören eine eigene Geschichte, ein eigenes Alter, eigene Wahrnehmungen, Emotionen, Kognitionen, Körperempfindungen, eigene Fähigkeiten, eigene Symptome, eigene Bedürfnisse und Ziele sowie eigene Strategien, sie zu erreichen. Natürlich gehört zu diesem Eigenleben auch – wie im 3. Kapitel beschrieben – eine eigene Funktion. Wenn ich mich nun einem Ego-State annähern möchte und versuche, eine Beziehung zu ihm aufzubauen, und dem Patienten helfe, dies ebenfalls zu tun, bin ich bemüht, so viel wie möglich von seinem Eigenleben zu erfahren. Ich interessiere mich für alle möglichen Aspekte. Ich trage Puzzleteile zu einem Gesamtbild zusammen, die mir und dem Patienten helfen, diesen Ego-State und seine Welt besser zu verstehen. Dabei sind alle Informationen interessant. Ich begebe mich also in einen eigenen Anamneseprozess für diesen Ego-State. In Übersicht 1 sind Fragen zusammengestellt, die Ihnen als Leitfaden dienen können.

Übersicht 1: Fragen zu Ego-States

- In welcher Gestalt erscheint der Ego-State?
- Wie soll er genannt werden? Hat er bereits einen Namen?
- Wann kam er in das Leben der Patientin/des Patienten?
- Welches Alter hat er? Welches Entwicklungsniveau?
- Wie ist sein gegenwärtiger Zustand? Wie geht es ihm?
- Welche zentralen Überzeugungen, Emotionen, körperlichen Besonderheiten und Verhaltensweisen zeichnen ihn aus?
- Welche Symptome, Befürchtungen und Schwierigkeiten weist er auf?
- Über welche Fähigkeiten verfügt er?
- Welche zentralen Bedürfnisse und Ziele hat er?
- Welche Funktion hat er?
- Wie steht er zur momentanen psychotherapeutischen Behandlung?
- Wie steht er zur Patientin/zum Patienten?
- Weiß er von weiteren Ego-States, und zeigt er sich kooperativ?

Innerhalb des Konzeptes der Ego-State-Therapie werden die vielfältigen Informationen auf drei verschiedenen Wegen gesammelt:

1. Sie nehmen als Psychotherapeutin direkt mit dem Ego-State Kontakt auf, können bestenfalls ohne Schwierigkeiten mit ihm kommunizieren und die Fragen besprechen.

2. Sie leiten den Patienten an, diesen Kontakt herzustellen. Dann stellt er dem Ego-State die Fragen und vermittelt die Antworten an Sie weiter. Beispielsweise könnten Sie mit einem leeren Stuhl arbeiten, auf dem der Ego-State Platz nimmt und nun mit der Patientin spricht, oder Sie könnten eine Trance anleiten, in der das Gespräch abläuft.
3. Eine Mischvariante nutzt sowohl die erste als auch die zweite Herangehensweise. Manchmal ergibt sich ein Gespräch zu dritt, in dem Sie auch Fragen direkt stellen können und Sie die Antworten teils vom Ego-State direkt, teils von der Patientin übersetzt erhalten.

Das Ziel besteht darin, beim Patienten Interesse zu wecken, mehr über den Ego-State zu erfahren. Der Prozess kann unterschiedlich gestaltet werden und wird in Teil II des Buches ausführlich dargestellt. Als kleine Selbsterfahrung empfehle ich Ihnen, die in Übersicht 1 vorgestellten Fragen an einen eigenen Ego-State zu stellen, der Ihnen derzeit zu schaffen macht oder der Sie besonders interessiert. Beispielsweise könnten Sie Ihrem abenteuerlustigen Ego-State – so er für Sie eine Rolle spielt – einige der Fragen stellen, um dadurch mehr über ihn zu erfahren. Häufig sind abenteuerlustige Ego-States ziemlich vergraben oder in den Hintergrund gedrängt worden. Allein unser Schulsystem macht es den abenteuerlustigen Seiten schwer. Falls für Sie abenteuerlustig nicht passt, könnte sich die Beschäftigung mit Ihrer kreativen Seite eher anbieten, oder es gibt andere, die infrage kommen.

Bei der Auseinandersetzung mit den Ego-States werden Sie feststellen, dass sie ihre eigenen Ziele verfolgen. Da sie sich um bestimmte Bedürfnisse kümmern, haben sie ihre eigenen Strategien entwickelt, diese Bedürfnisse zu befriedigen. Interessanterweise scheinen häufig die Ziele und Lösungsstrategien mancher Ego-States denen zuwiderzulaufen, die wir in unserem Alltagsbewusstsein wählen zu müssen glauben. Ein Ego-State kann uns also einen Strich durch die Rechnung machen, wodurch die Beziehung zu ihm auch erheblich gestört sein kann. Denken Sie einfach an das Thema »Perfektionismus und Leistungsanspruch«. Zu diesem Thema gehören auch die Anforderungen, die wir an unseren Körper stellen. Wir können mit ihm ganz schön hart ins Gericht gehen, wenn wir uns von ihm im Stich gelassen fühlen. Wir erachten es als eine Selbstverständlichkeit, dass unser Körper zu 100 % funktioniert. Häufig bürden wir ihm sehr viel auf und kümmern uns zu wenig um einen Ausgleich oder eine Anerkennung für seine Zuverlässigkeit und sein Durchhaltevermögen. Dass der Körper dann schlappmacht, empfinden wir als eine Unverschämtheit, als einen persönlichen Angriff. Im ungünstigsten Fall nehmen wir den Kampf gegen den Körper auf, um immer mehr aus ihm herauszuholen, selbst wenn sich im Hinterkopf schon ein leiser Gedanke Platz verschafft hat, dem die Sinnlosigkeit dieses Kampfes längst klar ist.

Stellen Sie sich vor, es gäbe einen Ego-State, der dafür sorgt, bei unbeirrter Überlastung des Körpers und Missachtung zahlreicher Bedürfnisse die Notbremse zu ziehen. Es könnte sein, dass Sie mit seinen Zielen, mindestens jedoch mit seinen Strategien absolut nicht einverstanden sind. Sie würden einiges zu erwidern haben und darauf verweisen, dass Sie noch so viel vorhaben, dass einiges auf dem Spiel steht und dass sich all diese Dinge keinesfalls verschieben lassen. Die Unvereinbarkeit der Ziele, die sich auf den ersten Blick zeigt, kann den Einstieg in einen sehr konstruktiven Prozess bieten. Dafür wäre es notwendig, die Persönlichkeitsanteile mit ihren entgegengesetzt erscheinenden Zielen und Strategien in ihrer Einzigartigkeit in ihrer eigenen Welt kennenzulernen, Kontakt zu ihnen herzustellen, Verständnis für sie zu entwickeln und mit ihnen zu kooperieren.

Wenn ich bei dem Beispiel der Notbremse bleibe, wird weiterhin deutlich, dass ein einzelner Ego-State für mehrere Symptome verantwortlich sein kann. Beispielsweise wäre nicht jedes körperliche Symptom ein neuer Ego-State. Der Ego-State, der sich um die Notbremse kümmert, kann verschiedene Strategien anwenden, könnte seine Ziele mit verschiedenen Symptomen durchsetzen. Ebenso könnte ein Ego-State auch mehrere Affekte oder mehrere Überzeugungen aufweisen. Jeden Affekt, jedes körperliche Symptom oder jede Überzeugung sofort einem eigenen Ego-State zuzuschreiben wäre zu kurz gefasst und würde die Bildung von Artefakten begünstigen. Um dieser Problematik vorzubeugen, muss die Aufmerksamkeit darin liegen, das Eigenleben des jeweiligen Ego-States so gut wie möglich kennenzulernen, seine Geschichte, seine Besonderheiten, seine Ziele und seine Strategien besser zu verstehen, ohne voreilige Schlüsse zu ziehen.

Wie im 3. Kapitel dargestellt wurde, entwickeln sich Ego-States vor dem Hintergrund der Herstellung von Konsistenz und der Befriedigung elementarer psychischer Grundbedürfnisse. Folgt man dieser Annahme, wird schnell verständlich, dass sie sich nicht einfach wieder eliminieren lassen. Unabhängig davon, ob es sich um einen

Ego-State im Zusammenhang mit einer typischen Art und Weise der Beziehungsgestaltung, einer Gewohnheit, einem einzelnen psychopathologischen Symptom oder um ein komplexes Störungsgeschehen handelt, wird er sich nicht wieder *einfach wegschicken* lassen. Ego-States erfüllen wichtige Aufgaben und versuchen, *ihren Auftrag auszuführen*. Sie versuchen, ihre Existenz und ihre bisherige Arbeitsweise zu sichern. Häufig reagieren sie auf Veränderungsversuche sehr ablehnend. Sie möchten nicht, dass sich irgendetwas an dem mühevoll aufgebauten System ändert. Sie scheuen Psychotherapie und lassen sich nicht leicht von Alternativen überzeugen. An dieser Stelle erscheint mir ihre Würdigung ein sehr guter Weg dafür, sich anzunähern und die Möglichkeiten gemeinsamen Handelns auszuloten. Häufig berichten die Patientinnen von drastischen Veränderungen, nachdem die verachteten Persönlichkeitsanteile eine Würdigung erfahren hatten.

Eines der wichtigsten Merkmale der Ego-States ist ihre Fähigkeit, zu wachsen und zu lernen. Je massiver die Entwicklungsbedingungen oder auch die situativen Lebensbedingungen eingeschränkt oder bedroht sind, desto mehr bleiben Ego-States in ihrer Entwicklung stecken. Sie sind dann festgefahren. Dies betrifft nicht nur kindliche Ego-States. Die Psychotherapie sollte einen Rahmen bieten, in dem Wachstum und Entwicklung möglich werden. Ohne Wachstum und Entwicklung würde die Behandlung lediglich bei einer Bestandsaufnahme stehen bleiben. Das wäre mit Sicherheit nur der halbe Weg.

Besonders deutlich wird dies bei Ego-States, die im Zusammenhang mit Traumatisierungen entstanden sind. Traumaassoziierte kindliche Ego-States verfügen nicht über die Fähigkeit, den Verlauf der Zeit wahrzunehmen. Sie erleben die Gegenwart als Bedrohung und erwarten in jeder Sekunde eine erneute Gefahr, eine erneute Traumatisierung. Sie wissen nicht, in welchem Jahr wir uns heute befinden, wie alt die Patientin ist, was sie alles in der Zwischenzeit getan hat und welche Fertigkeiten zur Lebensbewältigung sie entwickelte. Sie fürchten den nächsten Angriff und haben für alles andere keine Kapazitäten. Für sie gibt es eine Menge zu lernen. Die Psychotherapie stellt für diese Ego-States eine wichtige Entwicklungshilfe dar. Wenn wir uns vergegenwärtigen, dass wir es mit einem kindlichen Anteil zu tun haben, noch dazu mit einem traumatisierten, wird ebenfalls sofort klar, dass das Wachstum und die Entwicklung nicht mit ein paar *therapeutischen Ansagen* gefördert werden können. Hier ist eine kompetente und individualisierte Kindertherapie erforderlich, die für Erwachsenentherapeuten auch eine Umstellung bedeuten kann. Erwachsenentherapeuten können in diesem Bereich viel von Kindertherapeuten lernen. Falls Sie bisher ausschließlich mit Erwachsenen gearbeitet haben, kann ich Sie nur einladen, Gelegenheiten zu ergreifen, um Expeditionen in die Welt der Ego-State-Therapie mit Kindern und Jugendlichen zu unternehmen. Die Erfahrungen und Beiträge der Kinder- und Jugendlichentherapeutinnen, die die Ego-State-Therapie oder weitere Teilemodelle anwenden, haben für die Arbeit mit den kindlichen Ego-States einen unschätzbaren Wert. Diese Erfahrungen sind in der Behandlung von erwachsenen Patientinnen unverzichtbar (siehe Brächter in Vorb.).

Zu den Merkmalen, die einen großen Einfluss auf die psychotherapeutische Arbeit haben, gehört die Frage der Kooperation der Ego-States. Ego-States können kooperieren. Sie können beispielsweise auf die oben aufgezählten Fragen reagieren. In diesem Fall ist schon viel gewonnen. Denn die Kooperation ist leider nicht selbstverständlich und teilweise nur mit großem Aufwand herzustellen. Sie lässt sich ebenso wenig mit klugen Worten bewerkstelligen wie das Wachstum und die Entwicklung der Ego-States. Viele Vorbehalte müssen ernst genommen und thematisiert, viele Voraussetzungen müssen geschaffen und viel Vertrauen muss aufgebaut werden, damit Kooperation gewährleistet ist. Ego-States können natürlich die Kooperation verweigern, können Kontaktversuche blockieren und sich zurückziehen. Ego-States können auch erhebliche Konflikte untereinander haben oder erzeugen. In diesen Fällen wird eine umfangreiche Aufbauarbeit notwendig, und es wird deutlich, dass wir auch von der Gruppentherapie eine Menge zu lernen haben. Wie Sie sehen, wird es im Rahmen der Ego-State-Therapie schwierig, sich nur auf die Behandlung von Erwachsenen oder Kindern oder Gruppen zu beschränken, ohne von den anderen Bereichen zu lernen.

Abschließend zu den Merkmalen möchte ich kurz auf die häufig gestellte Frage nach der Anzahl der Ego-States eingehen. Die Befürchtung von ausufernden und kaum noch zu überschauenden Massen von Ego-States kann ich aufgrund meiner langjährigen klinischen Erfahrung nicht teilen. Die Zahl der Ego-States, die sich in vielen Behandlungen als relevant herausstellten, bewegt sich durchschnittlich zwischen zwei und acht. Ausgenommen sind hier die Behandlungen der Menschen, die an einer dissoziativen Identitätsstörung (DIS) leiden, die ein gesondertes Behandlungskonzept der Ego-State-Therapie erfordert. Das Augenmerk der Ego-State-Therapie liegt nicht auf einer womöglich falsch verstandenen Suche nach Vollständigkeit, sondern darauf, die für den Veränderungsprozess notwendigen Ego-States in die Behandlung einzubeziehen. Dies sind häufig viel weniger, als Sie denken. Die Frage ist eher, wie Sie einen Kontakt zu ihnen herstellen und sie in den Behandlungsprozess einbeziehen können. Dies betrifft den erstarrten kindlichen Anteil ebenso wie den boykottierenden täternahen Anteil (siehe Abschn. 5.3). Das Problem ist also nicht das Ausufern, sondern die Entwicklung eines Behandlungsangebotes für diese zum großen Teil sehr unflexiblen Ego-States.

5.2 »Die richtige Adresse«

Viele von Ihnen werden aus Ihrer täglichen Arbeit die Situation kennen, dass die Patientin mit Nachdruck äußert, das Problem *verstanden* zu haben und auch zu *wissen*, was sie ändern müsse, dass es aber irgendwie nicht funktioniere. Andere sprechen davon, dass im Kopf alles klar sei, aber nichts davon im Bauch ankomme: »Wenn ich das nun auch noch fühlen und in mein Handeln einbauen könnte!«

Nehmen wir an, Sie hätten nun auch die Funktion und Entwicklung eines möglichen Vermeidungsverhaltens ausgiebig ausgeleuchtet, ohne damit eine maßgebliche Veränderung bewirkt zu haben. Dann könnte die *Frage nach der richtigen oder falschen Adresse* von großem Nutzen sein.

Entsprechend dem Ego-State-Modell verfolgen verschiedene Ego-States verschiedene Ziele und wenden verschiedene Strategien an. Folglich reagieren sie auch unterschiedlich auf psychotherapeutische Beziehungsangebote und Interventionen. Sie können offen für neue Erfahrungen sein oder sie vermeiden wollen. Dies passiert natürlich gleichzeitig. Während ein Ego-State einer Patientin in Ihnen die lang ersehnte Rettung sieht, kann sich ein anderer vor Ihnen fürchten und ein weiterer über Sie lustig machen. Es kann einen Ego-State geben, der tatsächlich alles verstanden hat. Das heißt jedoch leider noch lange nicht, dass dieses Wissen bei allen anderen angekommen ist und von allen geteilt wird. Diese inneren Prozesse sind nicht nur im Rahmen der Behandlung von Menschen mit komplexen dissoziativen Störungen zu finden, sondern auch bei vielen anderen Patienten. Die Frage der richtigen Adresse hat entscheidende Auswirkungen auf den

Behandlungsprozess. Welcher Anteil ist die richtige Adresse für meine Intervention und mein Beziehungsangebot? Welchen Anteil möchte ich mit welcher Intervention erreichen, und woran merke ich, dass sie angekommen ist? Der Manager beispielsweise, der 16 Stunden täglich arbeitet, sich über körperliche Beschwerden und Konzentrationsstörungen beklagt und sich von der Behandlung verspricht, noch leistungsfähiger zu werden, weist sicherlich verschiedene Ego-States auf, die hochsensibel auf Ihr therapeutisches Angebot reagieren. Wenn Sie die Ego-States unterstützen, die mit allen Mitteln zu bremsen versuchen, könnten Sie vom Patienten harte Kritik ernten. Wenn Sie versuchen, die Ego-States zu unterstützen, die am liebsten von 16 auf 18 Stunden erhöhen möchten, könnte es noch drastischere Bremsversuche geben. Sowohl bei dem Manager als auch bei allen anderen Patienten, zum Beispiel bei einer Patientin mit einer chronifizierten dissoziativen Störung, ergibt sich die gleiche Frage: die Frage nach der richtigen Adresse.

Welchen Anteil wollen Sie mit welchem Angebot erreichen? Welcher Anteil hat welche Dinge verstanden und welche nicht? Wie reagieren die anderen Anteile auf die Intervention, die Sie für einen bestimmten Ego-State realisieren möchten? Begrüßen sie Sie? Fürchten sie Sie? Bekommen sie Sie überhaupt mit? Die schwierigste Frage ist, wie sich daraus ein innerer Kompromiss erzielen lässt.

Es gibt dafür unzählige Beispiele. Innerhalb der Traumatherapie ist ein typisches Beispiel die Problematik des Täterkontakts. Die Patientin, die als Kind von ihrem Vater sexuell missbraucht wurde, überlegt, ob sie zu dem anstehenden großen Familienfest fahren soll, nachdem sie lange keinen Kontakt mehr zu ihrer Familie gehabt hatte. Eine andere Patientin mit frühen Missbrauchserfahrungen steht der Pflege ihrer Mutter zwiespältig gegenüber. Die Mutter wusste von dem Missbrauch und schützte die Patientin nicht. In diesen Fällen hat die richtige Adresse eine hohe Bedeutung und eine große Auswirkung auf die Stabilität der Patientinnen. Während ich beispielsweise Pro und Kontra mit der Patientin diskutiere, könnte ich den traumatisierten Kindanteil übersehen oder übergehen. Dieser Ego-State wird in Anbetracht des Gesprächsverlaufs eine immer größere Panik entwickeln, da es am Ende darauf hinauslaufen könnte, dass sich andere Ego-States durchsetzen, und zwar die, die *für* das Familienfest oder *für* die Pflege der Mutter plädieren. Diese Ego-States haben eine viel größere Durchsetzungs- und Überzeugungskraft, sodass der in Panik geratene Anteil überhaupt nicht mehr wahrgenommen wird. Dieser Anteil ist hier jedoch die *richtige* Adresse. Was sagt der traumatisierte kindliche Ego-State zu dem Vorhaben? Was braucht dieser Anteil je nachdem, wie die Entscheidung ausfällt? Wie können seine Bedürfnisse berücksichtigt werden?

Generell besteht die Frage: Welcher Ego-State benötigt welche Form der Unterstützung?

Sie müssen Ihr Vorgehen danach ausrichten, welchen Ego-State Sie mit welcher Intervention erreichen wollen. Ego-States müssen erreicht werden. Das kann über direkte Wege oder über Umwege geschehen, also über indirekte Wege – aber es muss bei ihnen ankommen. Deshalb muss die Adresse stimmen. Die beste Botschaft verpufft, wenn sie falsch adressiert ist: »Dann kommt eben nichts im Bauch an.« Botschaften werden nicht automatisch im inneren System weitergeleitet. Sie kommen nicht automatisch überall an. Wir müssen in der Behandlung dafür Sorge tragen, dass die Adresse stimmt und die Sendung ihren Adressaten auch erreicht. In diesem Fall kann sie nicht beim Nachbarn abgegeben werden. »Einschreiben mit Rückschein« stellt hier eine Minimalforderung dar.

Zum Thema der richtigen Adresse gehört ebenfalls die Frage, welche Reaktion von welchem Anteil zurückkommt. Wir müssen nicht nur darauf achten, dass unsere Angebote und Interventionen die richtigen Adressaten erreichen, sondern auch darauf, von welchem Ego-State welche Reaktion erfolgt. Wer reagiert verängstigt, wütend, aggressiv, herablassend, anspruchsvoll oder hilfsbedürftig? Für die meisten Patientinnen ist eine behutsame Klärung der richtigen Adresse und dessen, was angekommen ist und zurückkommt, enorm hilfreich. Sie entwickeln eine neue Sicht auf ihr inneres Geschehen. Nicht selten hat man den Eindruck, der Integration *zugucken* zu können, diesen besonderen Momenten, die John Watkins als »emotional korrigierende Erfahrungen« bezeichnet.

Die Thematik der richtigen Adresse wird ebenfalls in Situationen deutlich, in denen der »falsche« Ego-State handeln soll. Ich möchte dies an einem Beispiel erläutern.

Fallbeispiel aus der Praxis

Die aggressiven und grenzüberschreitenden Wutausbrüche der Chefin einer Patientin lösten einen kindlichen Ego-State aus. Sie konnte den Wechsel genau beschreiben. Sie beschrieb, wie sie plötzlich erstarrt, immer kleiner und absolut handlungsunfähig wird und wie die Panik sprunghaft zunimmt. Sie kann der Chefin keinerlei Einhalt gebieten. Sprechen oder den Raum verlassen ist ihr nicht mehr möglich. Sie fühlt sich wie das kleine Mädchen von damals. Wer ist hier die richtige Adresse für die psychotherapeutische Intervention? Das kleine Mädchen. Es geht also nicht darum, der Patientin Fertigkeiten sozialer Kompetenz zu vermitteln, sondern darum, das kleine Mädchen zu schützen. Das Kind ist mit der Situation absolut überfordert und verfügt nicht im Entferntesten über halbwegs funktionierende Bewältigungsmechanismen, die in der Situation erforderlich wären. Folglich reagiert es mit der Symptomatik des Erstarrens, die zu einer Handlungsunfähigkeit führt. Wenn das kleine Mädchen geschützt wäre, müsste es die Situation nicht bewältigen. Dies könnte der erwachsene Anteil der Patientin viel besser. Die Patientin versicherte mir mehrmals, dass sie doch wisse, wie sie reagieren könne, nur dass sie in der Situation nicht mehr dazu komme. Das Ziel bestand also darin, in diesen Situationen wieder in den Erwachsenenzustand zurückwechseln zu können oder am besten gar nicht erst in den Kindzustand zu geraten. Das Kind könnte zum Beispiel sofort an einen sicheren Ort gebracht werden, wenn sich ein Wutausbruch der Chefin anbahnt. Der kompetente, erwachsene Ego-State ist der Anteil, der angemessen reagieren und die Situation erfolgreich bewältigen kann. Die Patientin benötigte keine neuen sozialen Kompetenzen. Es musste jedoch *der richtige* Ego-State handeln. Teilweise benötigen auch die erwachsenen Anteile etwas Nachhilfe. Dies war in diesem Fall jedoch nicht notwendig. Viel wichtiger war die Klärung der Frage, welcher Ego-State sich mit der Chefin auseinandersetzen kann und wer geschützt werden sollte.

Nicht zuletzt möchte ich Sie ermuntern, die Patienten unmittelbar zu fragen, von welchem Anteil in der gegenwärtigen Therapiesituation gerade eine spezifische Reaktion kommt: »Wer weint da jetzt? Wer ist gerade in Aufruhr geraten? Wer ist gerade erstarrt? Wer wird gerade wütend? Wer macht, dass Sie sich derart abwerten? Wer möchte, dass wir nicht über diese oder jene Themen sprechen? Wer verschließt sich gerade?«

5.3 Kategorien von Ego-States: Eine Arbeitshypothese

Ich möchte nun zu den eingangs erwähnten Kategorien der Ego-States zurückkommen. Im Ego-State-Modell existieren keine festen Kategorien. Die Erscheinungsbilder und Ausdrucksformen der Ego-States sind vielfältig und variieren von einer Person zur anderen. Die folgenden Kategorien sind aus phänomenologischen Aspekten heraus entstanden und dienen der besseren Orientierung in der Begegnung und im Behandlungsprozess. Sie haben vor allem praktischen Wert. Sie ermöglichen die Entwicklung eines flexiblen und individualisierten Behandlungsangebotes. Ego-States ließen sich unter verschiedenen Gesichtspunkten ordnen. Grundsätzlich entstehen Ego-States, um eine innere Konsistenz herzustellen oder zu erhalten sowie um Grundbedürfnisse zu befriedigen. Sowohl das Streben nach Konsistenz als auch die Grundbedürfnisse sind bei allen Menschen vorhanden. Die Ego-States und ihre Strategien sind jedoch sehr verschieden. Die vorgestellten Kategorien stellen keine festen Größen dar. Sie haben einen vorläufigen Charakter und bilden meinen derzeitigen Erfahrungshintergrund ab.

Der Ansatz der Vielfältigkeit innerer Anteile prägt die psychotherapeutische Begegnung maßgeblich. Er hat Einfluss auf das Menschenbild sowie auf das Selbstbild der Patienten. Ego-States treten sehr unterschiedlich in Erscheinung und weisen sehr unterschiedliche Charakteristika auf. In Teil II des Buches wird auf die verschiedenen Möglichkeiten der Arbeit mit Ego-States entsprechend ihrer Kategorie eingegangen.

Insgesamt lassen sich drei Bereiche beschreiben, denen die verschiedenen Kategorien zugeordnet werden können. Diese Bereiche sind:

1. grundsätzlich ressourcenreiche Ego-States
2. verletzte Ego-States
3. verletzende, destruktiv wirkende Ego-States.

Die Bezeichnungen »verletzte« und »verletzende« Ego-States habe ich von Luise Reddemann (2011a) übernommen. Sie erscheinen mir für die praktische Arbeit am treffendsten.

Zu den *grundsätzlich ressourcenreichen Ego-States* zähle ich:

1. Ego-States der inneren Stärke
2. innere Helferinnen und Helfer
3. innere Beobachterinnen und Beobachter.

Zu den *verletzten Anteilen* zählen:

1. symptomassoziierte Ego-States
2. traumatisierte Ego-States.

In den Bereich der *verletzenden, destruktiv wirkenden Ego-States* gehören:

1. innere Kritikerinnen und Kritiker, verbietende Anteile
2. Ego-States, die destruktiver als innere Kritiker wirken
3. täternahe Ego-States: innere Täter, Täterintrojekte, täteridentifizierte Ego-States, täterloyale Anteile, aggressive sowie selbstverletzende Anteile.

Ego-States können sich sehr deutlich zeigen, sie können bewusst sein. Sie können jedoch auch verborgen sein, nicht bewusst. Sie können aus dem Hintergrund heraus handeln, sozusagen aus dem Untergrund, oder sich in einer Art Winterschlaf befinden und inaktiv sein. Wir können Kontrolle über Ego-States haben, sie jedoch auch als unkontrollierbar erleben. In den meisten Fällen bestehen aber weder ein bewusster Zugang noch Kooperation.

Wir finden Überschneidungen der Kategorien. Ego-States der inneren Stärke können gleichzeitig innere Helfer sein. Ego-States, die destruktiver als innere Kritiker wirken, können täternah sein und sich aggressiv oder selbstverletzend zeigen. Täternahe Ego-States können z. B. Verbote aussprechen. Die Einteilung der verletzenden Ego-States folgt einem schweregradorientierten Konzept (s. u.).

5.3.1 Innere Stärke

Ego-States, die zur Kategorie »innere Stärke« gehören, sind für die psychotherapeutische Behandlung unverzichtbar. Sie spielen während des gesamten Behandlungsprozesses eine Schlüsselrolle. Für die Patienten sind sie eine unschätzbare Unterstützung, für uns als Behandler können sie zu wichtigen Kotherapeuten werden. Ego-States dieser Kategorie verkörpern konfliktfreies inneres Erleben. Unter konfliktfreiem Erleben sind positive Zustände zu verstehen, die mit Gefühlen und einem Erleben von Stärke, Selbstvertrauen, Zuversicht, Freude, Stolz, Offenheit, Freiheit, Verbundenheit und Kreativität assoziiert sind. Im weiteren Sinn handelt es sich um Zustände, die mit dem *Flow-Konzept* (Csikszentmihalyi 1992) beschrieben wurden.

Das Konzept der inneren Stärke geht davon aus, dass ein oder mehrere Ego-States diese Stärke verkörpern. Der Begriff »Stärke« ist sehr weit gefasst und kann auch eine andere als positiv erlebte Qualität aufweisen. Durch den Ego-State tritt die innere Stärke zutage. Sie wird durch ihn ausgeformt. Grundsätzlich besitzt jeder Mensch derartige Zustände und innere Prozesse. Das Streben nach Konsistenz könnte bereits als eine innere Stärke bezeichnet werden. Als physiologische Gleichnisse für körpereigene Prozesse in Richtung Homöostase verwende ich teilweise das Immunsystem oder die Wundheilung. Im Zusammenhang mit der inneren Stärke suchen wir also eine Art *psychologische Wundheilung*.

In der Psychotherapie erleben wir bei unseren Patientinnen ein Kontinuum der inneren Stärke, also ein Kontinuum dieser Persönlichkeitsanteile, deren Ausprägung sich etwa auf einer Skala von 0 bis 10 abbilden ließe. Auf der linken Seite dieses Kontinuums scheint die Suche nach entsprechenden Erfahrungen aussichtslos. Die Patienten vermitteln uns, dass sich der Aufwand der Suche nicht lohnen würde. Wir fragen uns in diesen Fällen, ob denn tatsächlich das Überleben die einzige innere Stärke im Leben der Patienten ist. Auf der rechten Seite des Kontinuums präsentiert sich die innere Stärke unübersehbar, sodass wir den Eindruck haben, wir bräuchten nur zuzugreifen und dürften uns über diese luxuriösen Verhältnisse freuen. Wir erleben in der Praxis häufig die linke Seite des Kontinuums. Die Patienten sind der Überzeugung, über Persönlichkeitsanteile der Stärke nicht zu verfügen. Viele würden behaupten, dass sie ja in dem Fall, in dem sie die innere Stärke »hätten«, gar nicht mehr zur Therapie zu kommen bräuchten. Andere beklagen sich darüber, dass sie ihr Leben lang stark sein mussten und sich beim besten Willen nicht vorstellen können, was daran nun in der Therapie hilfreich sein soll. Ego-States aus der Kategorie »innere Stärke« werden uns nur selten auf einem Silbertablett präsentiert. Wir müssen sie suchen, müssen die Augen nach ihnen offen halten und dürfen die Gelegenheiten nicht verpassen, in denen sie sich kurz zeigen.

Die Suche nach konfliktfreiem Erleben gehört zum Bereich der Ressourcenarbeit und Ressourcenorientierung. Die psychotherapeutische Arbeit mit ressourcenreichen inneren Zuständen und Anteilen hat eine lange Tradition. Es ist nicht leicht, einen Urheber dieser Vorgehensweise zu bestimmen. In der Hypnotherapie spielt sie schon sehr lange eine zentrale Rolle und findet vielfältige Anwendungen.

Die Grundidee besteht darin, dass jeder Mensch über ressourcenreiche Anteile verfügt. Sie sollen für die Behandlung zugänglich und nutzbar gemacht werden. Es geht darum, die Ressourcen, die in jeder Persönlichkeit vorhanden sind, zu finden und zu aktivieren.

Unter Ressourcen sind positive Erfahrungen zu verstehen, die sich auf unterschiedlichen Erlebensebenen niederschlagen können. Sie sind mit typischen Körperzuständen, Emotionen, Überzeugungen und Verhaltensweisen verbunden. Zusätzlich können innere Bilder von großer Bedeutung sein. Erfreulicherweise taucht die Ressourcenorientierung heute in vielen psychotherapeutischen Ansätzen auf. Ressourcenarbeit ist in Mode gekommen und salonfähig geworden. Die Vorteile liegen auf der Hand. Die Ressourcen der Patientinnen stehen mehr im Blickpunkt. Dadurch werden die Stärken hervorgehoben, und dadurch erhält eine eher defizitorientierte Sicht ein Gegengewicht, eine Art Ausgleich. Patienten erleben sich dann nicht mehr ausschließlich als »Problemfall«, als unzumutbar und als fehlerbehaftet. Sie erhalten neben ihrer Symptomatik einen Zugang zu positiven, stärkenden Erfahrungen und erleben positive Seiten ihrer Persönlichkeit. Sie erleben die positive Wirkung dieser ressourcenreichen Zustände. Sie lernen, diese Erfahrungen in den Veränderungsprozess einzubeziehen. Der Zugang zu ihren Selbstheilungskräften und Selbstheilungsfähigkeiten wird geschaffen.

Es gibt jedoch auch Nachteile. Sie entstehen durch fließbandähnliche Anwendungen. Ressourcenorientierung kann dadurch zu einer Worthülse werden, zu einem *Label*, wobei der ursprüngliche Sinn verloren zu gehen scheint. Sie kann entweder zu einem Werkzeug werden, das in einer hinteren Ecke des Werkzeugkoffers immer wieder übersehen wird, oder zu einem Allgemeingut, das zwar irgendwie mitschwingt, jedoch nie die Ebene des Konkreten und Greifbaren erreicht. Sie verliert an Gewicht. Wir arbeiten nur etwas nach Protokoll ab und sind davon überzeugt, ressourcenorientiert zu sein. Die Gefahr besteht darin, dass die Ressourcenorientierung zu einem »Punkt auf der therapeutischen Liste« wird. Wir machen schnell ein Häkchen dahinter und kommen zum nächsten Punkt. McNeal und Frederick entwickelten das Konzept der konfliktfreien Ressourcen,

> »die als Energien tief in der Persönlichkeit vorhanden sind und sowohl den Ich-Zuständen als auch der umfassenden Persönlichkeit erhebliche Erfahrungen vermitteln können« (Frederick 2007, S. 26).

Die Persönlichkeitsanteile aus der Kategorie der inneren Stärke bauen auf diesen konfliktfreien, ressourcenreichen Zuständen auf. Sie gehören zur Persönlichkeit des Menschen, sind Mitglieder einer inneren Familie oder eines inneren Teams. Sie bilden eine eigene Kategorie.

Zwei Fragen an die Patienten sind für die Arbeit mit Ego-States aus der Kategorie der inneren Stärke zentral:

1. Die erste Frage lautet: »Wobei erleben Sie sich in einem positiven Zustand?« Wir suchen die als positiv erlebten Zustände und versuchen, sie wieder fest in der Persönlichkeit zu verankern.
2. Die zweite Frage lautet: »Wer sind Sie, wenn Sie sich in diesem Zustand befinden?« Die Suche geht also über die Betrachtung der Zustände hinaus, es geht darum, welcher Persönlichkeitsanteil mit diesen Zuständen verbunden ist. Den Erfahrungen werden Ego-States zugeschrieben.

Ego-States dieser Kategorie können jedes beliebige Alter haben. Sie können sich in Form der Kreativität eines Kindes, der revoltierenden Kraft einer Jugendlichen oder der spezifischen Kompetenz eines Erwachsenen zeigen. Es gibt dafür zahllose Beispiele. Die Erfahrungen müssen nicht spektakulär sein. Häufiger finden sich innere Stärken »zwischen den Zeilen«.

Fallbeispiel aus der Praxis

Beispielsweise erinnerte sich eine Patientin daran, dass sie als Kind lieber ein Junge gewesen wäre, Jungenspiele spielte und sich viel mehr für handwerkliche Dinge interessierte als für Puppen oder für Mode und dergleichen. In ihrem Bemühen, von den Eltern anerkannt zu werden, versuchte sie, ein *richtiges* Mädchen zu sein – so wie die anderen Mädchen es auch waren. Die handwerklichen Interessen und die Eigenschaften, die eher Jungen zugeschrieben werden, wurden vergraben. Zum Glück zeigten sie sich ab und an für kurze Momente und konnten in der Psychotherapie reaktiviert werden. Das kleine, jungenhafte Mädchen war ein wichtiger Persönlichkeitsanteil der Patientin, der sie im therapeutischen Prozess in hohem Maße unterstützen konnte.

Interessen der Patienten, wie Sport, Musikhören, Musizieren, Reisen bzw. Reiseerlebnisse, Handarbeiten, handwerkliche Dinge, Kochen, Kunst oder Kultur, sind eine wichtige Fundgrube für Ego-States der Kategorie der inneren Stärke. Darüber hinaus kommen alle möglichen Situationen infrage, die mit positiven Erlebnissen verbunden sind. Situationen, in denen sie sich besonders über etwas freuten, stolz auf sich waren, besonders überrascht waren, wichtige Entscheidungen trafen oder auch besondere Erfahrungen machten, wie spirituelle oder religiöse Erfahrungen, oder Abenteuer erlebten und überstanden, oder eben auch das Überleben selbst. Ebenso bietet sich die Bewältigung von Entwicklungsaufgaben an, wie sie durch Schuleintritt, Schulabschluss, Berufsabschluss, Mutter- oder Vaterschaft gegeben sind (siehe auch Fritzsche u. Hartman 2010, S. 43–50).

Der Begriff »innere Stärke« stellt einen Arbeitstitel dar und sollte mit den Patienten besprochen werden. Sie sollen ihre eigenen Wörter dafür finden. Möglicherweise passen Begriffe wie »innere Klarheit«, »innere Ruhe«, »inneres Licht«, »innerer Klang« besser. Das Ziel besteht darin, einen Kontakt zu einem ressourcenreichen Persönlichkeitsanteil herzustellen. Dieser Kontakt soll im Anschluss verstärkt und für die Gegenwart und Zukunft nutzbar gemacht werden. Es geht darum, genau den Zustand zu aktivieren, in dem sich eine Person in einer für sie ressourcenreichen Situation befindet. Dass die Person diese Situation so erlebte, gehört zu ihrer individuellen Geschichte, zu ihrer eigenen Persönlichkeit. Ein solcher Zustand kann auf verschiedenen Wahrnehmungsebenen erlebt werden. Bestimmte Gedanken und Überzeugungen, Gefühle, Körperempfindungen, Verhaltensweisen und Fähigkeiten gehören dazu (siehe Kap. 11.1).

Stellen Sie sich jemanden vor, dessen innere Stärke mit einem Ego-State verbunden ist, der Musik liebt, musiziert, dirigiert, tanzt oder einfach nur klingt. Das Klingen und die Musik sind seine Welt. In dieser Welt gelten andere Gesetzte, scheint die Schwerkraft aufgehoben, dafür jedoch enorm viel Energie und Kreativität zu sein. Alles geschieht einfach und ohne Anstrengung. In dieser Welt wird ein völlig anderer Zustand erlebbar, der mit eigenen Emotionen, Überzeugungen und einem eigenen Körperempfinden zu tun hat. Beziehungen werden anders erlebt; die Welt wird mit anderen Augen gesehen. (Vielleicht erinnert das an Billy Elliots Welt des Tanzens.)

Durch verschiedene Lebensumstände und Beziehungserfahrungen kann dieser Ego-State schon während der Kindheit in den Hintergrund geraten sein; so sehr, dass es sich anfühlt, als wäre er nicht mehr vorhanden. Möglicherweise hätte er eine Gefährdung dargestellt, ein Ausbrechen initiiert, das mit katastrophalen Folgen verbunden und somit unmöglich gewesen wäre. Vielleicht wurde trotzdem musiziert. Aber die Welt der Musik schien sich zu verschließen. Eine andere Welt mit anderen Regeln stand im Vordergrund.

Auf Umwegen und fast wie mit einer Tarnkappe versehen, bahnte sich dieser Anteil immer wieder einen Weg in das gegenwärtige Leben. Er zeigte sich zum Beispiel als *Undercoverkomponist* in der Arbeit mit Gruppen; oder er zeigte sich darin, andere zum Klingen zu bringen und Klangräume zu eröffnen. Seine Energie suchte nach Anlässen. Er war aber so gut getarnt, dass er nicht auffiel und somit nicht wahrgenommen wurde. Ihn nicht gut wahrzunehmen hieß auch, ihn nicht nutzen zu können. Unter besonderen Umständen, mithilfe einer guten Wahrnehmung und durch bestimmte Bedingungen konnte er *enttarnt* und rehabilitiert werden. Vielleicht gab es auf der einen Seite die achtsame Suche nach innerer Stärke und auf der anderen das Bedürfnis, mehr gesehen zu werden. Die Welten müssen nun nicht mehr getrennt sein. Sie rücken zusammen. Die innere Stärke erhält eine neue Wertschätzung, ist willkommen und kann als ein ständiges Mitglied des inneren Teams tätig sein.

5.3.2 Innere Helfer

Die zweite Kategorie wird von positiven Beziehungserfahrungen gebildet. Positive Beziehungserfahrungen können bereits mit innerer Stärke assoziiert sein. Sie werden hier jedoch konkret fokussiert. Die Grundidee besteht darin, ressourcenreiche Beziehungserfahrungen nutzbar zu machen. Die Arbeit mit inneren Helferinnen und Helfern gehört ebenfalls zu den basalen Techniken der Ego-State-Therapie. Der Fokus liegt nicht auf den prägenden Beziehungserfahrungen mit den Bezugspersonen. Es geht auch nicht um quantitative Aspekte. Es geht vielmehr um die Qualität der Erfahrung, selbst wenn sie nur für kurze Momente stattfand. Zentrale Fragen sind: »Wer hat uns positiv beeindruckt? Wer hat uns bewegt oder berührt? Wer konnte uns so annehmen, wie wir waren? Wer hatte ein offenes Ohr? Wer zeigte sich uns wohlwollend gegenüber? Wer bot uns bedingungslos eine Beziehung an? Wer war unser Vorbild? Wer verkörperte unsere Ideale? Wer hat uns in Schutz genommen?«

Die Arbeit mit inneren Helfern schließt nicht nur reale Personen aus unserem Leben ein. Sie betrifft alle Menschen, die in irgendeiner

Art für uns eine Bedeutung hatten, unabhängig davon, ob wir sie persönlich trafen und wann und wo sie lebten. Es könnten natürlich auch Idole sein, Sänger, Schauspieler oder Sportler, religiöse Figuren, Romanhelden, Helfertiere oder Fantasiewesen. Ausschlaggebend sind:

- die Qualität der Beziehung
- die implizite oder explizite Botschaft der Helferin an uns
- die Wirkung, die der Kontakt auf uns hat.

Innere Helferinnen und Helfer gehören zur inneren Familie bzw. zum inneren Team. Sie sind eine sehr wichtige Unterstützung und können unschätzbare Dienste leisten. Sie sollen im gleichen Maße wie die innere Stärke den Behandlungsprozess und den Alltag der Patientinnen begleiten. Innere Helfer und Helferinnen können ebenso zu Kotherapeuten werden.

Die Aufmerksamkeit richtet sich dabei auf den Zustand, in dem jemand ist, wenn er den Kontakt zu einem inneren Helfer/einer inneren Helferin erfährt. In meiner Praxis arbeite ich häufig mit mehreren Helfern. In diesen Fällen werden Helferinnen und Helfer mit verschiedenen Eigenschaften gesucht, die anschließend ein Helferteam bilden. So gibt es eventuell einen Helfer für Kraft, eine Helferin für Nähe und Geborgenheit, einen Helfer für Klarheit usw. In Teil II des Buches werden zusätzlich zwei Varianten vorgestellt, die sich darin unterscheiden, ob innere Helfer allgemein oder für eine spezifische Situation gesucht werden. Innere Helfer sind für die Ego-State-Therapie unverzichtbar. Ihre Unterstützung kann nicht hoch genug eingeschätzt werden. Für die Arbeit mit ihnen sollte genügend Zeit eingeplant werden. Die Suche kann indirekt oder direkt verlaufen. Bei der indirekten Suche hören Sie einfach mit einem Helferinnenohr mit, ebenso wie mit dem Ohr für innere Stärke. Falls Sie Bemerkungen hören, die in Richtung innerer Helfer gehen, können Sie sie aufgreifen. Bei der direkten Suche schlagen Sie dem Patienten vor, sich konkret für das Thema »innere Helfer« Zeit zu nehmen und verschiedene dazugehörige Interventionen durchzuführen.

5.3.3 Innere Beobachter

Das Konzept des inneren Beobachters basiert auf den Erkenntnissen über Dissoziation und baut zum größten Teil auf den Forschungen von Ernest Hilgard auf (1984; vgl. Revenstorf 1993). Hilgard nimmt zwei Arten von Spaltungen an: eine horizontale und eine vertikale. Die horizontale Spaltung entspricht der freudschen Topografie der Psyche und trennt das Bewusstsein von unbewusstem, verdrängtem Material (Verdrängung). Bei der vertikalen Spaltung wird das dissoziierte Material im Bereich des Bewusstseins vom restlichen Bewusstseinsinhalt ins Vorbewusstsein »verschoben« (Dissoziation). Hilgard ging von einem »ausführenden Ich« und einem »verborgenen Beobachter« (»hidden observer«) aus. Der verborgene Beobachter stelle verdeckte, beobachtende Aspekte der Psyche dar, die unter Hypnose experimentell aktiviert werden können (Phillips u. Frederick 2003, S. 28 f.).

Innere Beobachter spielen im inneren System unserer Patienten eine wichtige Rolle. Aus meiner Sicht wird ihr Potenzial für die Psychotherapie stark unterschätzt. Möglicherweise stehen hier die persönlichen Auffassungen von diesem Konzept im Wege. Sie müssten sich demnach zuerst fragen, was Sie selbst von der Annahme eines inneren Beobachters halten. Kennen Sie Momente, in denen Sie den Eindruck eines inneren Beobachters hatten? Können Sie sich vorstellen, dass Ihr innerer Beobachter Dinge in Ihrem inneren System wahrnimmt, die Ihrer bewussten Wahrnehmung versperrt sind? Können Sie sich weiter vorstellen, dass dieser Beobachter angesprochen und aktiv in einen inneren Prozess eingebunden werden kann? Hilgard ging übrigens nicht davon aus, dass nur die Menschen über einen inneren Beobachter verfügen, die unter dissoziativen Symptomen leiden.

Falls Sie mit dem Konzept der inneren Beobachter etwas anfangen können, werden Sie schnell feststellen, dass sie über eine Reihe sehr wichtiger und nützlicher Eigenschaften verfügen. Innere Beobachter und Beobachterinnen zeichnen sich vor allem durch einen größeren Überblick über innere Prozesse aus. Der Überblick ist sowohl größer als der, den die Patientinnen in ihrem normalen Wachbewusstsein erleben, als auch größer als der Überblick anderer Ego-States (zum Beispiel kindlicher Ego-States). Innere Beobachter sind wenig bis gar nicht emotional involviert. Das hat Vor- und Nachteile: Der deutliche Vorteil besteht darin, dass sie Informationen nicht aus emotionalen Gründen zurückhalten. Sie äußern sie relativ nüchtern. Sie können angesprochen werden und können ihr Wissen kommunizieren. Der Nachteil besteht darin, dass sie ausschließlich beobachten. Sie greifen kaum ein. Aus diesem Grund sind sie teilweise bei den Patientinnen nicht sehr beliebt.

Innere Beobachter und Beobachterinnen können als eine Sonderform der inneren Helfer angesehen werden. Wichtig ist, dass sie aktiv einbezogen werden müssen. Sie drängeln sich fast nie in die erste Reihe. Sie bleiben im Hintergrund. Häufig erscheinen sie kooperativ und scheinen kein Problem damit zu haben, ihr Wissen mitzuteilen. Innere Beobachter sollten als Experten angesehen und wertgeschätzt werden. Häufig zeigen Sie sich erfreut darüber, nach ihrer Ansicht gefragt worden zu sein. Wie die innere Stärke und die inneren Helfer können innere Beobachter ebenfalls den gesamten Behandlungsprozess begleiten und in sämtlichen Behandlungsphasen als Unterstützung einbezogen werden. Ein fast schon klassisches Beispiel stellt die Entscheidung dar, ob mit der konkreten Durcharbeitung eines Traumas begonnen werden kann. Es lohnt sich sehr, zu dieser Frage die innere Beobachterin anzusprechen. Weiterhin geben innere Beobachter zu allen möglichen Schwierigkeiten im Behandlungsprozess wichtige Hinweise. Das können Fragen sein, ob bedeutsame Dinge vergessen wurden, ob weiteres traumatisches Material existiert, ob weitere Ego-States einbezogen oder andere ausgeschlossen oder wieder andere geschützt werden sollten. Letztlich könnten wichtige Behandlungsschritte mit ihnen abgestimmt und anschließend resümiert werden. Ihre Funktion ist vielfältig und ihr Nutzen hoch.

Hinsichtlich der inneren Beobachter und Beobachterinnen lässt sich der Rahmen auch noch weiter spannen, indem wir uns fragen, wer wir ohne eine beobachtende Instanz wären. Zu unserer Persönlichkeitsentwicklung gehört das Erlangen der Fähigkeit, sich selbst beobachten zu können. Wir erleben uns, weil wir dieses Erleben wahrnehmen, reflektieren und beobachten können. Diese beobachtende Ebene anzusprechen und nutzen zu können gehört zu den grundsätzlichen Zielen einer Psychotherapie. Hier verweise ich auf eine wichtige Unterscheidung zweier Ebenen:

1. Arbeit mit inneren Beobachtern als Mitgliedern eines inneren Teams (vergleichbar mit inneren Helfern oder Ego-States der inneren Stärke)
2. Arbeit mit einer selbstreflektierenden, beobachtenden Instanz, die eine übergeordnete Rolle spielt (und eine Stufe der Selbstentwicklung darstellt).

Beide Ebenen werden in die Ego-State-Therapie eingebunden. Auf der ersten Ebene stellt der innere Beobachter einen inneren Anteil mit besonderen Eigenschaften dar. Auf der zweiten Ebene geht es darum, überhaupt reflektieren und sich beobachten zu können sowie diese

Fähigkeit für weitere Entwicklungsschritte zu nutzen. Auf beiden Ebenen sollen förderliche Prozesse initiiert werden.

Wie Sie sehen, wächst durch das Einbeziehen der inneren Beobachter die Zahl der Kotherapeuten. Denn neben der inneren Stärke und den inneren Helfern können innere Beobachter auch zu solchen werden. Stellen Sie sich eine schwierige Behandlungssituation vor, in der Sie freundliche und kompetente Unterstützung von drei Helferinnen mit unterschiedlichen Fähigkeiten hätten. Sie könnten zumindest durchatmen und schauen, was sie vorschlagen und wie ihre Unterstützung aussehen könnte. Vielleicht würden Sie sich in Ihrer Therapeutinnenrolle gestärkt und geschützt fühlen und würden sich über diese Teamarbeit freuen.

5.3.4 Symptomassoziierte und traumatisierte Ego-States

Mit den Ego-States dieser Kategorie haben Sie in der psychotherapeutischen Arbeit täglich zu tun. In vielen psychotherapeutischen Ansätzen stehen die Symptome und mögliche Auslöser der Symptomatik der Patienten im Fokus der Aufmerksamkeit. Die Patienten kommen mit ihren Symptomen zu uns und erhoffen sich eine Symptomreduktion bzw. eine Überwindung der Symptomatik. Das Ego-State-Modell geht davon aus, dass ein Ego-State für ein Symptom verantwortlich ist und es als Lösungsversuch einsetzt (siehe Kap. 3). Falls es sich um Patientinnen mit Traumafolgestörungen handelt, müssen wir davon ausgehen, dass die Ego-States mit den traumatisierenden Ereignissen assoziiert sind. Die Verwendung der Begriffe »symptomassoziiert« und »traumatisiert« soll deutlich machen, dass es sich nicht nur um Ego-States handelt, die im Zusammenhang mit Traumatisierungen entstanden sind, sondern generell um Ego-States im Zusammenhang mit der Symptomatik. Symptomassoziierte Ego-States sind mit den Beschwerden assoziiert, über die die Patienten berichten; unabhängig davon, aus welchem Bereich sie stammen. Bei traumatisierten Ego-States geht es speziell um traumatherapeutische Fragestellungen. Das Konzept der Ego-State-Therapie lässt sich für ein sehr großes Störungsspektrum gewinnbringend anwenden und ist nicht auf die Behandlung von Traumafolgestörungen begrenzt. Insgesamt geht es außer um die Traumafolgestörungen um alle denkbaren Symptome und Beschwerden, über die berichtet wird. Diese Sichtweise ist nicht auf die Symptome der Symptomlisten der Achse-I-Störungen des DSM beschränkt. Typische Beziehungsstrategien, Persönlichkeitseigenschaften, Rollen und Gewohnheiten haben ebenso große Bedeutung.

Das Ziel besteht darin, einen Kontakt mit einem Ego-State herzustellen, der mit der Symptomatik assoziiert ist, der also in irgendeiner Form dafür *zuständig* ist. Es können mehrere Ego-States für ein Symptom verantwortlich sein; ein Ego-State kann auch für mehrere Symptome zuständig sein. Es wäre zu einfach gefasst, jedem Symptom einen Ego-State zuzuordnen.

Gewöhnlich wird die Arbeit mit den zentralen Beschwerden begonnen, also mit denen, die die Stabilität der Patienten am meisten gefährden. Sobald ein Kontakt zu einem Ego-State aufgebaut und eine Kommunikation möglich ist, kann die Frage gestellt werden, ob der Ego-State auch für weitere Symptome zuständig ist. Wenn ich diesen Fragen im Rahmen der Behandlung komplex traumatisierter Menschen nachgehe, stelle ich bereits einen Zugang zu traumatisierten Kindanteilen her, zu den Ego-States, die aufgrund der Traumatisierung entstanden sind, die sozusagen das Trauma *tragen*, die noch in der traumatisierenden Situation stecken und das Trauma gegenwärtig erleben. Hier ist eine sorgfältige Vorbereitung notwendig, damit möglichen Überflutungen bzw. weiteren Destabilisierungen vorgebeugt wird.

Symptomassoziierte und traumatisierte Ego-States benötigen dringend Unterstützung. Das Ego-State-Modell geht davon aus, dass es damals – zur Zeit ihrer Entstehung – keine bessere Lösung gab. Das Symptom stellt den bestmöglichsten Bewältigungsversuch eines Problems, einer Krise, eines Konflikts oder einer Traumatisierung dafür dar, die innere Konsistenz wieder herzustellen, und letztlich dafür zu überleben. Diese Grundannahme ermöglicht vielen Patienten eine neue Sichtweise und eröffnet neue psychotherapeutische Möglichkeiten.

Traumatisierte Ego-States sind häufig sehr verängstigt und hilflos. Sie erleben die Traumatisierung in *diesem* Moment. Sie verfügen nicht über funktionale Bewältigungsfertigkeiten und handeln reflexhaft, d. h., sie agieren auf einer sehr niedrigen Niveauebene, sind bereits erstarrt oder haben sich unterworfen. Sie können auch vom traumatisierenden Geschehen abgetrennt sein. Dann stehen Symptome der Derealisation, Amnesie oder weitere dissoziative Symptome im Vordergrund. Je nachdem, welcher Auslöser zugrunde liegt, müssen wir davon ausgehen, dass das Symptom *aus der Not heraus* entstanden ist.

Wenn wir Kontakt zu den Ego-States herstellen, bedeutet dies für die Patienten, gleichzeitig in Kontakt mit den auslösenden Bedingungen, also der Not, zu kommen.

Die Grundfrage, die gleichzeitig die Hauptsuchrichtung beschreibt, lautet: »Können Sie sich vorstellen, dass es einen Anteil in Ihrem inneren System gibt, der in irgendeiner Form mit der Symptomatik zu tun hat oder dafür verantwortlich ist?«

Sie können natürlich Ihre eigene Formulierung verwenden. Der psychotherapeutische Weg verläuft über die Aufnahme des Kontakts mit einem solchen Ego-State, den Aufbau einer Kommunikation, die Entwicklung von Akzeptanz und Verständnis, die Unterstützung des Ego-States und im Anschluss die Suche nach neuen Lösungsmöglichkeiten. In Teil II des Buches werden die praktischen Schritte sowie die verschiedenen Zugänge vorgestellt.

5.3.5 Innere Kritiker

Mit den inneren Kritikern beginnen die Kategorien der häufig als ungemütlich bis extrem destruktiv und schädigend erlebten Ego-States. Das Mitleid, das den symptomassoziierten und traumatisierten Ego-States in vielen Fällen noch entgegengebracht wird, fehlt hier meistens. Natürlich gibt es seitens der Patientinnen teilweise auch gegenüber symptomassoziierten und traumatisierten Ego-States große Vorbehalte, Befürchtungen und vehemente Ablehnung. Der Schritt auf sie zu erscheint ihnen zu groß und unmöglich. Aber die inneren Kritiker, die *destruktiv wirkenden* und *täternahen Ego-States* (einschließlich der aggressiven, täteridentifizierten und täterloyalen Ego-States) bilden tatsächlich eine eigene Kategorie. Luise Reddemann (2011a) nennt sie »verletzende Anteile«.

Ralf Vogt (2012, S. 26–45) stellt im Rahmen der Auseinandersetzung mit dem Introjektionsbegriff ein sehr differenziertes *schweregradorientiertes Konzept* vor. Er unterscheidet *sieben Schweregrade in Abhängigkeit von sieben Regulationszuständen.* Die Regulationszustände des Individuums stehen in Abhängigkeit von der Schwere der traumatischen Gewalt durch einen Täter. Entscheidend sind dabei das Ausmaß von Über- und Unterlegenheit sowie die Beschaffenheit der ursprünglich schützenden Grenze zwischen den beiden Individuen. Mit zunehmender Schwere der Gewalt durch den Täter nehmen die Unterlegenheit des Opfers und die Überlegenheit des Täters zu. Der Schutzraum zwischen unterlegenem und überlegenem Individuum verringert sich immer weiter. Die Grenze des unterlegenen Individuums wird »poröser«, bis sie sich völlig auflöst. Es gibt dann keinen Schutz mehr, keine Grenze. Die Persönlichkeit ist weder geschützt noch abgegrenzt. Im Extremfall ist sie nicht mehr erkennbar.

Die von Vogt aufgeführten Regulationsstufen/Schweregrade lauten: (1) situationsflexibler State, (2) Gewohnheits-State, (3) Übertragungs-State, (4) Introjekts-State, (5) Implantats-State, (6) Programm-State und (7) dualer State.

Nach Vogt (2012, S. 52–64) organisieren die Regulationszustände die Erlebens- und Verhaltenssteuerung des Menschen. Sie werden anhand von sieben Dimensionen definiert. Ich möchte hier einige Aspekte hervorheben:

- Mit zunehmendem Schweregrad verringern sich die Wahrnehmungsfähigkeit hinsichtlich innerer Prozesse sowie die Erinnerungsfähigkeit hinsichtlich der traumatisierenden Ereignisse. Die gesünderen Anteile sind immer weniger in der Lage, andere Anteile zu überblicken und zu beeinflussen. Die sogenannten alltagsfunktionsfähigen Anteile verlieren also unter der Zunahme der Schwere der Gewalt ihre Fähigkeiten bzw. ihre *Regulationskraft*.
- Es ändert sich die *Anteilestruktur*. Vogt stellt die Strukturveränderungen anhand von drei Grundkategorien vor: einem *Alltagsmanageranteil*, einem traumatischen *Täterspeicheranteil* sowie einem traumatischen *Opferspeicheranteil*. Äußerlich erlebbare Anteile übernehmen eine Vermittlerrolle für die anderen Anteile. Die Anteile können klar voneinander abgegrenzt oder miteinander verflochten sein. Sind sie verflochten, lassen sie sich nur noch durch eine leichte Akzentuierung unterscheiden. Sie können nach außen präsent, verborgen oder parallel geschaltet, dauerpräsent sein.
- Ebenso nehmen mit zunehmendem Schweregrad die subjektiv erlebbare Differenzierungsfähigkeit und Distanzierungsfähigkeit ab. Distanz und Wahrnehmbarkeit können immer weniger hergestellt werden. Die Möglichkeiten der Modifizierung der Regulationszustände nehmen in gleichem Maße ab. Wie kann ich einen State beeinflussen, der mir nicht bewusst ist oder bezüglich dessen keine Differenzierung möglich ist?

- Regulationszustände lassen sich entsprechend der Wahrnehmungsausrichtung und späteren Erinnerungsfähigkeit einordnen.
- Die Fähigkeit des Patienten, seine Regulationszustände früheren Einflusspersonen zuzuordnen, nimmt mit zunehmendem Schweregrad ab.
- Die subjektive Rekonstruierbarkeit von psychotraumatologischem Material nimmt mit zunehmendem Schweregrad ab.

Die Ausprägungen destruktiv wirkender Ego-States lassen sich auch als ein Kontinuum auf einer Skala betrachten, deren linke Seite durch eher *wohlwollende Kritiker*, die rechte durch *regelrechte Drachen* und allerhand *Angst einflößende Gestalten* charakterisiert ist. Ich möchte mich diesen Ego-States nähern, indem ich das Kontinuum in drei Bereiche aufteile:

- Der linke Bereich ist durch die inneren Kritiker gekennzeichnet.
- Den mittleren Bereich bilden Ego-States, die ein destruktiveres Erscheinungsbild als die inneren Kritiker aufweisen.
- Den rechten Bereich bilden die täternahen Ego-States.

Die Einteilung ist willkürlich. Sie folgt ebenfalls einem schweregradorientierten Konzept und beruht auf den Erfahrungen der Arbeit mit Patienten der verschiedenen Störungsbilder. Sie greift im Vergleich zu dem von Ralf Vogt vorgeschlagenen Konzept einen kleineren Bereich heraus. Es gibt Überschneidungen und Ähnlichkeiten. Sie erscheint mir jedoch hilfreich dafür, sich mit der Gruppe der verletzenden bzw. destruktiv wirkenden Ego-States vertraut zu machen, sie erkennen sowie ihnen entsprechende Interventionsangebote machen zu können.

Innere Kritiker sind sehr verbreitet. Sie werden nicht gemocht. Sie nerven. Sie machen Stress. Sie können erhebliches Leiden verursachen. Für viele Menschen spielen sie eine wichtige, wenn nicht sogar zentrale Rolle. Sind sie zentral, lassen sie sich mit den symptomassoziierten Ego-States gleichsetzen. Das Symptom ist dann beispielsweise der Perfektionismus. In vielen Fällen existieren sie jedoch zusätzlich zu den von den Patienten ursprünglich angegebenen Beschwerden. Natürlich haben sie auch viele Vorteile. Sie können zu außerordentlichen Leistungen anspornen, auf eine gewisse Qualität achten und für Ausdauer sorgen. In vielen psychotherapeutischen Behandlungen melden sie sich gleich zu Beginn. Sie stellen die Behandlung infrage, sind der Überzeugung, dass man diese Nichtigkeiten doch allein hinbekommen müsse, dass man anderen Patienten den Behandlungsplatz wegnehme, die ihn dringender benötigten, oder dass Psychotherapie ohnehin nur darin bestehe, Tee zu trinken, sich im eigenen Jammern zu verlieren und die Kasse des Therapeuten zu füllen. Innere Kritiker können über eine große Macht im inneren System verfügen, so groß, dass es unmöglich ist, an ihnen vorbeizukommen. Insofern ist es häufig sinnvoll, die therapeutische Arbeit mit ihnen zu beginnen. Dafür eignen sich verschiedene Fragen. Sie könnten folgendermaßen lauten: »Könnte es sein, dass es einen Anteil von Ihnen gibt, der etwas gegen die Psychotherapie hat, die Sie gerade beginnen wollen? Könnte es sein, dass es im Inneren irgendwelche Einwände gegen die Psychotherapie gibt?« Durch diese Fragen begeben Sie sich bereits mitten in einen Ego-State-Therapie-Prozess. Auf die verschiedenen Ebenen, auf denen diese Fragen gestellt werden können, sowie die wichtige Rolle des hypnotherapeutischen Vorgehens wird in Teil II des Buches eingegangen. Der innere Kritiker hätte eventuell viele Einwände und Ihnen einiges zu erzählen. Im Sinne der Verhandlung über das, was im Rahmen der bevorstehenden Behandlung geschehen soll, muss er unbedingt mit einbezogen werden. Dabei gelten die gleichen Vorgehensweisen wie bei den anderen Ego-States. Wir müssen versuchen, den inneren Kritiker kennen- und verstehen zu lernen. Wir müssen ihn respektieren und ernst nehmen. Wir müssen ihn als Experten anerkennen und versuchen, seine Erfahrungen und Strategien zu nutzen. Häufig kommen wichtige Fragen, die der Reihe nach abgearbeitet werden können. Hier geht es vorerst um das Für und Wider der Psychotherapie, um Grenzen, Vertrauen, Sicherheit, Gefahren, Vorerfahrungen und weitere Themen. Der große Vorteil des frühen Einbeziehens besteht darin, dass der innere Kritiker nicht permanent aus dem Hintergrund agiert, was bei Therapeut und Patient den Eindruck vermittelt, immer mit angezogener Handbremse zu fahren. Die Arbeit mit dem inneren Kritiker erscheint teilweise schwierig. Es wäre jedoch ein Fehler, ihn zu ignorieren oder seinen Einfluss zu unterschätzen. Mitunter gelangen Sie durch diese Arbeit zu zentralen Themen, die den gesamten Behandlungsverlauf prägen.

Teilweise berichten Patientinnen auch von verschiedenen Kritikern, die sich in ihrer Strenge unterscheiden – vielleicht vergleichbar mit verschiedenen Lehrern einer Schule. Innere Kritiker fühlen sich für sehr vieles zuständig, sie sorgen sich um einen Leistungsanspruch, um Gewissen und Moral, um die Erfüllung von Erwartungen und um das Abwehren aller möglichen Gefahren. Die vielen Zuständigkeiten erscheinen bisweilen erdrückend, bieten jedoch ein großes Potenzial, das in der Ego-State-Therapie genutzt wird. Die inneren Kritiker führen zur Ausbildung verschiedener Kompetenzen, weisen ein hohes Maß an Kraft und Ausdauer auf und besitzen eine große Durchsetzungsfähigkeit. Häufig fehlt den inneren Kritikern und Kritikerinnen die Wahrnehmung des Leidens, das sie auf der anderen Seite verursachen, weil sie sich zu stark auf ihre Aufgaben konzentrieren. Sie bekommen nicht mit, was um sie herum passiert, oder haben kein großes Verständnis für alternative Strategien. Schwächen, Erholungspausen, Ausnahmen, Fehler oder gar Mittelmäßigkeit sind für sie ein rotes Tuch. Die Tatsache, eine Psychotherapie beanspruchen zu müssen, wird von ihnen oft bereits als eine riesige Schwäche aufgefasst und nicht als unterstützungswürdig erachtet.

Die Erscheinungsbilder der inneren Kritiker und Kritikerinnen sind sehr verschieden. Sie lassen sich jedoch in den meisten Fällen gut in den Behandlungsprozess einbeziehen. Dies wird u. a. durch ihre Würdigung sowie eine offene, respektierende und interessierte Haltung deutlich erleichtert. Zum großen Teil sind sie in Zusammenhang mit dem Bindungsbedürfnis entstanden. Beispielsweise kann die Erfüllung bestimmter Leistungen, also eines bestimmten Leistungsanspruchs, das Bindungsangebot der Bezugspersonen verbessert haben. Die Beschreibung »Liebe nach Leistung« trifft diesen Prozess sehr gut. Schwächen, Fehler oder Nichterfüllen des Maßstabs hätten die Bindung gefährdet. In dieser Konstellation sorgten die inneren Kritiker also für eine Bindung und verringerten den befürchteten Bindungsverlust. Aus dieser Perspektive würden wir ihnen erheblich Unrecht tun, wenn wir sie als nervige Quälgeister abstempelten. Die Frage ist eher, wie wir ihre Bemühungen anerkennen und sie entlasten können. Wenn es uns gelingt, sie zu erreichen, besteht auch die Möglichkeit, dass sie mit sich über ihre Strategien reden lassen und eventuell neue Wege ausprobieren. Beispielsweise lohnt es sich sehr, mit ihnen hinsichtlich der neuen Wege Testphasen zu vereinbaren, nach deren Ablauf die Innovationen noch einmal kritisch überprüft werden. Als sehr hilfreich hat es sich aus meiner Erfahrung erwiesen, sie als Berater oder Beraterinnen in den Behandlungsprozess mit einzubeziehen. Sie könnten die von Ihnen geplanten Interventionen und Vorgehensweisen mit den Kritikern abstimmen. Haben Sie keine Sorge vor zu rigoroser Ablehnung. Sie müssen nicht gegen die Kritiker kämpfen. Sie können sie ernst nehmen und ihre Position mit der Patientin besprechen. Es geht nicht darum, den inneren Kritiker *auszutricksen*. Er oder sie sitzt ohnehin am längeren Hebel. Es geht vielmehr darum, die Einwände verstehen zu lernen und eine Kooperationsform zu entwickeln, die gemeinsames Arbeiten ermöglicht. Teilweise sind auch ernste Verhandlungen notwendig. Auch vor denen sollen Sie nicht zurückschrecken. Trotzdem müssen diese Verhandlungen respektvoll geführt werden. Ich versuche dabei stets, die Haltung zu vertreten, dass ich für jeden Ausgang der Verhandlung offen bin und nicht nur die von mir favorisierte Variante zählen lasse. Ich sehe mich als gleichberechtigten Gesprächspartner. Teilweise übernehme ich eine Vermittlerposition, teilweise vertrete ich gegenüber dem Kritiker die Interessen der Patientin. In letzterem Fall geht es vor allem darum, ihm die Schattenseite seines Handelns deutlich zu machen, das Leiden und die negativen Konsequenzen. Das Beziehungsgeschehen kann als ein Pendeln zwischen der Würdigung auf der einen und dem Deutlichmachen der negativen Folgen auf der anderen Seite beschrieben werden.

5.3.6 Mehr als »nur innere Kritiker«

Es gibt viele Vorschläge für die Einteilung sogenannter destruktiv wirkender oder »bösartiger« Ego-States. Auf der Suche nach einem besseren Verständnis und nach passenderen Interventionsangeboten erscheinen die Einteilungsversuche sinnvoll (s. o.). Es geht um die Frage, welchem destruktiv wirkenden Ego-State mit welcher spezifischen Intervention begegnet werden sollte. Von nachhaltigen Antworten sind wir jedoch noch entfernt. Die Begriffsbestimmungen und Konzepte sind sehr heterogen, die Überschneidungen erheblich, die Einteilungen häufig verwirrend und die Ableitungen für spezifische Interventionen unbefriedigend. Trotzdem sind die verschiedenen Konzeptualisierungen wichtig, sie geben viele wertvolle Impulse für die Arbeit mit diesen Ego-States und bringen uns auf dem Weg einer maßgeschneiderten Behandlung weiter.

Ich bleibe bei dem oben beschriebenen Kontinuum der destruktiv wirkenden Ego-States. Wenn wir uns auf diesem Kontinuum langsam weiter nach rechts bewegen, gelangen wir in einen Bereich, in dem Ego-States charakterisiert werden, die irgendwie »einen Zacken schärfer« als die inneren Kritiker und Kritikerinnen wirken. Sie erscheinen strenger, bösartiger und veränderungsresistenter. Sie erscheinen schwerer zugänglich und lassen sich schwieriger in die Behandlung einbeziehen. Die Übergänge sind fließend. Aber wir haben den Eindruck, dass hier andere Register gezogen werden. Wenn ich der Perspektive der Funktionalität der Ego-States folge, stelle ich häufig fest, dass bei diesen Ego-States die Not größer war als bei den inneren Kritikern, dass also die Ursachen ihrer Entstehung mit einer höheren Belastung einhergingen. Etwas vereinfachend, könnte ich sagen, dass die inneren Kritiker in *ziemlich normal* erscheinenden Lebensumständen entstehen können, während die Ego-States, um die es jetzt geht, höheren Belastungen entspringen. Diese Belastungen können Bindungsstörungen, Verluste, psychopathologische Störungen der Bezugspersonen, Verwahrlosung, chronische Erkrankungen oder Behinderungen in der Familie, finanzielle Bedrohungen, politische Unruhen und vieles mehr sein. Aus all diesen Umständen können destruktiv wirkende Ego-States entstehen, die sich in ihrem Erscheinen von den zuvor beschriebenen inneren Kritikern unterscheiden. Sie mussten helfen, bedrohlichere Umstände zu bewältigen.

Die Botschaften, die von ihnen kommen, sind verletzender und bedrohlicher als die der inneren Kritiker. Sie scheinen den Patientinnen weniger Chancen, weniger Spielräume zu lassen. Sie schränken massiver ein. Sie ergreifen deutlich drastischere Maßnahmen und scheinen nicht mit sich reden zu lassen. Ihre Auswirkungen sind dementsprechend folgenschwerer. Sie reichen von generalisierten Selbstabwertungen bis zu selbstschädigendem und selbstverletzendem Verhalten. Sie scheinen Entwicklung zu verhindern und Beziehungen zu zerstören. Sie haben viele Masken. Sie handeln aus dem Verborgenen und verfügen häufig über erhebliche Macht im inneren System. Sie erscheinen rundherum destruktiv. Ihre Destruktivität ist jedoch eine Maske, hinter der sich ähnlich hilflose Zustände befinden wie bei den symptomassoziierten und traumatisierten Ego-States. Die destruktive Maske ist das deutlichste Unterscheidungsmerkmal.

Die Kooperationsfreudigkeit der destruktiv wirkenden Ego-States in der Behandlungssituation nimmt entsprechend dem Belastungsgrad zur Zeit ihrer Entstehung ab. Mit anderen Worten: Je höher die Belastung damals war, desto geringer ist die zu erwartende Kooperationsbereitschaft heute. Natürlich finden sich auch hier Ausnahmen. Aber gerade da die damaligen Umstände belastend waren und elementare psychische Grundbedürfnisse nicht erfüllt wurden bzw. gefährdet waren, bestand die Notwendigkeit einer stabilen und krisenfesten Bewältigungsstrategie. Diese kann u. a. in Form eines Ego-States realisiert worden sein, der heute sehr destruktiv erscheint. Wie bereits erwähnt, nehmen Differenzierungsfähigkeit, Distanzierungsfähigkeit, Wahrnehmung, Erinnerungsfähigkeit und die Zuordnung zu einer früheren Einflussperson immer weiter ab. Dies hat entscheidende Konsequenzen für die Psychotherapie.

Als Beispiel möchte ich über eine Sequenz aus einer Behandlung berichten, die ich vor vielen Jahren durchführte – lange bevor ich mein heutiges Verständnis von destruktiv wirkenden Ego-States hatte.

Fallbeispiel aus der Praxis

Die Patientin war mit einer gestörten Bindung seitens der Mutter konfrontiert. Die Mutter war taub. Die Taubheit hatte erhebliche Folgen auf die Beziehungsgestaltung. Die Mutter hatte eine sehr schädigende Strategie, Kommunikation und damit auch Bindung zu unterbrechen. Immer, wenn sie nicht weiterkommunizieren wollte, drehte sie sich einfach um, d. h., sie wendete sich von der Tochter ab, womit die Patientin ihre Mutter nicht mehr erreichen konnte. Die Kommunikation war unterbrochen. Die Verbindung war unterbrochen – so als knallte jemand abrupt den Telefonhörer auf. Die Patientin war darauf angewiesen, dass ihre Mutter sie ansieht. Sonst konnte sie sich nicht verständlich machen. Wenn sich die Mutter wegdrehte, hatte die Patientin keine Chance. Ihr hinterherzuschreien war zwecklos.

Es ist leicht nachzuvollziehen, dass sich bei der Patientin u. a. ein Ego-State entwickelte, der extrem sensibel für ein *befürchtetes Wegdrehen*, also ein Abwenden des Gesprächspartners, wurde. Bereits die leise Ahnung eines Wegdrehens konnte heftigste Reaktionen hervorrufen, die am Ende die Kommunikation nicht retteten, sondern zerstörten. Für das Wegdrehen gab es im Alltag der Patientin – ebenso wie im Alltag von jedem Menschen – unendlich viele Entsprechungen. Die Patientin hatte sich in eine Sackgasse manövriert: Ihre Wahrnehmung für mögliches Abwenden war extrem geschult. Sie war in dieser Hinsicht eine Expertin. Sie war durch die zahllosen Kommunikationsabbrüche der Mutter gezeichnet und konnte sich diesbezüglich keine Toleranz »mehr leisten«. Dass sie bei der Gefahr eines Sichabwendens sofort heftig bis aggressiv reagierte, war absolut verständlich. Nur erreichte sie durch ihr Handeln leider genau das Gegenteil dessen, was sie eigentlich wollte. Es gelang ihr nicht, die jeweilige Verbindung aufrechtzuerhalten. Sie gefährdete sie.

All dies war ihr nicht bewusst. Wahrnehmung, Differenzierung und Beeinflussung der beteiligten Ego-States mussten in kleinen Schritten aufgebaut werden und ließen sich nicht einfach voraussetzen.

Es gibt zahllose Beispiele für auslösende Bedingungen destruktiv wirkender Ego-States. Ihre Funktion ist immer gleich. Sie haben eine Bewältigungsfunktion hinsichtlich der Umstände, mit denen der Patient damals konfrontiert wurde. Diese Funktion lässt sich unterteilen in den Bereich, in dem für die Befriedigung eines psychischen Grundbedürfnisses *gesorgt*, und den Bereich, in dem vor einer Bedrohung eines psychischen Grundbedürfnisses *geschützt* werden soll. Destruktiv wirkende Ego-States zeigen sich in der Behandlung auf verschiedenen Ebenen.

- Sie können sich als *Überzeugungen* bemerkbar machen. Die Überzeugungen können in der Ich- oder der Du-Form existieren: »Ich habe keine Chance. Ich bin nichts wert. Ich habe kein Recht. Ich werde nicht geliebt. Mit mir wird niemand zu tun haben wollen.« »Du bist das Letzte! Du wirst es nie schaffen! Du bist an allem schuld! Du wirst nie Hilfe bekommen! Du wirst immer wieder verlassen werden!«
- Sie können als *selbstschädigendes Verhalten* auftreten: Hier finden sich sämtliche Formen selbstschädigenden und selbstverletzenden Verhaltens, einschließlich des Hochrisikoverhaltens (Selbstverletzungen wie schnippeln, sich Brandwunden zufügen, sich mit Gegenständen schlagen bzw. sich willentlich stoßen, Drogen- und Alkoholmissbrauch, Essstörungen, Aufsuchen objektiv gefährlicher Orte und vieles weitere mehr). Eine Sonderform des selbstschädigenden Verhaltens bilden suizidale Verhaltensweisen, die ebenfalls mit destruktiv wirkenden Ego-States assoziiert sind. Die massiveren Ausprägungen stehen eher im Zusammenhang mit den täternahen Ego-States. Zum selbstschädigenden Verhalten gehören ebenfalls Gefährdungen durch Unterlassung notwendiger medizinischer Behandlun-

gen, Vernachlässigung der Sorge um die Gesundheit oder der sozialen Absicherung.

- Sie können sich speziell in der *Beziehungsgestaltung* zeigen: Das obige Beispiel der Patientin gehört zu dieser Ebene. Hier steht die Frage im Vordergrund, welche Beziehungsstrategien von einem Ego-State initiiert werden und welche Auswirkungen sie haben. Im Behandlungssetting finden sich beispielsweise häufig Beziehungstests vor dem Hintergrund, den Beweis dafür zu finden, dass auch der Therapeut oder die Therapeutin nur falsche Versprechungen macht. Die Beziehungsstrategien korrespondieren mit den Überzeugungen. Die Provokation eines Behandlungsabbruchs gehört zu diesem Bereich.
- Sie können sich in *körperlichen oder psychischen Symptomen* zeigen: Chronifizierte Schmerzsymptome sind häufig.

Es finden sich weiterhin zahlreiche körperliche Symptome (Störungen des Magen-Darm-Traktes, des Muskel- und Bewegungsapparates, Schlafstörungen, gynäkologische Beschwerden, Sensibilitätsstörungen etc.). Psychische Symptome können beispielsweise in Form von Amnesien, Konversionsstörungen, Konzentrationsstörungen, Ängsten, depressiven Störungen – um nur einige zu nennen – auftreten.

Das Erscheinungsbild der destruktiv wirkenden Anteile kann dem der symptomassoziierten und traumatisierten Anteile sehr ähneln. Zum Teil erscheint die Unterscheidung schwierig. Ein traumatisierter Ego-State kann sich in ziemlich destruktiver Art und Weise zeigen, ebenso wie ein destruktiv wirkender Ego-State. Destruktiv wirkende Ego-States können hinter ihrer Maske ziemlich hilflos erscheinen. Manchmal ist diese Hilflosigkeit bereits deutlich spürbar, obwohl die Maske noch hochgehalten wird. Drei kurze Beispiele sollen dies verdeutlichen.

Fallbeispiele aus der Praxis

1) Ein *traumatisierter Anteil* einer Patientin schrie permanent um Hilfe und wollte um alles in der Welt endlich gerettet werden. Ein weiterer Ego-State, der es in ihrem Leben zu etwas bringen, also wenigstens auf eigenen Beinen stehen wollte, fühlte sich von dem traumatisierten Ego-State in seinem Streben bedroht, ignorierte ihn und wollte von ihm getrennt bleiben. Der traumatisierte Ego-State verschaffte sich jedoch über massive Schmerzen »Gehör«.

Die Schmerzen waren so stark, dass alle anderen Pläne unmöglich wurden. Viele wichtig erscheinende Schritte wurden durch die Schmerzen blockiert. Der Ego-State, der für die Schmerzen verantwortlich war, wirkte in hohem Maße destruktiv. Trotzdem handelte es sich hier um einen verletzten Anteil und nicht um einen verletzenden.

2) Ein *destruktiv wirkender Anteil* aus dem Fallbeispiel in Kapitel 1 zeigte sich in Form von sehr stark ausgeprägten Schuldgefühlen, die das Eintreten für eigene Bedürfnisse fast völlig unterbanden. Der Ego-State entstand, um ein extremes Beziehungs- und Abhängigkeitsdilemma zu bewältigen. Der Preis für ein erhofftes Angenommensein war sehr hoch. Was blieb, war eine kaum jemals abzutragende Schuld. Sie half, die Ohnmacht auszuhalten und als *Schuldiger* das Gesicht wahren zu können. Der »Schuld-Ego-State« zeigte sich unerbittlich und wirkte sehr destruktiv. Trotzdem wurde auch das unbeschreibliche Leid deutlich, aufgrund dessen er entstanden war.

3) Ein *destruktiv wirkender Anteil* einer anderen Patientin *verbot* ihr, ihre Weiblichkeit zu leben. Dieses Verbot entstand nicht aufgrund von sexuellem Missbrauch, sondern durch die fortwährende Schuldzuschreibung seitens der Mutter, die der Patientin ihr Leben lang vermittelte, dass sie an allem Elend schuld sei und dass all dieses Elend nicht gekommen wäre, wenn sie nicht schwanger geworden wäre und die Patientin zur Welt gebracht hätte. Und das gesamte Thema des Kinderbekommens hätte keine Rolle gespielt, wenn sie, die Mutter, keine Frau wäre und sich nicht mit der Weiblichkeit hätte auseinandersetzen müssen. Weiblichkeit wurde also zum Generalsündenbock. Damit war die Patientin aufgewachsen. Sie hatte es sich zu eigen gemacht. Die Botschaft war introjiziert worden und wirkte im Leben der Patientin destruktiv.

Die Beispiele zeigen die Ähnlichkeiten der Erscheinungsformen von Ego-States. Diese Ähnlichkeiten sind in der gemeinsamen Funktion begründet. Alle Ego-States haben die bereits beschriebene protektive und das innere System sichernde Funktion. Welches Beziehungsangebot ein Ego-State benötigt, lässt sich nicht im Vorfeld festlegen. Häufig benötigen traumatisierte Ego-States Schutz, Fürsorge, Mitgefühl und Trost. Destruktiv wirkende Ego-States, die unter die Kategorie »bösartig« fallen würden, benötigen häufig eine Würdigung, Verständnis und »Nachhilfe« bei der Suche nach aktualisierten und angemessenen Strategien. Traumatisierte Ego-States müssen vorrangig geschützt werden, während mit den destruktiv wirkenden Ego-States vielleicht eher verhandelt wird. Allein aus der Wortwahl wird jedoch der schmale Grat deutlich. Überschneidungen sind zu erwarten und nicht unbedingt nur Ausnahmen. Handlungsleitend sollte die jeweilige Bedürftigkeit des Ego-States sein und nicht seine Einordnung in möglicherweise willkürliche Kategorien. Mir erscheint es wichtig, jedem Ego-State mit einem passenden Beziehungsangebot begegnen zu können und dabei so flexibel wie möglich zu bleiben.

5.3.7 »Gruselige Gestalten« – Täternahe Ego-States

Bewegen wir uns weiter auf dem Kontinuum der destruktiv wirkenden Ego-States an das rechte Extrem, so haben wir es mit täternahen Ego-States, inneren Tätern, Täterintrojekten, täteridentifizierten Ego-States und täterloyalen Ego-States zu tun. Im Folgenden spreche ich zusammenfassend von *täternahen Ego-States.* Spätestens hier wird es sehr *ungemütlich.* Spätestens bei diesem Thema erhitzen sich die Gemüter in Seminaren und Supervisionsveranstaltungen. Es weckt verschiedene ungute Gefühle und ruft Befürchtungen auf den Plan. Greift man die Bereiche des rituellen bzw. systematischen Missbrauchs, der organisierten Kinderprostitution, der systematischen Folter, der Kindersoldaten und ähnliche Extremtraumatisierungen heraus, sind die Befürchtungen nicht unberechtigt. Dieser Bereich würde ein eigenes Buch füllen und kann an dieser Stelle nicht ausreichend thematisiert werden. Als vertiefende Literatur empfehle ich das Buch *Täterintrojekte* von Ralf Vogt (2012).

Täternahe Ego-States dienen dem Überleben von sogenannten Man-made-Traumatisierungen. Der Überlebensmechanismus wird mit dem Phänomen der Spiegelneurone in Zusammenhang gebracht. Opfer kommen demnach nicht umhin, wie die Täter zu denken, zu fühlen und zu handeln (Reddemann 2011a, S. 181). Sowohl die Konzeptionen zur Entstehung von täternahen Ego-States als Überlebensmechanismus wie auch die Konzeptionen im Zusammenhang mit den Spiegelphänomenen und mit dissoziativen Strukturen sowie schweregradorientierte Konzepte werden vielfältig diskutiert.

Das Herangehen der Ego-State-Therapie an diese Thematik unterscheidet sich nicht von der bisher in diesem Buch vorgestellten. Als zentral wird dabei die Überlebensfunktion des täternahen Ego-States angesehen. Der täternahe Ego-State war überlebensnotwendig. Es gab keine andere Chance, keine andere Möglichkeit, der übermächtigen Gewalt und der Ohnmacht zu begegnen. Täternahe Ego-States sind sozusagen die letzte Möglichkeit, die Traumatisierungen zu überstehen. Demnach können sie nicht verflucht, verbannt oder getötet werden, sondern benötigen eine Art Rehabilitierung.

In der Arbeit mit täternahen Ego-States heben sich die Grenzen zwischen *Gut* und *Böse* auf. Diese Erkenntnis fiel mir im Laufe meiner traumatherapeutischen Entwicklung nicht leicht. Hatte ich doch gehofft, die »Guten« zu behandeln und mich mit ihnen gegen die »Bösen« zu verbünden. Aus heutiger Sicht erscheint mir dies als ein ziemlich naives Vorhaben. Durch die Behandlung komplex traumatisierter Menschen hatte ich die Möglichkeit, mich mit meinen eigenen Vorstellungen von Gut und Böse auseinanderzusetzen und war angehalten, neue Wege zu finden, mit »dem Bösen« in der Psychotherapie zu arbeiten. Von Kolleginnen und Kollegen, die mit Tätern arbeiten, kann ich für diesen Teil meiner Arbeit viel lernen. Komplex traumatisierte Menschen verfügen nur unzureichend über angemessene Bewältigungsfertigkeiten. Dadurch sind sie in Krisensituationen in einer sehr ungünstigen Position. Sie haben eine deutlich reduzierte Stresstoleranz und können sich nur sehr eingeschränkt stabilisieren. Sie greifen je nach Handlungsniveau auf einfache und häufig drastische Strategien zurück. Dadurch können sie nicht nur sich selbst, sondern auch andere Menschen erheblich schädigen. Die Unterscheidung in Opfer und Täter wird immer schwieriger. Diese Tatsache kann jedoch nicht von der Verantwortung für eigenes Handeln entbinden, die jeder Mensch übernehmen muss. Umso wichtiger erscheint mir die Arbeit mit täternahen Anteilen.

Alexander Solschenizyn, der 1970 mit dem Nobelpreis für Literatur ausgezeichnet wurde, schrieb in seinem monumentalen Werk *Der Archipel Gulag* (1974):

> »Es wurde mir nach und nach klar, dass die Grenze zwischen Gut und Böse nicht zwischen Staaten, Klassen oder Parteien verläuft, sondern quer durch das Herz des Menschen. Es ist unmöglich, das Böse ganz aus der Welt zu schaffen, aber es ist möglich, es aus dem Inneren eines einzelnen Menschen zu vertreiben.«

Die Frage, ob sich das Böse aus dem Inneren eines Menschen vertreiben lässt, bewegt neben den Literaten und Gesellschaftswissenschaftlern auch die Expertinnen und Experten für die Behandlung von komplexen Traumafolgestörungen. Für die Behandlung und den Umgang mit täternahen Ego-States ergeben sich wichtige Fragen. Lassen sich täternahe Ego-States aus dem Inneren vertreiben? Sind täternahe Ego-States überhaupt Ego-States, oder sind sie Fremdkörper, also eine Art von Viren, die bekämpft und beseitigt werden müssen? Lassen sich *körpereigene* und *körperfremde* Anteile (d. h. zum Selbst gehörende und nicht zum Selbst gehörende Anteile) von täternahen Ego-States separieren? Es ist nicht zu erwarten, dass sich dabei eine einzige Vorgehensweise als goldene Regel durchsetzen wird. Ich möchte vorerst verschiedene Konzepte nebeneinanderstellen, die in Teil II des Buches ausführlicher vorgestellt werden:

- Arbeit mit täternahen Ego-States wie mit allen anderen Ego-States (s. o.).

Hinsichtlich der Möglichkeit, sich abzugrenzen und bestimmte Aspekte »an den Täter zurückzugeben«, bieten sich folgende Vorgehensweisen an:

- die Trennung von Funktion und Inhalt
- die Trennung von eigenen und fremden Bedürfnissen
- die Trennung des äußeren und des inneren Täters sowie eines Ego-States, der als Reaktion auf den inneren Täter entstanden ist.

Die psychotherapeutische Arbeit mit täternahen Anteilen in der Ego-State-Therapie unterscheidet sich grundsätzlich nicht von der Arbeit mit anderen Ego-States. Natürlich benötigen täternahe Ego-States ein spezifisches Beziehungsangebot. Dafür lassen sich jedoch aus meiner Sicht keine festen Schrittfolgen aufstellen. Möglicherweise sind klare Gesprächs- oder Kontaktvereinbarungen sinnvoll, müssen Verhandlungen geführt werden, kann eine Würdigung weiterhelfen oder auch die Wahrnehmung der Not, in der sich die Ego-States befinden, bzw. der Umstände, in denen sie entstanden sind. Jede dieser Vorgehensweise kann sich aber auch als falsche Richtung erweisen. Der rote Faden richtet sich nach den prozessorientierten Zielen der Ego-State-Therapie mit den Etappen: Kontaktaufnahme, Aufbau von Kommunikation, Entwicklung von Akzeptanz und Verständnis, Nutzung der Ego-States sowie Einbeziehung der Ego-States in das innere System (siehe Kap. 9). Die Besonderheiten der psychotherapeutischen Arbeit mit destruktiv wirkenden Ego-States liegen darin, dass sich die therapeutischen Möglichkeiten entsprechend den Folgen extremer Schwere traumatisierender Gewalt stark eingrenzen. Die Abnahme bzw. Reduzierung elementarer Fähigkeiten erschwert erheblich die Arbeit. Vorrangig sind folgende Fähigkeiten zu nennen: Alltagsfunktion, Wahrnehmung, Differenzierung, Distanzierung, Kontaktaufnahme, Kommunikation, Erinnerung, Zuordnung zu Personen und Ereignissen, Rekonstruierbarkeit.

6 »Auf welcher Bühne wird gespielt?« – Das Prinzip der Bühnen

Ich möchte Sie einladen, sich ein großes Theater mit verschiedenen Bühnen vorzustellen. Es gibt die Hauptbühne mit den bedeutenden Stücken, aber auch mit dem Mainstream. Es gibt die kleine Bühne. Es gibt Probebühnen, Werkstattbühnen, es gibt natürlich auch die Backstage-Bereiche. Es gibt die Verwaltung, die Kantine, den Servicebereich, die Öffentlichkeitsarbeit. Es gibt die Technik, Kostüm, Maske. Es gibt die verschiedenen Berufsgruppen, die Schauspieler, die Intendanz, die Verwaltung, die Bühnenarbeiter, Beleuchter, Techniker, Serviceangestellte, die Aushilfskräfte.

Ähnlich wie die Gesamtpersönlichkeit eines Menschen hat dieses Theater sowohl eine eigene Identität wie auch eine Außenwirkung. Auf beides legt es großen Wert. Es zeigt sich in einer ganz bestimmten Art und Weise, es verkörpert eine Idee, präsentiert sich in seiner Einzigartigkeit, vertritt spezifische Werte. Es möchte als etwas Ganzes, als eine Einheit wahrgenommen werden. Wie in jeder anderen Institution und wie innerhalb der Persönlichkeit eines Menschen laufen jedoch auch in diesem Theater widersprüchliche Prozesse ab. Diese Prozesse ergeben sich allein durch die Verschiedenheit der Bühnen, aber auch durch die unterschiedlichen Interessen der einzelnen Berufsgruppen, durch innere und äußere Einflüsse, durch personelle Wechsel, durch das Gewähren oder das Streichen der Finanzierungshilfen. Teilweise können derart heftige Uneinigkeiten entstehen, dass es unklar ist, wie das Theater überhaupt noch funktionieren kann. Teilweise scheint es auseinanderzufallen, sich in autonome Bereiche zu zersplittern, die unmöglich noch zusammenzupassen scheinen. Es wirkt vielleicht auch unklar, wer die Leitung innehat und ob es überhaupt eine Führung gibt. Es erinnert möglicherweise eher an ein sich selbst organisierendes System ohne eine klare Kontrollmöglichkeit oder sogar an ein herrenloses Schiff, das manövrierunfähig auf dem Ozean herumtreibt. Es gibt Intrigen, Machtkämpfe, Frontenbildungen, Abspaltungen, Versöhnungen. Es gibt Visionen, schillernde Erfolge und tiefe Enttäuschungen. Das Theater hat auch eine eigene Tradition, eine Geschichte, seine eigene Biografie, die fetten und mageren Jahre, die Anerkennungen und Anfeindungen. Es wird zu einem eigenen Stück. Es spielt sich selbst.

Gleichzeitig bewegt es sich in einer Art äußeren Kulturlandschaft. Es ist abhängig von politischen Entscheidungen und Entwicklungen. Es steht in Beziehungen mit weiteren kulturellen Einrichtungen, ist in die kulturelle Szene einer Stadt eingebunden.

Wenn ich in der Ego-State-Therapie der Metapher des Theaters folge und versuche, mich der Persönlichkeit eines Menschen zu nähern, kann ich mir als Orientierungshilfe vorstellen, dass es viele verschiedene Bühnen und viele verschiedene Schauplätze gibt. Das Bild der Bühnen und Schauplätze hilft mir in der Begegnung mit meinen Patienten. Ich kann sie mir gewissermaßen wie ein Theater vorstellen, und ich kann mich dafür interessieren, was auf welcher Bühne gespielt wird. Welche Ego-States spielen auf welcher Bühne? Wer steht auf der Bühne, wer dahinter? Wer führt auf welcher Bühne die Regie? Welches Stück wird auf welcher Bühne gespielt? Welche Kostüme und Bühnenbilder werden verwendet? Wer ist für die Technik verantwortlich? Wer kümmert sich um die Öffentlichkeitsarbeit, und wer organisiert den Service?

Um auf die Komplexität, mit der ich es zu tun habe, also auf die vielen Bühnen und Schauplätze, angemessen reagieren zu können, helfe ich mir mit *Paarbildungen*. Selbst wenn diese Paarbildungen Vereinfachungen darstellen, sind sie doch für die psychotherapeutische Arbeit mit der Ego-State-Therapie äußerst hilfreich. Folgende Bühnenpaare möchte ich vorstellen:

- die Inhaltsbühne und die Beziehungsbühne
- die innere und die äußere Bühne
- die Bühnen der Vergangenheit und Gegenwart bzw. die der Gegenwart und der Zukunft.

Vielleicht wurden Sie bereits angeregt, weitere Bühnen in die Betrachtung mit einzubeziehen, wie z. B. die offizielle und die inoffizielle Bühne, die Bühne und den Backstage-Bereich, die Bühne des Theaters und die Bühne der Kritik oder die Bühne der Politik. All diese Bilder können einen Zugang zu inneren Prozessen unserer Patientinnen schaffen. Sie bieten sich besonders gut im Rahmen des Konzeptes der Ego-State-Therapie an. Vielleicht könnte man in diesem Sinne auch von Ego-*Stage*-Therapie sprechen.

Die Grundidee besteht darin, sich auf verschiedenen Bühnen zu bewegen, die Prozesse, die auf den einzelnen Bühnen stattfinden, zu nutzen,

die Akteure zu unterstützen, Bühnen zu wechseln und miteinander zu verbinden und die Bühnen innerhalb des Theaters zu verankern, ihnen einen Platz einzuräumen und als identitätsstiftende Teile wertzuschätzen.

6.1 Inhaltsbühne und Beziehungsbühne

Viele Patienten und Patientinnen kommen mit konkreten Beschwerden in die Praxen. Sie möchten Ängste überwinden, Vermeidungsverhalten abbauen, aus depressiven Episoden hinausfinden, Schicksalsschläge oder Traumatisierungen bewältigen, Entscheidungs- und Orientierungshilfen erhalten und vieles Weitere mehr. Manche Patienten möchten ihre Beziehungsmuster und Beziehungsstrategien verstehen und verändern lernen. Andere wollen sich selbst verstehen oder ihre eigene Identität finden. Die Aufzählung ließe sich noch lange fortführen. Die Patientinnen kommen mit einem Anliegen. Es wird versucht, daraus einen Auftrag herauszuarbeiten. Wie lauten das Anliegen und der Arbeitsauftrag für die Psychotherapie? Worunter leiden die Patienten? Wie lauten die Ziele? Diese Punkte, die mit dem Anliegen der Patienten assoziiert sind, können entsprechend der Theatermetapher einer Bühne zugeordnet werden. Ich nenne sie *Inhaltsbühne*. Die Anliegen und Beschwerden sowie die sich daraus ergebenden Ziele bilden die Inhalte der Psychotherapie. Sie spielen ein Stück auf der Inhaltsbühne.

Vom Erstkontakt an, also bereits während eines ersten Telefonats oder schriftlichen Kontakts, laufen parallel zu den inhaltlichen Fragen Beziehungsprozesse ab. In der therapeutischen Beziehung werden unabhängig vom Anliegen der Patientinnen von Beginn an bewusste und unbewusste Strategien der Beziehungsgestaltung aktiviert. Beziehungsprozesse begleiten die gesamte Behandlung und bilden je nach therapeutischer Ausrichtung einen zentralen Bestandteil. Ich ordne sie der *Beziehungsbühne* zu. Es spielt sich etwas auf der Beziehungsbühne ab. Die Beziehungsprozesse zwischen Therapeut und Patient bilden das Stück, das auf der Beziehungsbühne gespielt wird.

Die Fragen, die sich daraus ergeben, sind nicht neu. Sie aus der Perspektive der Ego-State-Therapie zu beantworten bietet sehr interessante Möglichkeiten und Anregungen. In den Kapiteln 2–4 wurde eine Variante der Aufnahme des Kontakts mit einem Ego-State hervorgehoben, die darin besteht, nach dem für die Symptomatik verantwortlichen Ego-State zu fragen. Dieser Zugang kann durch die

Verwendung des Plurals erweitert werden: Welche Ego-States sind mit der Symptomatik oder mit einem spezifischen Thema assoziiert? Diese Fragen und ihre Antworten spielen sich auf der Inhaltsbühne ab. Auf dieser Bühne erscheinen die Ego-States, die zur Symptomatik, zum Anliegen oder zu einer speziellen Fragestellung gehören.

An diesem Punkt des psychotherapeutischen Prozesses zweigt sich der Weg in zwei Pfade auf: Auf dem einen Pfad lernen wir über die Etappe der Aufnahme des Kontakts mit den Ego-States etwas über die Symptomatik und ihre Funktionalität kennen. Wir erfahren, wie die Symptomatik funktioniert, wie sie sich entwickelte und wie sie sich einen festen Platz im inneren System erobern konnte. Wir lernen etwas über die Tätigkeit der Ego-States, die für die Symptomatik zuständig sind.

Auf dem zweiten Pfad lernen wir etwas über das innere System der Patienten. Wir erfahren etwas darüber, welche Rolle die Ego-States spielen, beispielsweise welcher Ego-State eine Führungsrolle beansprucht, wer sich unterordnet, wer die anderen ignoriert bzw. wer von den anderen ignoriert wird. Wir erfahren etwas über die Beziehungen der Ego-States untereinander. Wir erfahren ebenfalls etwas über die Häufigkeit ihres Auftretens im Leben der Patienten und ihre Auswirkung in verschiedenen Lebensbereichen. Wir entwickeln eine Art *innerer Landkarte* der Persönlichkeit.

Der Behandlungsprozess lässt sich nun enger oder weiter gestalten. Er kann sich auf die Bearbeitung eines konkreten Symptoms konzentrieren. Er kann sich jedoch auch darüber hinaus auf die Betrachtung der Persönlichkeit und ihrer biografischen Entwicklung erstrecken. Wir bewegen uns dabei immer noch auf der inhaltlichen Bühne. Sie kann einen kleinen oder größeren Rahmen aufweisen. Wir versuchen, das Stück, das auf dieser Bühne gespielt wird, zu verstehen und mitzugestalten. Die Bühne, auf der gespielt wird, kann eine Hauptbühne oder eine Probebühne sein.

Gleichzeitig ist es unerlässlich, sich zu fragen, was währenddessen auf der Beziehungsbühne gespielt wird. Je mehr die Inhalte im Vordergrund stehen, gerät die Dramaturgie des Stückes, das gerade auf der Beziehungsbühne gespielt wird, in den Hintergrund. Möglicherweise wird zu viel auf der Inhaltsbühne gespielt. Dann ist es sinnvoll, zwischenzeitlich auf die Beziehungsbühne zu wechseln oder sie mit einzubeziehen. Vielleicht lassen sich beide Bühnen näher zusammenrücken. Für das Einbeziehen der Beziehungsbühne bieten sich zwei einfache Interventionen an.

1) Sie können die Ego-States, die auf der Inhaltsbühne aufgetaucht sind, bitten, sich einen Moment Zeit zu nehmen, um die derzeitige psychotherapeutische Beziehung einzuschätzen. Ich möchte die Intervention an einem kleinen Beispiel erläutern: In der Arbeit zu einer bestimmten Symptomatik könnte u. a. ein hilfloser Ego-State aufgetaucht sein, der sich von den anderen nicht gesehen fühlt. Er wird immer wieder ignoriert und übergangen. Die Frage wäre nun, ob er sich auch in der therapeutischen Beziehung nicht gesehen fühlt, ob möglicherweise eine Wiederholung stattfindet. Nehmen wir an, ich hätte den Fokus meiner Veränderungsbemühungen von Beginn an mehr auf einen sehr ressourcenreichen Ego-State gerichtet. Den hilflosen Ego-State hätte ich in diesem Fall tatsächlich übersehen bzw. nicht richtig gesehen. Vielleicht hätte ich ihn kurz wahrgenommen, mich jedoch gleich wieder dem ressourcenreichen Ego-State zugewandt. Damit hätte ich die Befürchtungen des hilflosen Ego-States bestätigt. Er wäre wieder einmal nicht gesehen, sondern übergangen worden. Er würde dies also nicht nur im inneren System, sondern auch in der therapeutischen Beziehung erleben.

2) Sie können die Betrachtung der therapeutischen Beziehung aktiv und direkt einbringen (ohne die Ego-States danach zu fragen). Sie könnten den Patienten bitten, dass Sie die bisher in der Behandlung erarbeiteten Punkte einmal auf die therapeutische Beziehung beziehen möchten. Wäre beispielsweise »Wut« ein Thema, könnten Sie danach fragen, wie sich der mit der Wut assoziierte Ego-State in der therapeutischen Beziehung zeigt. Wäre ein hoher Leistungsanspruch relevant, könnten Sie fragen, welchen Anspruch der entsprechende Ego-State an Sie stellt und ob es überhaupt realistisch ist, diesem Anspruch gerecht zu werden.

Aus diesem Blickwinkel ergeben sich wiederum zwei Interventionsebenen.

1) Die erste liegt *im inneren System des Patienten*. Auf dieser Ebene ginge es in diesem Beispiel darum, den hilflosen Ego-State zu unterstützen. Er müsste innerhalb des inneren Systems mehr Aufmerksamkeit erhalten, von anderen Ego-States gesehen und angenommen und in das innere Team integriert werden.

2) Die zweite Interventionsebene liegt *im äußeren System*, also *in der Beziehung zwischen mir und dem hilflosen Ego-State*. Auf der zweiten Ebene geht es um die Beziehung, zwischen mir als Therapeuten und dem hilflosen Ego-State. Hier müssten Möglichkeiten thematisiert

werden, wie der hilflose Ego-State von mir als Therapeuten gesehen werden kann, wie ich ihn wertschätzen kann, wie ich sein Leid erfassen und angemessen darauf reagieren kann.

Der Start einer Psychotherapie kann sowohl auf der Inhaltsbühne als auch auf der Beziehungsbühne stattfinden. In meinem Beispiel führte der Weg von der Inhalts- auf die Beziehungsbühne. Genauso häufig erleben wir einen entgegengesetzten Weg. Es gibt hier also keine Einbahnstraße. Beginnt der Weg auf der Beziehungsbühne, ist es ein sehr lohnendes Projekt, von dort aus einen Ausflug auf die Inhaltsbühne zu unternehmen. Sie könnten sich einen Patienten mit einer sehr hohen Anspruchshaltung Ihnen gegenüber vorstellen, die von Ihnen als streng erlebt wird und Ihnen möglicherweise von Beginn der Behandlung an etwas Bauchschmerzen bereitet. In diesem Fall wäre es ja interessant, diese Anspruchshaltung mit dem Anliegen des Patienten in Verbindung zu bringen (z. B. mit den chronischen Schmerzen oder den Ängsten etc.). Sie würden damit auf die Inhaltsbühne wechseln. Vielleicht würde dies sogar eine Entlastung für Sie mit sich bringen. Zumindest läge nun der Fokus auf der Frage, wie sich diese Anspruchshaltung in Zusammenhang mit den Beschwerden des Patienten zeigt.

Ein ähnliches Beispiel wären unrealistische Hoffnungen, die jemand in einem eher flehenden Ausdruck in Sie setzt. Sie werden nun endlich »alles richten«! Sie werden die Retterin bzw. der Retter sein. Die Patientin hat schon zahllose Behandlungsversuche hinter sich; alle ohne Erfolg. Aber jetzt ist sie bei Ihnen, und nun werden Sie die Lösung finden. Teilweise geht es auch etwas nachdrücklicher mit dem Hinweis, dass Sie nun der allerletzte Versuch sind. Mit diesen speziellen Beziehungsangeboten befinden Sie sich ja mitten auf der Beziehungsbühne. Hier kann es ebenso hilfreich sein, nicht nur auf dieser Bühne zu verbleiben, sondern zusätzlich die Inhaltsbühne zu besuchen und zu schauen, was denn dort so gespielt wird.

Keiner der Bühnen würde ich ein Vorrecht einräumen. Beide sind unerlässlich. Beide müssen in den Behandlungsprozess einbezogen werden. Auf beiden gestalten Ego-States ein Stück. Teilweise scheinen es identische Stücke zu sein. Sie haben den Eindruck, dass sich Inhalt und Beziehung gar nicht auseinanderhalten lassen, dass die Beziehung der Inhalt ist. Teilweise sind sie derart unterschiedlich, dass man sich fragt, ob man sich noch im selben Theater befindet.

Generell können Ego-States durch bestimmte äußere und innere Faktoren ausgelöst werden. In der Traumatherapie spricht man von *Triggerreizen. Trigger* sind äußere und innere auslösende Faktoren. Sie lösen ein inneres Geschehen aus. In der Ego-State-Therapie spreche ich davon, dass durch diese Reize ein Ego-State aktiviert wird. Die Aktivierung eines Ego-States kann ein *Stück* eröffnen. Es kann eine Premiere oder die hundertste Wiederholung sein. Das Stück kann sich auf der Inhalts- oder der Beziehungsbühne abspielen. Die gegenwärtige Beziehungskonstellation in der Therapie kann gleichzeitig ein Trigger sein, einen Ego-State aktivieren und ein Stück eröffnen. Zwei kurze Beispiele.

Fallbeispiele aus der Praxis

1) *Arbeit mit Triggern außerhalb der therapeutischen Situation:* Ich exploriere mit einem Patienten die Auslöser für einen Flashback. Damit befinde ich mich auf der Inhaltsbühne. Wir reden über die zurückliegende Situation, die den Flashback ausgelöst hat. Wir können in kleinen Schritten nachvollziehen (soweit dies identifizierbar ist), was der auslösende Reiz war, welcher Ego-State aktiviert wurde, wie die Reaktion auf den Auslöser verlief, in welchen Zustand der Patient dadurch geriet und wie er versuchte, die Situation zu bewältigen. Wir könnten eventuell auch besprechen, wie sich weitere Ego-States in dieser Situation verhielten. Wir würden wichtige Informationen über die Ego-States, ihre Funktion, ihre Handlungsstrategien und ihre Bedürfnisse sammeln und beginnen, ein entsprechendes Interventionsangebot zu entwickeln.

2) *Trigger innerhalb der therapeutischen Beziehung:* Ich treffe mit einer Patientin eine Therapievereinbarung, die ich selbst nicht einhalte. Die Vereinbarung kann beispielsweise meine Erreichbarkeit oder die Sitzungsfrequenz betreffen. Mit meinem Verhalten des Nichteinhaltens löse ich ebenso einen inneren Prozess aus, aktiviere einen Ego-State (oder mehrere) und eröffne damit ein Stück auf der Beziehungsbühne – selbst, wenn ich dies nicht vorhatte. Mehrere Ego-States könnten reagieren. Denkbar wäre ein Ego-State, der mein Verhalten als Beweis dafür ansieht, wie unmöglich die Patientin ist, wie wertlos, dass sie es nicht anders verdient habe, dass sie dies wieder und wieder erlebe und dass sie kein Recht auf Zuverlässigkeit habe. Ein weiterer Ego-State könnte meine Kompetenz infrage stellen und würde mein Verhalten da-

hin gehend interpretieren, dass ich durch das Nichteinhalten mein wahres Gesicht gezeigt hätte und alles andere ohnehin nur Show sei. Hier ginge es darum, die Arbeit auf der Beziehungsbühne zu gestalten. Wie ließe sich die Beziehungsstörung lösen? Wie könnte ich mich glaubhaft entschuldigen? Wie könnte ich die Ego-States überzeugen? Wie würden wir eine neue Vereinbarung treffen können?

6.2 Beziehungsebenen der Ego-State-Therapie

Die Aspekte der Beziehungsbühne führen zu einem sehr wichtigen Thema der Ego-State-Therapie, das den gesamten psychotherapeutischen Prozess begleitet und einen bedeutenden Einfluss auf die unterschiedlichen Beziehungs- und Interventionsangebote ausübt. Die therapeutische Arbeit mit dem Ego-State-Modell verläuft auf mehreren Beziehungsebenen. Jede Ebene ist für den Behandlungsprozess relevant und muss in die therapeutischen Entscheidungen mit einbezogen werden. Keine der Ebenen kann ignoriert werden. Auf jeder Ebene sind spezifische Fragestellungen und Besonderheiten zu beachten. Der therapeutische Prozess wird aus dem Zusammenspiel der Ebenen gestaltet. Die Aufgabe der Therapeutin besteht darin, die Ebenen zu überschauen, ebenenspezifische Angebote zu formulieren und den Patienten dabei zu unterstützen, die Ebenen für den Veränderungsprozess zu nutzen.

Die Ego-State-Therapie verläuft auf *fünf Beziehungsebenen:*

1. zwischen Therapeutin und Patientin
2. zwischen Therapeutin und den Ego-States der Patientin
3. zwischen der Patientin und ihren Ego-States
4. zwischen den Ego-States
5. zwischen den Ego-States der Therapeutin und den Ego-States der Patientin.

Auf der *ersten Ebene* begegnen wir den Menschen, die in unsere Praxis kommen. Wir begegnen sozusagen Gesamtpersönlichkeiten. Wir hören ihr Anliegen, lassen uns ihre Geschichte erzählen, bauen eine Beziehung zu ihnen auf, schätzen ihren derzeitigen Belastungsgrad und ihre Stabilität ein und machen uns erste diagnostische Gedanken. Auf dieser Ebene sind bereits zahlreiche inhaltliche und

Beziehungsfragen sowie entsprechende Interventionen interessant. Eine dieser Interventionen stellt eine Einladung an die Patienten dar, ihr gegenwärtiges Erleben und ihre Beschwerden aus der Perspektive der Ego-State-Therapie zu betrachten. Die Patienten bieten eine Fülle an Ansatzmöglichkeiten für das Ego-State-Modell, die in Teil II des Buches in Abschnitt 9.1 erläutert werden. Wir könnten beispielsweise mit den Patienten über ihre Vorstellungen von Persönlichkeit und wie sie funktioniert ins Gespräch kommen oder über ihre Vorstellungen von der Wirkungsweise von Psychotherapie und von negativen und positiven Erfahrungen, die sie diesbezüglich gemacht haben. Auf der ersten Ebene entwickeln wir ebenfalls einen Behandlungsplan, den wir mit den Patienten diskutieren, wir erarbeiten Schritte in Richtung Erhöhung ihres Stabilitätsniveaus, stellen Notfalllisten auf, regeln das Setting, überprüfen die Wirkungen unserer Interventionen und vieles andere mehr. Die erste Beziehungsebene spielt eine besondere Rolle. Sie darf nie aus den Augen verloren werden und muss während des gesamten Behandlungsprozesses präsent sein. Während sich einzelne Interventionen der Ego-State-Therapie nur an bestimmte Ego-States richten können, begegnen wir in jeder Sitzung dem Menschen, der vor uns sitzt, mit unserem therapeutischen Selbstverständnis, mit unserem Menschenbild und unserer Vorstellung von psychotherapeutischem Handeln. Wir begeben uns in eine Begegnung, schwingen mit, klingen mit, bewegen uns mit und handeln in Abhängigkeit vom gegenwärtigen Erleben. Auf dieser Ebene übernehmen wir auch die Verantwortung für unser therapeutisches Tun und müssen die Möglichkeiten und Grenzen einschätzen.

Auf der *zweiten Ebene* entwickelt sich eine Beziehung zwischen uns und einem oder mehreren Ego-States der Patientin. Einerseits kann der Kontakt spontan zustande gekommen sein. Andererseits haben wir uns eventuell sehr darum bemüht. Vielleicht versuchten wir, diesen Kontakt auf verschiedenen Wegen herzustellen, direkten oder indirekten. Vielleicht fragten wir die Patientin, ob wir mit dem Ego-State sprechen dürfen oder ob sie Botschaften übermitteln könnte. Auf dieser Ebene wird die Beziehung zu den Ego-States entwickelt. Wir können als Therapeuten nicht davon ausgehen, automatisch willkommen zu sein. Für viele Ego-States ist es angemessener, uns mit großer Skepsis zu begegnen. Ein vertrauensvolles Verhältnis würde hier schon das Erreichen eines wichtigen Behandlungsziels darstellen. Die Bandbreite des Erlebens der Ego-States und ihrer dementsprechenden

Beziehungsgestaltung ist groß. Sie reicht von Skepsis über massive Ablehnung, Abwertung, Angst, Panik bis hin zu Hilflosigkeit und Bedürftigkeit. Ego-States können sich über uns lustig machen, uns testen, sich vor uns verbergen, uns aus dem Hintergrund beobachten, uns ignorieren, gar nicht wahrnehmen oder uns um Hilfe rufen. Nach meiner Erfahrung sind sie häufig froh, dass jemand mit ihnen Kontakt aufnimmt. Eine würdigende und respektvolle Haltung erscheint mir hierbei am hilfreichsten. Unser Beziehungsangebot sollte sich danach richten, um welchen Ego-State es sich gerade handelt.

Geht es beispielsweise um einen kritischen und verbietenden Ego-State, der sich in seiner Schutzfunktion gegen die Psychotherapie stellt, könnte es sinnvoll sein zu verhandeln, unter welchen Umständen und Bedingungen ein psychotherapeutisches Arbeiten vorstellbar wäre. Ego-States versuchen, ihre bisherigen Strategien möglichst beizubehalten und sind nicht immer von der Aussicht auf eine therapieinduzierte Veränderung begeistert. Für Verhandlungen gibt es viele Beispiele. Sie können Fragen betreffen, wie lange das psychotherapeutische Arbeiten »getestet« werden kann, bevor dann erneut eine Entscheidung getroffen wird. Sie können sich auf selbstschädigendes und therapiegefährdendes Verhalten beziehen. Sie können sich teilweise auch schon mit den Fragen beschäftigen, welche Ego-States welche Rolle in der Behandlung übernehmen und welche Art von Erfahrungen sie machen sollen.

Neben Verhandlungen mit kritischen Ego-States kann es andererseits notwendig sein, einen Schutz für hilflose Ego-States zu organisieren. Hier wird ein anderes Beziehungsangebot gemacht. Hier wird nicht verhandelt, sondern wahrgenommen und geschützt. Aus der Not heraus, in der sich ein hilfloser Ego-State befindet, wird eine schützende Strategie entwickelt. Die Strategie kann mit einem Erste-Hilfe-Einsatz verglichen werden. Bei der Aufnahme des Kontakts mit hilflosen Ego-States kann die Patientin mit traumatischen Erfahrungen in Berührung kommen. Aus diesem Grund sind hier besondere Vorsicht und eine möglichst gründliche Vorbereitung notwendig.

Als drittes Beispiel möchte ich die Zusammenarbeit mit ressourcenreichen Ego-States anführen. Diese Zusammenarbeit ist ebenfalls auf der zweiten Beziehungsebene angesiedelt. Ich versuche als Therapeut beispielsweise, mit inneren Helfern oder einem Ego-State der inneren Stärke zu kooperieren. Ich versuche, mich mit ihnen zu verbünden, um die weitere Arbeit als Teamarbeit zu gestalten und von ihnen unterstützt zu werden. Bestenfalls kann ich eine Art Arbeitsbündnis mit ihnen schließen und sie als Kotherapeuten betrachten.

Die *dritte Beziehungsebene* stellt die Ebene zwischen dem Patienten und seinen Ego-States dar. Die Beziehungen zu den Ego-States sind in den meisten Fällen gestört. In dem Moment, in dem wir den Patienten unterstützen, mit seinen Ego-States in Kontakt zu treten, werden ein neues Verständnis der Symptomatik und dadurch weitere bedeutende Schritte im Behandlungsprozess möglich. Beispielsweise übernehmen Patienten plötzlich mehr Verantwortung, weil sie einen hilfsbedürftigen Ego-State schützen wollen. Sie können sich plötzlich *dem Ego-State zuliebe* abgrenzen oder auf neue Weise für sich Sorge tragen. Die Beziehung zu den eigenen Ego-States kann Kräfte wecken und ein neues Handlungspotenzial eröffnen. Manche Patienten erleben dies tatsächlich wie eine Verstärkung und berichten davon, nicht mehr allein, sondern nun mit Unterstützung ihren verschiedenen Anforderungen begegnen und sie bewältigen zu können. Die Entwicklung der Beziehung zu kritischen Ego-States stellt ebenfalls für viele Patientinnen einen wichtigen Schritt dar. Häufig scheinen sich dadurch die inneren Kritiker zu verändern. Es wird ein Aufeinanderzugehen möglich. Unsere Aufgabe besteht darin, innere Begegnungen zu fördern, zu begleiten und ihre Auswirkungen für die Patienten in der äußeren Welt zu verfolgen und zu thematisieren.

Die *vierte Ebene* stellt die Ebene zwischen den Ego-States dar. Es geht um die Beziehungen untereinander, wie sie sich in einer Familie, in einem Team oder auch in einer Therapiegruppe gestalten. Dabei lassen sich typische Rollen und Positionen erkennen. Dies beginnt mit der Frage, ob ein Ego-State von der Existenz anderer Ego-States etwas weiß, was nicht als selbstverständlich angesehen werden kann. Des Weiteren geht es um die Bereitschaft zur Kommunikation und Kooperation. Sehr häufig bestehen starke Konflikte zwischen den Ego-States: Verweigerungshaltungen, Vorwürfe, Hass, Ignoranz oder Angst. Die Arbeit gestaltet sich auf dieser Ebene vergleichbar der einer Familien- oder Gruppentherapie. Gruppenprozesse müssen beachtet, Verstoßene und Ausgegrenzte geschützt, *Workaholics* entlastet, Gewalttätige gebremst und Helfer eingebunden werden. Häufig müssen Vormachtstellungen hinterfragt und neue Umgangsregelungen gefunden werden. Zu dieser Ebene passt der von Helen und John Watkins geprägte Begriff der »inneren Diplomatie«. Nicht selten erscheinen die feindseligen Haltungen der Ego-States als unauflösbar, erscheinen die Positionen als unvereinbar und selbst schon eine halbwegs respektvolle Kommunikation als höchst unwahrscheinlich. Trotzdem können wie in jeder Familie, jedem Team und jeder Gruppentherapie nicht einzelne Ego-States bevorzugt werden. Die Ego-States benötigen eventuell unterschiedliche Beziehungsangebote, wir müssen ihnen jedoch mit demselben Respekt und derselben Grundhaltung gegenübertreten.

Die *fünfte Ebene* beschreibt die Beziehungen der Ego-States des Therapeuten zu den Ego-States des Patienten. Sie wird häufig unterschätzt. Sie kann den Behandlungsverlauf maßgeblich beeinflussen. Diese Beziehungsebene erinnert uns an die Bedeutung der fortlaufenden Selbstreflexion und Selbsterfahrung. Es wäre vermessen, davon auszugehen, Selbsterfahrung »überspringen« zu können oder sie »hinter sich zu haben«. Die Reflexion der Existenz und der Strategien unserer Ego-States ist eine wichtige Voraussetzung für unsere Arbeit. Das Bemühen, auf diesem Wege weiterzukommen, hat sicherlich keinen Endpunkt, an dem wir dann *mit uns fertig sind*. Vielleicht haben Sie schon die Erfahrung gemacht, dass sich beispielsweise in Lebenskrisen bisher unbekannte Ego-States meldeten, unbekannte Seiten oder Anteile der Persönlichkeit, die sehr verunsichern können, aber doch dazuzugehören scheinen. Die wichtige Aufmerksamkeit für das Übertragungs- und Gegenübertragungsgeschehen – die Analyse der therapeutischen Beziehung – erhält hier eine sehr interessante Ergänzung und eine sehr hohe praktische Relevanz. Es geht nicht nur darum, wie wir die Patienten erleben und auf sie reagieren. Es geht um eine Reihe weiterer Fragen.

Die zentrale Frage lautet folgendermaßen: Welcher Ego-State der Therapeutin reagiert in welcher Form auf welchen Ego-State der Patientin?

Ich möchte hier die Aufmerksamkeit von den Patienten weg und hin zu Ihnen lenken. Wenn Sie über Ihre psychotherapeutische Arbeit nachdenken, könnten Sie zahlreichen Aspekten nachgehen. Dazu gehören Antworten auf die Fragen, welche Störungsbilder Sie besonders gern behandeln, welche Altersgruppe, welches Geschlecht, Patienten mit welchem sozialen Status oder mit welcher Nationalität, mit welchen biografischen und familiären Besonderheiten. Sie könnten sich fragen, worauf Sie im Behandlungsprozess in besonderem Maße reagieren und worauf Sie besonders achten. Was nehmen Sie außerordentlich gut wahr? Wo haben Sie blinde Flecken? Bei welchen Patienten können Sie zwischen den Zeilen lesen und haben sofort

»einen Draht«? In welchen Situationen geraten Sie aus der Fassung? Welche Patienten und Situationen sind Ihnen unangenehm? Welche fürchten Sie? All diese Fragen sind geprägt durch Ihre Persönlichkeit. Ihre Persönlichkeit wiederum ist geprägt durch Ihre Beziehungserfahrungen, Ihre Biografie, Ihre Interaktionsmuster und Ihre Ego-States, die Ihnen mit spezifischen Strategien bei der Auseinandersetzung mit der Welt zur Seite stehen.

Zur fünften Beziehungsebene gehören ebenfalls die Fragen der sekundären Traumatisierung, des Burn-outs und der eigenen Grenzen. Es gehören aber auch die Fragen der eigenen Unterstützungsfertigkeiten dazu, Fragen des eigenen therapeutischen Selbstverständnisses und der Fähigkeit, die Beziehungen zwischen den eigenen Ego-States und denen der Patienten in der Begegnung nutzen zu können, sie nicht zu fürchten oder zu unterbinden, sondern sich auf diese Begegnung einzulassen. Ignorieren lässt sich diese Beziehungsebene aus meiner Sicht ohnehin nicht. Somit sollte sie für den Veränderungsprozess beachtet und unbedingt einbezogen werden. Immerhin sind auf dieser Ebene auch positive Überraschungen und viele hilfreiche Momente zu finden, die eine unverzichtbare Bereicherung darstellen.

6.3 Innere und äußere Bühne

Das Konzept der *inneren und äußeren Bühne* spielt in der Ego-State-Therapie eine besondere Rolle. Mehrere Aspekte sind dafür ausschlaggebend: Dieses Konzept verbindet verschiedene psychotherapeutische Blickrichtungen, wie zum Beispiel tiefenpsychologische und verhaltenstherapeutische, und es liefert Überlegungen zu Prozessen wie Introjektion, Identifikation, Modelllernen, Spiegelphänomenen und Dissoziation.

Die Beschwerden der Patienten lassen sich sowohl auf einer inneren als auch auf einer äußeren Bühne abbilden, beschreiben und bearbeiten. Die Begriffe »innen/Innen« und »außen/Außen« stehen für Blickrichtungen oder Schauplätze. Vereinfacht könnte man fragen: Was spielt sich innen und was außen ab? Davon ließen sich dann Schritte ableiten, die Veränderungen innen und außen ermöglichen. Obwohl die meisten psychotherapeutischen Konzepte beide Blickrichtungen integrieren, entstehen im Behandlungsverlauf häufig Gewichtungen zugunsten der einen oder anderen Seite. Die Ego-State-Therapie schließt beim Arbeiten *im Außen*, also auf der äußeren Bühne, innere Prozesse mit ein. Ebenso nutzt sie während der Arbeit *im Innen*, auf der inneren Bühne, Einflüsse und Umgebungsfaktoren von außen.

Meistens lässt sich deutlich unterscheiden, wo gerade der Schwerpunkt liegt. Typische Beispiele für den Schwerpunkt im Außen sind Entscheidungskonflikte hinsichtlich der Ausbildung, des Studiums oder des Arbeitsplatzes, Auseinandersetzungen mit anderen Menschen (Partnern, Freunden, Vorgesetzten, Kollegen), Vermeidungsverhalten, Bewältigung von bürokratischen Hürden (Hartz-IV-Anträge, Aufenthaltsgenehmigungen, Sorgerechts- und Umgangsrechtsentscheidungen etc.), Klärung von medizinischen Problemen (Vorsorge, Nachuntersuchungen, Behandlungsentscheidungen) und vieles mehr. Sie werden sicher viele Beispiele aus Ihrer Praxis kennen, bei denen Sie die Ärmel hochkrempeln und versuchen, Lösungen für die jeweiligen Probleme im Außen zu finden. Dies ist wichtig und sinnvoll. Anhand der äußeren Situationen lassen sich elementare Informationen sammeln und Interventionsmöglichkeiten ableiten. Wir lernen die Patienten dadurch besser kennen. Durch Aktivitäten auf dieser äußeren Bühne kann sich die therapeutische Beziehung deutlich verbessern. Die Patienten erleben das Engagement der Therapeutin. Teilweise können konkrete Bedrohungen durch unmittelbares Handeln der Therapeutin abgewendet werden. Im weiteren Behandlungsverlauf können Problemlösestrategien entwickelt werden, die der Bewältigung dieser äußeren Anforderungen dienen.

Schnell geschieht es jedoch, sich in der jeweiligen Sache zu verstricken. Ich suche dann beispielsweise für eine Patientin nach immer neuen beruflichen Einstiegen, wäge für einen Patienten immer wieder das Für und Wider des Studienabbruchs ab, oder ich suche für eine weitere Patientin bürokratische Schlupflöcher in einer als aussichtslos erscheinenden finanziellen Situation. Dabei kann ich schnell den Blick für die inneren Prozesse verlieren. Teilweise kommt es mir vor, als übernähme ich die Arbeit der Patienten, was in besonderen Situationen notwendig und wichtig sein kann, aber zu einem problematischen Ungleichgewicht führt, wenn es über einen längeren Zeitraum bestehen bleibt.

Auf die gleiche Art, wie es sinnvoll ist, zwischen Inhalts- und Beziehungsbühne zu wechseln, ist es hier sinnvoll, zwischen der äußeren und inneren Bühne zu wechseln. Wenn ich feststelle, dass ich mich mit dem Patienten auf der äußeren Bühne festgefahren zu haben scheine, ist es höchste Zeit, auf die innere Bühne zu wechseln. Die Patienten legen bereits mit ihrer Art, ihre Schwierigkeiten und Beschwerden zu schildern, einen Schwerpunkt entweder mehr auf die äußere oder innere Bühne. Sie haben ihren Blick mehr nach außen oder innen gerichtet. Auf beiden Bühnen bietet die Ego-State-Therapie interessante Ansätze.

6.3.1 Von der äußeren zur inneren Bühne

Ich möchte zwei Vorgehensweisen vorstellen.

1) Falls ich mich mit der Patientin auf der äußeren Bühne befinde und – wie gerade erwähnt – möglicherweise stellvertretend nach Lösungen suche, bietet es sich an herauszufinden, welche Ego-States auf der äußeren Bühne beteiligt sind. Ich bitte die Patientin, sich die äußere Situation (an der wir uns vielleicht festgebissen haben) vorzustellen, und frage sie, welche Ego-States an dieser Situation teilnehmen. Obwohl die Aufmerksamkeit immer noch auf der äußeren Bühne liegt, wechselt die Blickrichtung nach innen. Die Patientin fokussiert dann beispielsweise nicht mehr auf die verschiedenen Männer, mit denen sie versuchte, die lang ersehnte Beziehung zu beginnen, sondern auf ihre eigenen Ego-States, die während der entsprechenden Situationen im Inneren aktiv sind. Welche Ego-States gestalten diese Bühne, dieses Geschehen? Welche Ego-States versuchen, die jeweiligen Situationen zu lösen? Wer wendet welche Strategie an? Wer kämpft? Wer flüchtet? Wer hat schon vorher resigniert? Der Fokus wird von der gesuchten Lösung weg und hin zu den in der Situation beteiligten Ego-States gerichtet. Das heißt nicht, dass die Lösungsorientierung aufgegeben werden muss. Es heißt jedoch, dass ich als Therapeut die Lösung nicht finden muss. Ich erlebe diese Strategie als äußerst entlastend. Ich muss nicht die *richtige Lösung*, den *goldenen Weg* kennen. Ich lerne etwas über das innere System der Patientin in einer konkreten äußeren Situation kennen. Die Situation wird zu einem Zugang zu den beteiligten Ego-States. Je mehr ich diesem Weg folge, desto mehr finde ich auf die innere Bühne, die möglicherweise bisher zu sehr ausgeblendet war. Auf der inneren Bühne kann ich nun nach Ego-States suchen, die Lösungsvorschläge haben. Gibt es jemanden, der oder die eine Idee hat? Welche Strategien werden vorgeschlagen? Welche haben sich bewährt, welche nicht? Sollten die Strategien, die sich nicht bewährten, weiterhin probiert werden? Welche Befürchtungen sind mit neuen Strategien verknüpft? Teilweise nehme ich eher eine mo-

derierende Funktion ein und versuche, eine Atmosphäre zu schaffen, in der im inneren System Lösungen entstehen können. Ich kann auf der inneren Bühne auch den Blick darauf richten, wer am meisten Schwierigkeiten mit der äußeren Situation hat, wer am dringendsten Unterstützung benötigt, wer überfordert oder bedroht ist, wer sich hilflos und verlassen fühlt.

2) Der zweite Zugang ist der über das gegenwärtige Erleben der Patientin während der mühevollen und scheinbar aussichtslosen Lösungssuche oder Entscheidungsfindung. Die Frage lautet in etwa: »Welche Ego-States machen sich jetzt hier in der gegenwärtigen Behandlungssituation, also jetzt in diesem Moment, bemerkbar in Anbetracht der Tatsache, dass wir nun schon so lange und mit großer Sorgfalt und viel Mühe nach einer Lösung suchen, ohne fündig zu werden?« Auch hier wird der Fokus weg von der ersehnten Lösung und hin zu den inneren Prozessen gelenkt, jedoch in diesem Fall zu denen, die damit in Zusammenhang stehen, diese Lösung nicht zu finden, selbst mithilfe des Therapeuten nicht. Der Fokus liegt nicht mehr auf der Situation, sondern auf dem momentanen Erleben. Welche Ego-States zeigen sich, wenn wir hier immer nach Lösungen suchen und keine finden? Damit bewege ich mich ebenfalls von der äußeren auf die innere Bühne. Bei beiden Vorgehensweisen wurde der äußere Anlass dazu genutzt, auf die innere Bühne zu gelangen.

6.3.2 Von der inneren auf die äußere Bühne

Den umgekehrten Fall werden Sie aus Ihrer Praxis genauso kennen. Manchmal entsteht der Eindruck, als hätten wir uns im Inneren verloren, derart in innere Prozesse verstrickt, dass wir glauben, nicht wieder herauszufinden. Teilweise erwecken die Patienten auch den Anschein, als wollten sie gar nicht nach außen, als wollten sie innen bleiben, wie in einem inneren Rückzugsort. Alles Äußere wird von ihnen als bedrohlich erlebt. Es kann sie in eine Art Prüfungssituation katapultieren, in der sie sich bewähren müssen. Sie fürchten durchzufallen und bleiben deshalb lieber *innen*. Es gibt noch weitere Gründe, die äußere Welt zu vermeiden und sich mehr in der inneren Welt aufzuhalten. Selbstverständlich ist es auch hier interessant, wer auf der inneren Bühne spielt.

Darüber hinaus stellt jedoch in diesen Fällen der Weg auf die äußere Bühne eine bedeutende Entwicklungsmöglichkeit und Lernerfahrung dar. Der Fokus wird von der Betrachtung innerer Prozesse weg und mehr in Richtung der äußeren Anforderungen gelenkt. Die Erkenntnisse über das innere System werden für dieses Unternehmen natürlich genutzt. Nachdem eine konkrete Situation herausgegriffen wurde, sind verschiedene Fragen von Interesse: Welche Ego-States reagieren in welcher Art und Weise auf die bzw. in der Situation? Wie wird die Situation von den Ego-States bewertet und eingeschätzt? Wer ist aktiv und wer passiv? Wer flüchtet oder wird überrumpelt, sodass er gar nicht zum Zuge kommen kann? Gibt es Ego-States, die über die notwendige Kompetenz verfügen, um die Situation zu meistern? Ist Nachhilfe erforderlich? Müssen Ego-States zuvor geschützt werden? All diese Fragen sollen aktives Bewältigungsgeschehen initiieren, sollen Möglichkeiten eröffnen, neue Erfahrungen in der Situation zu sammeln. Je nach der Ausprägung eines Vermeidungsverhaltens können die Fragen zunächst in der Erwartung der Situation gestellt werden. Der Weg verläuft von der inneren auf die äußere Bühne. Eine Reihe verhaltenstherapeutischer Interventionen wie Verhaltensproben, Rollenspiele, Expositionen sowie das Anwenden neu entwickelter Strategien bieten sich sehr gut an. Von großem Nutzen kann das Aufsuchen spezifischer Situationen sein, wobei es hier nicht um Habituation, sondern die Unterstützung der Anwendung neuer Strategien geht.

Weder die innere noch die äußere Bühne sollten übergangen werden. Beide Bühnen bieten vielfältige Interventionsmöglichkeiten und eröffnen einen Zugang zu den beteiligten Ego-States.

6.3.3 Was wir von außen nach innen aufnehmen: Introjektion, Identifikation, Modelllernen, Spiegelphänomene und Dissoziation

In diesem Abschnitt geht es darum, dass wir all das, was uns ausmacht, von einer *äußeren Bühne* nach innen aufgenommen haben. All das, was uns ausmacht, hat sich aufgrund einer Interaktion mit anderen Menschen, vor allem mit unseren Bezugspersonen, mit der Umwelt und dadurch mit der äußeren Bühne, entwickelt. Wenn wir uns mit äußeren und inneren Bühnen beschäftigen, stoßen wir früher oder später auch auf Überlegungen, welche Dinge wir von der äußeren in unsere innere Welt hereinnahmen bzw. hereinnehmen und wie wir uns mit dem *Hereingelangten* auseinandergesetzt und entwickelt haben, wie wir reagierten und interagierten. Dieses Hereinnehmen und Auseinandersetzen geschieht überwiegend unbewusst. Der Begriff des

Hereinnehmens ist missverständlich. Wir sind mit Bezugspersonen ebenso konfrontiert wie mit den Lebensbedingungen, in denen sich unsere Entwicklung vollzieht. Entwicklung ist immer Beziehung, und Beziehung ist immer interaktiv. Wir müssen uns mit allem, mit dem wir konfrontiert werden, auseinandersetzen. Wir sind gezwungen, darauf zu reagieren und Lösungen zu finden. Ein Großteil dieser Lösungen ist uns nicht bewusst.

Die Begriffe »Introjektion«, »Identifikation«, »Modelllernen« und »Spiegelphänomene« stehen für komplexe Konzepte, die unsere Entwicklung beeinflussen oder prägen und werden je nach dem konzeptionellen Hintergrund in diesem Zusammenhang unterschiedlich diskutiert. Die Auseinandersetzung mit den Begriffen und Konzepten stellt ein sehr interessantes und lohnendes Projekt dar (siehe u. a. Huber 2011; Peichl 2007; Reddemann 2011a; Vogt 2012). Ich möchte diese Auseinandersetzung jedoch hier nicht vertiefen, sondern in Hinblick auf die verschiedenen Interventionsmöglichkeiten der Ego-State-Therapie einige Bemerkungen zu den Prozessen machen, die beschreiben, dass wir mit Menschen und Umgebungsbedingungen von außen konfrontiert werden. Wir reagieren darauf, setzen uns damit auseinander. Daraus entwickelt sich etwas, das am Ende zu uns gehört bzw. zu uns zu gehören scheint, etwas, das uns ausmacht. Mir ist klar, dass dies vereinfachende Bemerkungen sind. Es geht mir um ein allgemeines Verständnis der zugrunde liegenden Prozesse sowie um eine Annäherung an die therapeutischen Implikationen.

Sowohl die Entstehung von Ego-States (siehe Kap. 3), ihre Funktion (siehe Kap. 4) als auch ihr Eigenleben (siehe Kap. 5) sind davon geprägt, welche Erfahrungen wir in unserem Leben machen, einschließlich vorgeburtlicher Erfahrungen. Die Bezugspersonen und die Lebensumwelt haben einen maßgeblichen Einfluss auf unsere Persönlichkeitsentwicklung.

Extrem vereinfacht könnte man sagen, dass wir zum größten Teil das sind, was sich durch die Beziehungsangebote und Lebensbedingungen, mit denen wir konfrontiert wurden, und die entsprechenden Auseinandersetzungen und Interaktionen entwickelte und uns somit prägte. Damit sind sämtliche Erfahrungen gemeint, die wir machten und machen, sämtliche Umstände, mit denen wir konfrontiert waren und heute konfrontiert sind, und Umstände, die uns veranlassten und immer wieder veranlassen, zu lernen und Lösungen zu finden. Damit sind förderliche und hinderliche Bedingungen und Erfahrungen gemeint, haltgebende und bedrohende, aufbauende und zerstörende. Ego-States entstehen vor dem Hintergrund dieser Erfahrungen und entwickeln ihre Strategien diesen Erfahrungen entsprechend.

Gerald Hüther betont den Zusammenhang von Entwicklung, Lernen und Beziehung. Er sagt, dass alles, was im Verlauf der ersten Lebensjahre gelernt werden muss, von anderen Menschen übernommen wird und führt weiter aus (2011, S. 42 f.):

> »Alles, worauf ein Kind später stolz ist, was es als Persönlichkeit ausmacht, was es weiß und kann, ebenso wie das, was es denkt und fühlt, ja sogar das, was es wünscht und träumt, und nicht zuletzt das, was es als seine Muttersprache erwirbt, verdankt es dem Umstand, dass andere Menschen ihm bei der Benutzung und Ausformung des Gehirns geholfen haben. Ohne erwachsene Vorbilder hätte ein Kind noch nicht einmal aufrecht zu gehen gelernt, es wäre nicht in der Lage, sich in einer bestimmten Sprache auszudrücken, es wüsste nicht, was essbar und was giftig und gefährlich ist. Auch wir selbst hätten weder Fahrradfahren noch irgendein hierzulande alltägliches Gerät zu bedienen gelernt. Wir könnten nicht schreiben, lesen und rechnen, auch nicht musizieren, singen und tanzen. Wir wären der äußeren Welt und unseren inneren Antrieben hilflos ausgesetzt, wüssten nicht, worauf wir besonders zu achten haben, hätten nicht gelernt, all die vielen komplexen Bewegungsabläufe und feinmotorischen Handlungen so zu steuern, wie man das nur von anderen Menschen lernen kann, und wir wären auch kaum in der Lage, irgendwelche in uns aufkommenden Impulse zu kontrollieren.«

Durch die äußere Welt, die Menschen, die zu ihr gehören, und ihre Umstände werden wir die, die wir sind. Was sich auf unserer inneren Bühne abspielt, entwickelte sich aufgrund der äußeren Bühne, in die wir hineingeboren wurden und mit der wir interagieren mussten. Durch die äußere Bühne und ihre Akteure werden innere Weichen gestellt.

Sie können sich als Beispiel drei Kinder vorstellen, zwei davon als Säuglinge. Der eine Säugling kommt in gutbürgerlichen Verhältnissen in einer wohlhabenden deutschen Familie zur Welt. Das Paar bereitet sich sorgfältig auf die Geburt vor, achtet auf alle möglichen Aspekte, wie die Ernährung, den Umgang mit Umweltreizen und die möglichst geringe Belastung der Schwangeren. Die werdenden Eltern versuchen, bestmögliche Voraussetzungen für optimale Entwicklungsbedingungen ihres Kindes zu schaffen, und setzen diese Strategie auch nach der Entbindung fort. Sie nehmen sich Zeit für ihr Kind, versuchen, den Lebensalltag danach auszurichten, suchen eine geeignete Kita und achten auf eine haltgebende, fürsorgliche und anregende Umgebung.

Der zweite Säugling wird in einem der vielen Krisengebiete der Welt geboren. Nehmen wir an, in einem Kriegsgebiet. Es herrschen Ausnahmezustand, Lebensbedrohung durch Kampfhandlungen, mangelnde Versorgung mit Grundwasser, Nahrungsmitteln und Medikamenten, Trennung von Familienangehörigen und Flucht. Niemand weiß, wie lange die Konflikte fortbestehen und wie sie enden. Es besteht keine Sicherheit zu überleben. Die Mutter des Säuglings befindet sich möglicherweise in ständiger Panik, ist selbst existenziell bedroht, hilflos und in ihrer Fürsorge für das Kind extrem eingeschränkt. Vielleicht entwickelten sich dissoziative Symptome in Reaktion auf die Kriegshandlungen und die Folgen, die sie für die Mutter haben. Zu überleben ist unter diesen Umständen bereits ein sehr anspruchsvolles Ziel. Menschen mit solchen Erfahrungen sehen wir auch in unseren Praxen. Dafür müssen wir uns nicht zu einem Einsatz in einem Entwicklungsland oder Krisengebiet aufmachen. Beispielsweise haben viele der älteren Patientinnen und Patienten als Kinder die letzten Kriegsjahre miterlebt. Sie wurden mit ähnlich bedrohlichen Bedingungen konfrontiert, wie wir sie heute in HD-Qualität aus verschiedenen Regionen der Erde präsentiert bekommen.

Für das dritte Kind bitte ich Sie, wieder einen Sprung in eine Familie in Deutschland zu machen. Es muss nicht eine extrem auffällige Familie sein, in der die Mitarbeiterinnen des Jugendamtes »ein und aus gehen«. Es kann eine für lange Zeit sehr unauffällige Familie sein. Nehmen wir an, dass die emotionale Bindung zwischen Mutter und Tochter gestört ist. Dafür gäbe es viele Gründe. Emotionalen Halt sucht das Kind nun beim Vater und findet ihn auch dort. Katastrophalerweise wird das Kind gleichzeitig das Ziel seiner sexuellen Gewalt, es wird von ihm sexuell missbraucht. Von derselben Person gehen nun zwei diametral entgegengesetzte Handlungen und Beziehungsangebote aus, einerseits eine Art Zuwendung, Halt, Interesse und andererseits extreme sexuelle Gewalt. Die Mutter ist für das Kind unerreichbar.

Bei diesen Beispielen wird deutlich, dass aufgrund der äußeren Welt, also der äußeren Bühnen, der drei hier angeführten Kinder sehr unterschiedliche Ego-States entstehen.

Bei förderlichen Entwicklungsbedingungen entstehen Ego-States, die einen Menschen befähigen, positive Erfahrungen zu machen, Lust auf Beziehungen und die Gestaltung des Lebens zu haben, sich eingebunden zu fühlen, sich gleichzeitig eine Unabhängigkeit zu bewahren und begeisterungsfähig zu sein. Glücklicherweise nehmen wir unzählige positive Dinge von der äußeren mit auf die innere Bühne. Diese positiven Dinge werden innerhalb der Ego-State-Therapie zum Beispiel mithilfe der Konzepte der inneren Stärke und der inneren Helfer in den Behandlungsprozess eingebunden. Darüber hinaus weisen symptomassoziierte und traumatisierte Ego-States ebenfalls kleine Portionen positiver Erfahrungen auf, die unbedingt genutzt werden müssen.

Je mehr diese förderlichen Bedingungen gestört sind, desto mehr besteht die Notwendigkeit *kompensatorischer Ego-States*. Das entscheidende Kriterium für die Entstehung dieser kompensatorischen Ego-States ist das Ausmaß, in dem die physiologischen und psychologischen Grundbedürfnisse eines Menschen, also auch schon eines Säuglings, bedroht, gestört oder zerstört werden. Kompensatorische Ego-States können als verletzte sowie als verletzende Ego-States entstehen. Wenn beispielsweise ein traumatisierter kindlicher Ego-State den körperlichen Schmerz trägt, besteht die Kompensation darin, dass es in Anbetracht der überwältigenden Traumatisierung notwendig wurde, das Erleben aufzuteilen und verschiedenen Ego-States sozusagen zuzuordnen.

Wenn ich von täternahen Ego-States, inneren Tätern oder Täterintrojekten spreche, dann meine ich auch hier Ego-States, die entstanden sind, um eine *äußere* Bedrohung zu bewältigen. Es gibt verschiedene Möglichkeiten, auf diese von außen – also von einer äußeren Bühne – herkommende Bedrohung zu reagieren. Unabhängig davon, ob Menschen förderlichen oder zerstörerischen Bedingungen ausgesetzt sind, nehmen sie – nehmen wir alle – sehr viel davon in eine innere Welt auf. Das betrifft Werte und Überzeugungen, Bewältigungsstrategien, Aufträge, Zuschreibungen, Urteile, Verhalten und Handlungsabläufe, Fertigkeiten, Gesten, Sprache, Wahrnehmungen und vieles mehr.

Menschen können bis zu einem gewissen Grad an zwischenmenschlichem Stress zwischenmenschliche Interaktionen mit einer

Art objektiver Distanz wahrnehmen, eine aktive Rolle in der Interaktion übernehmen, Handlungsergebnisse abspeichern sowie weitere Handlungsziele daraus ableiten und umsetzen (Vogt 2012, S. 33). Mit zunehmender Existenz- oder/und Lebensbedrohung werden die Wahrnehmungskapazitäten jedoch stärker auf das Gegenüber fokussiert. Je stärker die Lebensbedrohung des Opfers, desto stärker wird die Ausrichtung auf die Position des Täters. Vogt spricht von einem qualitativen Sprung in der täterinduzierten Wechselbeziehung, den diese stressbasierte Wahrnehmungsausrichtung darstellt. Im Zusammenhang mit einem Psychotrauma wird die Fremdorientierung gegen den Willen des unterlegenen Individuums erzwungen. Sie stellt die letzte Chance dar, die Grausamkeiten des Täters zu überleben. Es erfolgt eine Blitzanalyse der Bedürfnisse des Täters zu dem Zweck, das eigene Überleben zu sichern. Dieser Prozess kann derart starke Ausmaße annehmen, dass eine kritische Distanz verloren geht (ebd., S. 36).

Zu den Prozessen, durch die diese Dinge »hereingelangen«, gehören neben verschiedenen Lernprozessen auch Introjektion, Identifikation, Modelllernen, Spiegelphänomene sowie Dissoziation. Zu den Prozessen, durch die diese Dinge »drinbleiben«, sich also unbewusst und autonom auf der inneren Bühne etablieren, gehören ebenfalls mehrere innere Aktivitäten. Zunächst sind das Bestreben nach Konsistenz sowie eine grundlegende Entwicklungstendenz zu nennen (siehe Kap. 3). Daraus ergeben sich Bestrebungen, physiologische und psychische Grundbedürfnisse zu befriedigen. Damit dies erreicht wird, werden Bewältigungsmechanismen entwickelt, die weitgehend unbewusst ablaufen. Im extremsten Fall ginge es darum, überhaupt zu überleben.

Damit unter Traumatisierungen das Überleben gesichert und die Grundbedürfnisse annähernd befriedigt werden können, kann es dazu kommen, verschiedene Aspekte des Täters oder der Täter zu übernehmen. Dabei geht es um eine Bewältigung von extremem Schmerz, von Kontrollverlust, Ohnmacht, Ausgeliefertsein und Bindungsverlust sowie um einen Versuch, der Tat irgendeinen letzten Sinn geben zu können. Der Prozess des Übernehmens kann schließlich dazu führen, dass Patienten täternahe Ego-States erleben. Sie denken, fühlen und handeln wie die Täter. Teilweise können sie sie als fremd, nicht zu ihnen gehörend beschreiben – selbst wenn sie auf der inneren Bühne einen hohen Machtanteil besitzen. Teilweise sind die Patienten auch davon überzeugt, dass diese Ego-States zu ihrer Persönlichkeit gehören, dass es sie selbst sind und dass es daran keinen Zweifel gibt. In beiden Fällen gab es einen Transfer von der äußeren auf die innere Bühne bzw. von der äußeren auf die innere Welt zu dem Zweck, eine bedrohliche Situation zu bewältigen. Dissoziative Prozesse bilden eine wichtige Grundlage dieser Phänomene und modellieren sie.

Das Spektrum dessen, was wir von der äußeren auf die innere Bühne übernehmen, ist sehr groß. Es reicht von sehr entwicklungsförderlichen Aspekten bis hin zu basalen Überlebensmechanismen, die im Extremfall mit einer Auflösung der eigenen Persönlichkeit verbunden sein können. Die Ego-States, mit denen wir es auf der inneren Bühne zu tun haben, sind in der Auseinandersetzung mit der äußeren Welt und den entsprechenden Beziehungserfahrungen entstanden.

6.4 Die Bühnen der Vergangenheit, der Gegenwart und der Zukunft

Die Ego-State-Therapie nutzt – wie andere psychotherapeutische Konzepte auch – mehrere Zeitebenen. Für diese Zeitebenen bietet sich ebenfalls die Metapher der Bühnen an. In Ihrer psychotherapeutischen Arbeit werden Sie damit vertraut sein, dass die Patientinnen auf einer Zeitachse förmlich hin und her katapultiert werden. Dieses Erleben erinnert an einen *Time-Tunnel*, der sie in Sekundenschnelle in eine bestimmte Zeit versetzt. Häufig wirkt sich dieses Katapultiertwerden sehr negativ aus und führt zu deutlichen Belastungsanstiegen.

6.4.1 Mit einem Bein in der Vergangenheit

Viele der bisher angeführten Fallbeispiele oder Behandlungssequenzen können an dieser Stelle erneut aufgegriffen werden. Wenn zum Beispiel die übergriffige Chefin mit ihrem aggressiven und grenzverletzenden Verhalten bei der Patientin einen ca. sechsjährigen Ego-State aktiviert, dann katapultiert sie die Patientin damit in die Vergangenheit. Genauer gesagt, holt sie die Vergangenheit in die Gegenwart. Die Patientin scheint innerlich die Bühnen zu wechseln. Von der *Bühne der Gegenwart*, auf der sie auch über erwachsene und kompetente Anteile verfügt, wird sie auf die *Bühne der Kindheit* katapultiert, auf der sie sechs Jahre alt ist und sich in einer Art dissoziierter Schockstarre befindet, die letztlich zu einer absoluten Handlungsunfähigkeit führt. Dabei ist es unwichtig, ob die Patientin den Eindruck hat, sie würde in die Vergangenheit zurückbefördert, oder ob sie die Situation erlebt, als würde sie in der Gegenwart von der Vergangenheit eingeholt. In beiden Fällen landet sie unfreiwillig auf der Bühne der Vergangenheit, die in ihrem Fall mit einem Zustand verbunden ist, in dem sie traumatisiert ist. Das Erleben, sich durch äußere oder innere Auslöser plötzlich in die Vergangenheit zurückversetzt zu fühlen bzw. von ihr eingeholt zu werden, wird Ihnen von sich selbst und genau so auch von Ihren Patienten vertraut sein.

Für die psychotherapeutische Arbeit ergeben sich daraus besondere Fragen. Nutzt man die Bühnenmetapher, dann muss beantwortet werden, welche Ego-States sich auf welcher Bühne befinden.

Die allgemeine Frage lautet also: Was wird von wem auf welcher Bühne gespielt?

Hinsichtlich der Zeitebenen stellt sich nun weiter die Frage: Welches Stück auf welcher Bühne spiegelt welche Zeit wieder? Zwei Blickwinkel haben dabei enorme therapeutische Bedeutung.

1) *Unterschiedsbildung:* In der Traumatherapie beispielsweise besteht einer der wichtigsten therapeutischen Schritte darin, dass die Patientinnen lernen, die Bühne der Vergangenheit und die der Gegenwart voneinander zu trennen. Sie erleben die Vergangenheit in der Gegenwart. Sie spüren eben nicht, dass es nun vorbei ist, sondern erleben die Bedrohung unmittelbar in diesem Moment. Sie kennen zwar das heutige Datum. Der Körper verhält sich jedoch so wie damals, als gäbe es diesbezüglich keinen Unterschied. Es geht also um *Unterschiedsbildung*, um die Differenzierung von Vergangenheit und Gegenwart sowie um die Wahrnehmung der veränderten Bedingungen. Wir müssen dabei beachten, dass den meisten Patienten klar ist, dass sie heute in einer anderen Zeit leben, dass andere Bedingungen existieren und viel mehr Möglichkeiten bestehen, auf die Lebenssituation Einfluss zu nehmen. Im Inneren reagieren jedoch verletzte Ego-States, die davon nichts mitbekommen zu haben scheinen oder die sich davon nicht überzeugen lassen. Für diese Ego-States ist es sehr wichtig, den Unterschied von Vergangenheit und Gegenwart verstehen und erleben zu lernen. Fast wie ein Mantra benötigen sie die Botschaft, dass heute nicht damals ist.

2) *Zusammenhangsbildung:* Der zweite Aspekt besteht darin, dass es für viele Patienten sehr wichtig ist, den *Zusammenhang zwischen damals und heute* zu verstehen. Hier steht also nicht die Differenzierung von Vergangenheit und Gegenwart im Vordergrund, sondern die Verflechtungen beider Ebenen. Es geht um Antworten auf Fragen, welche

Aspekte der gegenwärtigen Situation an die Vergangenheit erinnern und unmittelbar die Ego-States aktivieren, die mit der Vergangenheit assoziiert sind. Es geht um das Thema »Wiederholungen«. Unsere Patientinnen berichten sehr häufig davon, wie sie *immer wieder* in die gleichen belastenden Situationen geraten, wie beispielsweise immer wieder ihre Grenzen missachtet werden, wie sie immer wieder nicht gesehen werden, wie sie sich immer wieder schuldig fühlen, wie ihr Vertrauen immer wieder enttäuscht wird. Hier liegt der Fokus darauf, die Ego-States zu identifizieren, die entsprechend früheren Erfahrungen reagieren, ohne zu bemerken, welche Zeit heute herrscht und was sich in der Zwischenzeit alles getan hat. Es wird schnell deutlich, dass diese Ego-States versorgt werden müssen und Hilfe benötigen. An diesem Punkt werden die Bühnen interessant, da es nun darum geht, auf der Bühne der Gegenwart eine Abordnung zusammenzustellen, die einem bedürftigen Ego-State auf der Bühne der Vergangenheit zu Hilfe eilt. Die Patienten lernen den Zusammenhang von Gegenwart und Vergangenheit kennen. Sie sollen einen Überblick über typische Auslösereize erhalten sowie darüber, welche Ego-States durch welche Reize aktiviert werden und welche Unterstützung diese Ego-States benötigen.

Hinsichtlich der Zeitebenen ist der Kontext des Erlebens unserer Patientinnen von entscheidendem Interesse. Wir müssen die Zeitsprünge und die Parallelen herausarbeiten und in unsere Behandlungsplanung einbauen. Das explizite Thematisieren der Zeitebenen, das hier mittels der Bühnenmetapher vorgestellt wird, kann einen starken Einfluss auf den Therapieprozess ausüben und den Patienten weitere wichtige Veränderungsschritte ermöglichen. Die Thematisierung zeigt uns, auf welcher Bühne der jeweils nächste Schritt stattfinden sollte:

- Muss ein hilfloser Ego-State versorgt werden, wird der nächste Schritt auf der Bühne der Vergangenheit stattfinden. Die Versorgung können beispielsweise kompetente Ego-States oder innere Helfer des Patienten übernehmen. Es ist sehr wichtig, dabei immer zu beachten, dass das Stück, das gerade auf der Vergangenheitsbühne läuft, in der Gegenwart aufgeführt wird. *Es steht Vergangenheit drauf, es ist aber Gegenwart drin.*
- Geht es eher darum, Auslösereize zu bewältigen, findet der nächste Schritt auf der Bühne der Gegenwart statt. Hier stehen

viele Fragen im Vordergrund, die auf die Aspekte abzielen, die die Patienten in relevanten Situationen beachten sollten. Es geht um die Wahrnehmung von potenziellen Auslösereizen, das Überblicken der typischen Reaktionsmuster und letztlich um das Einsetzen neu entwickelter Strategien. In dem Beispiel mit der übergriffigen Chefin könnte es darum gehen, dass in der nächsten Situation, in der sie einen aggressiven Anfall bekommt, der kompetente und erwachsene Ego-State reagiert und der hilflose sechsjährige Ego-State zuvor in Sicherheit gebracht wird.

Damit dies stabil funktionieren kann, müssen relevante Situationen vorbereitet und die neuen Strategien geübt werden. Hier kommt eine neue Zeitebene ins Spiel, die Zukunftsperspektive.

6.4.2 Mit einem Bein in der Zukunft

Die Zukunftsperspektive ist hinsichtlich der Zeitebenen ebenso von großem Interesse. Für viele Patientinnen spielt die Zukunft eine sehr große Rolle. Einerseits erleben sie eine Reihe von zukunftsbezogenen Befürchtungen, die sich zu regelrechten Katastrophierungen ausweiten können. Andererseits kann die Zukunft auch mit großen Hoffnungen und der Vorstellung verknüpft sein, die momentanen Schwierigkeiten dann endlich überwunden zu haben. Aus der Sicht der Ego-State-Therapie stellt die Einbindung der Zukunftsperspektive, also der *Zukunftsbühne,* einen bedeutenden Interventionsbereich dar.

Die in der klinischen Hypnose gebräuchliche Zeitprogression findet hier vielseitige Anwendung. Ich möchte vier in der Ego-State-Therapie häufig verwendete Anwendungen vorstellen und Sie einladen, sie noch weiter auszugestalten.

1) *Trockentraining und Generalproben:* Die Bühne der Zukunft spielt eine besonders große Rolle im Zusammenhang mit dem Ausprobieren und Üben neuer Strategien. Jegliche Strategien lassen sich in Trance oder in sensu ausprobieren und üben, sei es die Wirkung der inneren Stärke, innerer Helfer oder Beobachter, seien es neue Handlungsabläufe, Verhaltens- und Reaktionsweisen und Bewältigungsfertigkeiten. Für jede Intervention kann man eine vermutete, in der Zukunft liegende Situation nutzen, um einen ersten Eindruck zu erhalten, ob und wie die Intervention Wirkung zeigen könnte. Nehmen Sie das Beispiel eines Ego-States der inneren Stärke. Die Arbeit

auf der Zukunftsbühne besteht darin, sich vorzustellen, gemeinsam mit diesem Ego-State als Verstärkung durch eine zukünftige schwierige Situation zu gehen und dabei neue Erfahrungen zu machen. Sie könnten diese Erfahrung genau explorieren und die Patientin fragen, wie sie sich mit dieser Verstärkung fühlt, wovon sie überzeugt ist, wie sie handelt, was sie wahrnimmt, welche Emotionen im Vordergrund stehen und wie ihr Körper reagiert. Dadurch erhalten Sie unmittelbar eine Rückmeldung zu ihrer Intervention. Sie kann anhand der Erfahrung auf der Zukunftsbühne kritisch betrachtet und hinsichtlich ihrer Wirkung überprüft werden. Anschließend bestehen Möglichkeiten, die Intervention entsprechend den Rückmeldungen zu verfeinern. Die Intervention kann also bereits zu diesem Zeitpunkt an die Bedürfnisse der Patientin angepasst werden. Zum Beispiel könnte sie feststellen, dass sie die innere Stärke allein nicht befähigt, die zukünftige Situation zu bewältigen. In diesem Fall wäre zu überlegen, ob zusätzlich innere Helfer zum Einsatz kommen oder verletzte Ego-States zuvor in Sicherheit gebracht werden sollen. Diese Erweiterung könnte dann wiederum auf der Zukunftsbühne »getestet« werden. Im therapeutischen Alltag bieten sich unzählige zukünftige Situationen für ein solches Vorgehen an.

2) *Suchen, was guttut:* Die zweite Anwendungsmöglichkeit der Bühne der Zukunft besteht eher aus einer Suche. Der Patient wird angeleitet, sich an einen Zeitpunkt in der Zukunft zu versetzen – wie mithilfe eines *Time-Tunnels* – und sich dort zu erleben. Es geht um eine Selbstbeobachtung, Selbstwahrnehmung und Selbstexploration. Es bieten sich Fragen danach an, welche Ego-States auf die zukünftige Bühne gehören sollten, was dem Patienten guttun würde, worauf er achten würde, was für ihn wichtig und was unwichtig wäre, wie er Beziehungen zu anderen Menschen erleben oder wie er bestimmte Situationen bewältigen würde. Aus der Exploration auf der Zukunftsbühne lassen sich wichtige Rückschlüsse über anstehende Veränderungsschritte ziehen. Beispielsweise könnte sich herausstellen, dass er einige Ego-States am liebsten nicht mit auf der Zukunftsbühne haben möchte, sich dafür jedoch andere wünscht, die auf der Bühne der Gegenwart scheinbar noch nicht existieren. Die Erfahrungen des Patienten liefern wertvolle Informationen für die Behandlungsplanung.

3) *So tun, als ob:* Diese Strategie ist u. a. in der Hypnotherapie und lösungsorientierten Therapie weit verbreitet. Die Frage lautet in etwa: Wie wäre es, wenn Sie ihr Ziel erreicht hätten? Neurowissenschaftliche

Befunde legen nahe, dass in unseren Gehirnen bei einer Vorstellung einer Handlung die gleichen motorischen Areale aktiviert sind, die zur tatsächlichen Ausübung dieser Handlung aktiviert werden. Allein aus diesem Grund erscheint es sinnvoll, der Zukunftsbühne einen festen Platz in der Psychotherapie einzuräumen. Dies bietet sich natürlich auch in der Ego-State-Therapie an. Im Vordergrund der Betrachtung steht dabei aus meiner Sicht die Ihnen nun schon vertraute, hier leicht modifizierte Frage: »Welche Ego-States spielen welches Stück auf der Zukunftsbühne, wenn Sie (der Patient, die Patientin) ihr Ziel erreicht haben?« Die Antwort auf diese Frage bietet wiederum eine sehr gute Möglichkeit einer ausführlichen Exploration, welche zu einer Vertiefung und Konsolidierung führen kann. Ich möchte Ihnen ein kleines Gedankenexperiment vorschlagen, um diese Strategie zu verdeutlichen. Stellen Sie sich vor, Sie befinden sich in einem hektischen Zustand. Das Ziel wäre klar, Sie möchten nicht hektisch, sondern ruhig und entspannt sein. Das geht jedoch aus Tausenden Gründen in diesem Moment absolut nicht (sonst ja, kein Problem, aber jetzt gerade eben nicht). Stellen Sie sich nun vor, Sie befinden sich an einem beliebigen Zeitpunkt in der Zukunft. Die Umstände wären tatsächlich andere, und Sie wären innerlich völlig ruhig und entspannt. Sie könnten diesen Zustand zunächst einfach eine Weile wahrnehmen. Vielleicht kommt er Ihnen vertraut vor, dann geht es leicht. Vielleicht kommt er Ihnen fremd vor, dann verliefe diese Wahrnehmung in Millimeterschritten. Es reicht aus, wenn es nur halbwegs gelingt. Trotzdem könnten Sie sich anschließend fragen, ob Ihnen in dieser zukünftigen Situation, in der Sie völlig oder halbwegs ruhig und entspannt sind, ein Ego-State auffällt (oder mehrere), der Sie dabei besonders unterstützt, der sozusagen *der Verantwortliche für Ruhe und Entspannung* sein könnte. Zusätzlich könnten Sie sich auch fragen, ob es einen Ego-State gibt, der Sie bisher immer in Hektik versetzte und der jetzt gerade freihat. Auf diese Weise würde sich die Ruhe verstärken können, und Sie würden gleichzeitig wichtige Informationen über die inneren Akteure sammeln, die mit dem Erleben von Hektik und Ruhe verbunden sind.

4) *In sensu ist Silber, in vivo Gold:* Die ersten drei Anwendungen in Zusammenhang mit der Bühne der Zukunft finden in der Vorstellung oder mittels Übungen während der Sitzung statt. Sie werden im Behandlungsraum angeleitet. Sie spielen eine wichtige Rolle und besitzen hohes Potenzial, den Veränderungsprozess günstig zu

beeinflussen. Sie ersetzen jedoch nicht reale Erfahrungen im Alltag unserer Patienten. Trotz aller Stärke der Vorstellungskraft haben reale Erfahrungen, die die Patienten außerhalb des Behandlungsraumes machen, die größte Überzeugungskraft. Die Erfahrungen und neues Erleben im Behandlungsraum sind deshalb nicht weniger wert. Die Kraft der Vorstellung, die Arbeit an neuen Strategien sowie die Bedeutung neuer Beziehungsangebote wurden bereits hervorgehoben. Sie können jedoch vielfältig mit Erfahrungen außerhalb des Behandlungsraumes ergänzt werden. Besonders für Verhaltenstherapeuten gehört dies zur täglichen Arbeit. Der Fokus liegt darauf, nach Möglichkeiten im Lebensalltag der Patienten zu suchen, durch die sie neue Schritte unmittelbar umsetzen und ausprobieren können. Nicht alle inneren Veränderungen lassen sich sofort bis zur nächsten Sitzung im Alltag abbilden. Es finden sich jedoch unzählige kleinere oder größere, leichtere oder schwierigere Übungsfelder, die sich sehr gut eignen, neue Strategien anzuwenden, zu überprüfen und zu modifizieren. Das zukunftsorientierte Vorgehen mittels Vorstellung oder Übung, das bisher im Behandlungsraum realisiert wurde, wird nun in den Lebensalltag transferiert. Mit den Patientinnen werden Situationen identifiziert, die sich zum Anwenden eignen. Die Anwendungen werden in der Sitzung vorbereitet, anschließend von der Patientin durchgeführt und in der nächsten Sitzung ausgewertet. Unter den vielen Möglichkeiten sind beispielsweise die Nutzung von Ego-States der inneren Stärke, innere Helfer, innere Beobachter, das Schützen und Versorgen verletzter Ego-States sowie die Realisierung neuer Tätigkeiten von destruktiv wirkenden Ego-States zu nennen. Je nach Stil lassen sich auch Protokolle einsetzen, die den Patientinnen die Anwendungen erleichtern. Als äußerst günstig erweist sich natürlich ein Wechsel aus Trockentraining und realer Anwendung. Das ist vergleichbar mit der Situation von Teilnehmern eines Sprachkurses, die unmittelbar im Anschluss an den Kurs in das entsprechende Land fahren.

Im fünften Prinzip wurde dargestellt, wie sich in der Ego-State-Therapie die Metapher von mehreren Bühnen nutzen lässt und welche Rollen die Bühnen spielen. Ich möchte dabei besonders hervorheben, dass all diese Bühnen ihre Berechtigung haben. Es gibt keine *goldene Bühne* in der Ego-State-Therapie. Es gibt keine Rangliste der Bühnen. Die Bühnen stehen in permanentem Austausch. Sie beeinflussen sich und lassen sich häufig nur schwer voneinander trennen. Sie gehören zu einem Theater. Sinnvoll erscheint mir, danach zu schauen, welche Bühnen in der psychotherapeutischen Arbeit bzw. im Erleben der Patienten zu kurz zu kommen scheinen. Welche Bühne bräuchte mehr Aufmerksamkeit? Auf welcher Bühne sind Schritte und Entwicklungen notwendig und möglich? Welche Interventionen eigenen sich für welche Bühnen?

Mit der Frage, wie bei derart vielen Bühnen das Theater seine Identität erhalten kann und wie wir dabei nicht den roten Faden verlieren, beschäftigt sich das sechste Prinzip.

7 Prinzip der Koexistenz, Verständigung, Kooperation und Integration als Ziele der Ego-State-Therapie

»Unser Körper ist in Wahrheit
eine Gemeinschaft verschiedener Individuen,
die harmonisch zusammenarbeiten,
um unsere Zugehörigkeit zur Welt zu ermöglichen.«
John O'Donohue (2010)

Mit dem sechsten Prinzip schließt sich der Kreis. Nachdem sich die bisherigen Kapitel mit der Multiplizität der Persönlichkeit, der Entstehung und Entwicklung der Ego-States, ihrer Funktionalität, ihres Eigenlebens sowie der Nutzung der Bühnenmetapher beschäftigten, stehen hier Verständigung und Integration im Vordergrund.

Das Kapitel weist auf das Ziel der Ego-State-Therapie. Dieses Ziel immer im Blick zu behalten erleichtert die Gestaltung des Behandlungsprozesses und hilft dabei, Schwierigkeiten und Hindernisse zu überwinden.

Das Ziel der Ego-State-Therapie ist die Befähigung von Menschen, mithilfe ihrer Ego-States eine höhere innere Konsistenz im Austauschprozess mit der Umwelt herzustellen und damit Wachstumsprozesse, Entwicklungspotenziale, Beziehungsfähigkeit und Selbstbestimmtheit zu fördern.

Menschen sollen befähigt werden, sich mit sich selbst und der Umwelt auseinanderzusetzen, Konflikte zu lösen, immer wieder auf neue Anforderungen zu reagieren und dabei auch immer wieder eine innere Konsistenz herzustellen. Sie sollen sich mit ihren Ego-States in der sozialen Umwelt, also der äußeren Welt, bewähren. Integration ist kein statischer Zustand, hinter den man dann ein Häkchen machen kann, sondern ein dynamischer Prozess in dem Sinne, dass sich das innere System fortlaufend neu definieren muss, damit es sich an veränderte Umweltbedingungen anpassen bzw. sich mit ihnen auseinandersetzen kann. Für dieses Ziel muss ein Mindestmaß an Kommunikation und Kooperation der Ego-States entwickelt werden. Dafür bietet die Ego-State-Therapie ein Behandlungsmodell.

Der Ego-State-Therapie liegt ein Teilemodell der Persönlichkeit zugrunde. Um dieses Modell im psychotherapeutischen Rahmen anzuwenden, wird mit den Teilen, also den Ego-States, gearbeitet. Die Prinzipien der Arbeit wurden in den bisherigen Kapiteln vorgestellt. Das Ziel besteht in der Integration der Ego-States. Dieses Ziel ist den Zielen weiterer Teilemodelle sehr ähnlich. Es geht um die Integration von Teilen. Es geht nicht um Separation, sondern um Integration. Als Kriterien der Integration können die Koexistenz, die Verständigung und die Kooperation der Ego-States angesehen werden. Diese Kriterien können während des gesamten Behandlungsprozesses überprüft werden, nicht nur zum Behandlungsende. Dabei geht es um die Berücksichtigung der fünf Beziehungsebenen, die in Abschnitt 6.2 genannt wurden. Der Erfolg der Integration der Ego-States zeigt sich im Wachstum und Entwicklungspotenzial der Gesamtperson. Für diesen Erfolg muss zwischen den Ego-States nicht immer Harmonie herrschen. Die Frage ist, wie sich die Person mit ihrer Umwelt auseinandersetzt, wie sie immer wieder eine innere Konsistenz herstellt, wie sie ihre Wachstums- und Entwicklungspotenziale ausschöpft und wie sie ihre Ego-States dafür nutzen kann.

Ab und an taucht die Diskussion darüber auf, dass die Orientierung auf die Teile Gefahren mit sich bringt. Als Gefahren werden u. a. Verwirrung, Verunsicherung, Fixierung auf einzelne Ego-States sowie die Arbeit mit Artefakten diskutiert. Letztlich würde ich von einer einzigen Gefahr sprechen, der Gefahr, dass die Integration aus den Augen verloren wird. Die Aufnahme des Kontakts zu Ego-States, also die Suche verantwortlicher bzw. assoziierter Teile, und die Arbeit mit ihnen darf nicht zu einer Art Sport werden, bei dem derjenige gewonnen hat, der die meisten Anteile findet; sie darf nicht zu einem Selbstzweck werden. Es geht eben nicht darum, so viele Ego-States wie möglich anzusprechen, immer neue verantwortliche Ego-States zu suchen oder allen möglichen inneren Zuständen, Affekten, Reaktionen oder Symptomen sofort einen neuen Ego-State zuzuordnen. In der Ego-State-Therapie geht es darum, die Verständigung zwischen den Anteilen zu fördern, ihre Kooperation zu verbessern und damit einen Integrationsprozess anzuregen. Die Fragen lauten: Welche Ego-States sind für den gegenwärtigen Veränderungsprozess relevant? Welche Ego-States müssen für diesen Prozess einbezogen werden? Wer ist nützlich? Wen kann ich nicht ignorieren? Wie entwickelt sich die Person durch veränderte Beziehungen zu und zwischen ihren Ego-States?

Wie bei jedem anderen psychotherapeutischen Modell muss ich auch bei der Ego-State-Therapie auf die Stabilität der Patienten und die möglichen Folgen meiner Interventionen achten. Ich muss auf dem Weg in Richtung Integration mein Beziehungsangebot und die Intervention, die ich realisieren will, von der gegenwärtigen Behandlungssituation, vom Zustand und dem aktuellen Erleben der Patientin sowie von den Konsequenzen abhängig machen. Wenn ich diese Aspekte ignoriere, kann jede therapeutische Intervention auch eine Gefahr darstellen, weil sie im falschen Moment umgesetzt wurde.

Wenn ich etwas integrieren will, wenn ich in Richtung Integration arbeiten will, dann habe ich es automatisch mit Teilen zu tun. Sobald es um Integration geht, müssen zu integrierende Teile vorhanden sein. Ohne Teile bräuchten wir auch keine Integration, dann gäbe es nichts zu integrieren.

Klaus Grawe macht mit seinem Konsistenzmodell deutlich, dass permanent widersprüchliche innere Prozesse und Aktivitäten ablaufen und dass dadurch innere Spannungszustände entstehen. Die Strategien, diese inneren Spannungen zu lösen, können zu psychopathologischen Symptomen führen. Etwas, das einerseits eine Spannung löst, wie z. B. ein Vermeidungsverhalten, kann gleichzeitig eine neue Spannung, ein neues Problem verursachen. Damit sind wir schnell bei den »zwei Seelen in meiner Brust« und schon fast in einem Ego-State-Prozess.

Die Forschungen zur Traumaphysiologie bringen ihrerseits immer mehr Befunde für die Entstehung von inneren Anteilen aufgrund von Traumatisierungen zutage. Die davon abgeleiteten traumatherapeutischen Behandlungskonzepte beruhen auf der Arbeit mit diesen Anteilen und der Förderung ihrer Integration.

Es bleibt demnach unserer Verantwortung überlassen, die Integration im Auge zu behalten, darauf zu achten, was die Patientin und der Patient aus unserem Behandlungsangebot entwickeln, wie die Reaktion ist und wo wir den Schwerpunkt legen. Wir haben die Verantwortung dafür, ob wir es bei einer Separation belassen oder dabei helfen, den Weg zur Integration zu ebnen. In manchen Fällen ist es sinnvoll, sich auf einen oder mehrere Ego-States zu konzentrieren – so, als wäre tatsächlich eine zusätzliche Person mit einem eigenen Erleben im Behandlungsraum. Beispielsweise kann es notwendig werden, über einen längeren Zeitraum mit einem strengen und verbietenden Kritiker zu arbeiten oder einen verletzten Ego-State zu versorgen und ihn nachträglich zu nähren (siehe Teil II). Dies kann natürlich den Anschein von Separation haben und ist über weite Strecken auch explizit so gedacht und gewollt. Wenn ich mit einer Patientin versuche, einen traumatisierten Ego-State zu schützen, ihn zum Beispiel in Sicherheit zu bringen und ihn zu versorgen, dann separiere ich ihn. Die Arbeit zielt in dem Moment auf eine Distanzierung, eine Trennung, eine »Dissoziation«.

Trotzdem ist es unumgänglich, dabei immer die Reaktion der Patientin als Gesamtpersönlichkeit zu überprüfen. Ich muss mir fortlaufend ein Bild davon verschaffen, wie sich die Intervention auf die erwachsene Patientin, die vor mir sitzt, auswirkt. Ich muss fortlaufend einschätzen, ob sie die Intervention stabilisiert oder destabilisiert. Teilweise ist dies schwer einzuschätzen. Das entbindet mich jedoch nicht von meiner Sorgfaltspflicht. Es ist ebenso unumgänglich, die Ego-States, mit denen wir arbeiten, in das innere System einzubinden, da sie nicht im luftleeren Raum schweben. Ich muss die weiteren Ego-States wie auch die Gesamtpersönlichkeit im Auge behalten und alle Interventionen jeweils zu ihnen in Beziehung setzen. Meine Aufmerksamkeit darf sich dabei nicht nur auf das Geschehen im inneren System der Patientin beschränken. Ich muss sie ebenfalls darauf richten, wie die Patientin mit ihrer Umwelt interagiert, wie sie ihr Entwicklungspotenzial entfalten kann.

Zu den Beziehungsebenen, auf denen wir mit der Ego-State-Therapie arbeiten, gehören immer auch die Ebene zwischen mir als Therapeuten und der Patientin als Gesamtpersönlichkeit sowie die Ebene zwischen ihr als Gesamtperson und ihren Ego-States. Schritte in Richtung Integration müssen sich auf diesen Ebenen widerspiegeln. Ist dies nicht der Fall, muss ich davon ausgehen, dass der Behandlungsprozess unvollständig ist.

In anderen Fällen kann es notwendig sein, den Blick mehr auf der Gesamtpersönlichkeit zu halten und die »Einzelarbeit« mit den Ego-States eher sekundär oder indirekt zu betreiben oder vorerst zurückzustellen. Es kann sein, dass zuerst andere Angebote und Interventionen notwendig sind, ich das Ego-State-Konzept zwar im Hinterkopf behalte, jedoch nicht konkret einbringe. Dies ist vom Zustand des Patienten, von der aktuellen Situation, von seiner Reaktion sowie der Auswirkung des Behandlungsangebotes abhängig. Auch hier unterscheidet sich die Ego-State-Therapie nicht von sämtlichen weiteren psychotherapeutischen Modellen. Wir müssen die Wirkungen unserer Behandlungsangebote abschätzen und dementsprechend verantwortungsvoll mit den Interventionen arbeiten, unabhängig davon, um welche es sich handelt. Wir müssen den Zeitpunkt der Interventionen abwägen. Die Überprüfung unseres aktuellen Behandlungsangebotes wie auch unseres gesamten Behandlungskonzeptes und des Behandlungsplanes gehören zu jedem Therapieprozess. Dies bezieht sich nicht nur auf die Ego-State-Therapie.

Diese Überlegungen verdeutlichen die Wichtigkeit einer individuellen Behandlungsplanung und gleichzeitig die Schwierigkeit, ein standardisiertes Behandlungsmanual der Ego-State-Therapie zur Anwendung zu bringen. Die Interventionen müssen aus meiner Sicht gemeinsam mit den Patientinnen sorgfältig und verantwortungsvoll geplant, durchgeführt und überprüft werden. Es erscheint mir unmöglich, ein Manual zu erstellen, das für alle Patienten »passt«. Ich verstehe die Arbeit mit der Ego-State-Therapie eher als ein Bausteinprinzip, vergleichbar mit dem Hausbau. Es gibt verschiedene Bausteine, verschiedene Bauelemente und verschiedene Werkstoffe. Aus ihnen wird ein Haus entworfen und gebaut, das ein individuelles Design hat. Es kommt nicht darauf an, dass alle Häuser gleich aussehen. Es kommt darauf an, dass das Haus zu den Bedürfnissen seiner Bewohner passt und vor allem darauf, dass es nicht einstürzt. Für viele Arbeitsschritte und Bauabschnitte gibt es klare Abfolgen – so auch in der Ego-State-Therapie. Es lassen sich gewöhnlich sogar Arbeitsabläufe und Reihenfolgen beschreiben, die für alle Häuser ähnlich angewendet werden. Hier sind Manuale als Anleitungen sinnvoll. Bestimmte Arbeitsschritte kommen bei jedem Hausbau vor. Die Unterschiede sind andererseits beträchtlich. Selbst wenn niemand mit dem Bau des Daches beginnen würde, verläuft jeder Bau etwas anders, liegt das Augenmerk auf anderen Aspekten. Man könnte sagen, dass die einzelnen Arbeitsschritte korrekt durchgeführt und flexibel eingesetzt werden müssen. Die Arbeitsschritte der Ego-State-Therapie werden in Teil II des Buches vorgestellt. Dazu gehören auch Überlegungen zur Indikation und Behandlungsplanung.

Hinsichtlich der Förderung einer inneren Verständigung und Kooperation prägten Helen und John Watkins, wie schon erwähnt, den Begriff »innere Diplomatie«. Ich verwende ihn in meiner täglichen Arbeit sehr gerne und ziehe viele weltpolitische Beispiele heran, um mit den Patienten darüber zu sprechen, wie schwierig diplomatische Prozesse verlaufen können. Leider gibt es dafür sehr viele Beispiele. Ähnlich schwierig, wie es für Staaten, Bevölkerungsgruppen, Minderheiten, Parteien oder einzelne Menschen ist, sich zu verständigen, kann es sich im inneren System gestalten. Eine echte friedliche Koexistenz wäre bereits ein großer Erfolg. Bis hin zu einer wertschätzenden und unterstützenden Kooperation kann es ein weiter und mühevoller Weg sein. Es braucht nicht unbedingt politische Beispiele. Für den Sachverhalt bieten sich neben den politischen Analogien auch weitere Redewendungen an, wie: »Traue keinem über 30!« Oder: »Komm du erst mal in mein Alter!« Oder: »Solange du deine Füße unter meinem Tisch hast, wird gemacht, was ich sage!« Um nur einige wenige zu nennen. Sie zeigen, wie schwierig Verständigungsprozesse, wie groß die Vorbehalte sein können. Eine innere Verständigung lässt sich leider nicht per Ansage verwirklichen oder einfach verordnen. Die Entwicklung von Verständigung und Kooperation erfordert einen differenzierten und individualisierten Behandlungsplan.

Der Weg in Richtung Integration lässt sich entlang den von Maggie Phillips und Claire Frederick (2003, S. 211 f.) formulierten *Stufen der Persönlichkeitsintegration* beschreiben. Sie verstehen die Persönlichkeitsintegration als Stufenmodell. Die prozessorientierten Ziele der Ego-State-Therapie, auf die in Teil II des Buches näher eingegangen wird, wurden ausgehend von diesem Stufenmodell entwickelt.

1. Die *Stufe des Erkennens* charakterisiert das Stadium, in dem sich die Patienten der Ego-States bewusst werden. Hier geht es insbesondere um den Zugang zu den Ego-States, die bisher nicht wahrgenommen wurden.
2. Auf der *Stufe der Kommunikation* geht es darum, einen Austausch zwischen den Ego-States zu entwickeln.
3. Die Stufe der *Entwicklung von Empathie* gegenüber Ego-States stellt für die oben genannten Autorinnen einen wichtigen Schritt in Richtung Integration dar. Sehr häufig werden Ego-States massiv abgelehnt oder abgewertet. Auf dieser Stufe werden Akzeptanz und Verständnis angestrebt, wodurch die Patienten gleichzeitig mit den zugrunde liegenden inneren Zuständen der Ego-States konfrontiert werden. Hier spüren sie beispielsweise den Schmerz, die Ohnmacht oder die Wut.
4. Auf der *Stufe der kooperativen Bemühungen* wird ein Gruppenzusammenhalt angestrebt. Es werden Möglichkeiten gegenseitiger Unterstützung entwickelt und etabliert. Diese Unterstützung beinhaltet wichtige Reifungsprozesse der Ego-States.

5. Die *Stufe des Miteinanderteilens innerer Phänomene* stellt einen aktiven Austausch zwischen den Ego-States dar, der Gedanken, Gefühle, Fantasien, Erfahrungen und Ziele einbezieht.
6. Die *Stufe der Kobewusstheit* beschreibt das beginnende unterstützende und rücksichtsvolle Kooperieren der Ego-States als ein inneres Team oder eine innere Familie.
7. Die *Stufe kontinuierlicher Kobewusstheit* beschreibt die stabile Existenz des inneren Teams oder der inneren Familie.

Die Integration stellt innerhalb des traumatherapeutischen Phasenmodells eine eigene Phase dar. Sie schließt sozusagen die Behandlung ab. Die Phasenmodelle sind natürlich zirkulär und nicht linear zu verstehen, und die Integration ist nicht ein Behandlungsschritt, der »dann am Ende drankommt«. Integrative Prozesse beginnen bereits im Erstgespräch. Sie begleiten die gesamte Behandlung. Sie sind in allen Interventionen enthalten. Mir erscheint es wichtig, von Behandlungsbeginn an die Aufmerksamkeit auf diese Prozesse zu lenken und sie achtsam wahrzunehmen. In vielen Therapiesituationen haben wir den Eindruck, wir könnten der Integration *zuschauen*. Das sind diese besonderen Momente, in denen sich eine neue Erfahrung deutlich zeigt, in denen sie spürbar wird. Teilweise hoffen wir auch fast sehnsüchtig auf Anzeichen von Integration und erleben den Weg dorthin als sehr mühevoll. Integrative Prozesse haben ihr eigenes Tempo und ihre eigene Deutlichkeit. Das Spektrum reicht von rasend schnell und spektakulär eindrücklich bis hin zu extrem langsam und kaum spürbar. Dabei geht es nicht um die Umsetzung eines »Höher-schneller-weiter-Prinzips«, sondern darum, aus der aktuellen Begegnung heraus ein Verständnis und ein Beziehungs- und fundiertes Behandlungsangebot zu entwickeln, das einen Schritt in Richtung Integration ermöglicht.

Die Ego-State-Therapie ist ein Behandlungskonzept für Menschen mit psychischen Störungen, also für Gesamtpersönlichkeiten. Sie ist kein Behandlungskonzept für Ego-States. Bei aller Aufmerksamkeit, die die Ego-States erhalten, bei aller Mühe, allem Verständnis für die Ego-States geht es trotzdem um die Gesamtpersönlichkeit. Um einen Heilungsprozess anzuregen, arbeiten wir mit den Ego-States. Der Prozess verläuft sozusagen über den Weg der Arbeit mit den Teilen. Behandelt wird jedoch immer noch die Person, die vor uns sitzt.

Teil II: Praxis der Ego-State-Therapie

8 Die Vorbereitung und die Ausrüstung

Will man einen psychotherapeutischen Prozess beschreiben, bieten sich verschiedene Metaphern an. Ich nutze häufig den Vergleich mit einer Expedition. Eine Psychotherapie ist wie eine Expedition. Sie erfordert eine gründliche Vorbereitung, eine angemessene Ausrüstung, eine kompetente Leitung, gute Ortskenntnisse, eine stabile physische Verfassung, Stresstoleranz, möglichst reichhaltige Erfahrungen, eine realistische Selbsteinschätzung, hohes Verantwortungsbewusstsein und eine hohe Motivation. Die Motivation kann beispielsweise aus Neugier und Begeisterungsfähigkeit gespeist sein. Sie kann ungeahnte Kräfte freisetzen und die Überwindung von scheinbar unüberwindbaren Schwierigkeiten ermöglichen. Es gibt vieles zu entdecken. Häufig sind darunter auch unverhoffte und mitunter ungeliebte Dinge, wie die eigenen Grenzen, die Erfahrung, dass es keine einhundertprozentige Kontrolle gibt, die Reaktionen in Gefahrensituationen sowie etwa der Umgang damit, vor dem Gipfel umkehren zu müssen. Zu den Dingen, die es bei einer Expedition zu entdecken gibt, gehört ebenfalls die Wertschätzung der gegenseitigen Unterstützung in einem gut funktionierenden Team.

Ich erinnere mich an eine Reportage über eine Besteigung des Mount Everest. An sich ist dies nichts Besonderes mehr. Um Superlative am Mount Everest vorweisen zu können, muss man heutzutage ziemlich viel bieten, wie zum Beispiel mit dem Fahrrad aus Stockholm anzureisen, den Berg zu besteigen und auch wieder nach Hause *zu radeln*. In einer Reportage wurde der Gipfelerfolg des bis dahin jüngsten Menschen auf dem Mount Everest dokumentiert. Jordan Romero erreichte am 22. Mai 2010 im Alter von 13 Jahren mit seinen Eltern den Gipfel. Über die Entwicklungen beim Bergsteigen und das Aufstellen neuer und zum Teil immer fragwürdigerer Rekorde ließe sich viel schreiben.

Für mich war jedoch in der Reportage die Geschichte eines Bergsteigers viel interessanter, der nur eine Nebenrolle spielte und zufällig in der gleichen Zeit wie Jordan Romero am Berg war. Es war ein ehemaliger Elitesoldat aus dem Irak-Krieg. Er hatte im Kriegseinsatz einen spektakulären Hubschrauberabsturz überlebt, bei dem fast alle Besatzungsmitglieder ums Leben gekommen waren. Der Hubschrauber hatte sich beim Landeanflug auf einen Flugzugträger an den Sicherheitsnetzen verfangen und war daraufhin ins Meer gestürzt. Der ehemalige Elitesoldat wollte mithilfe der Besteigung des Mount Everest dieses Trauma verarbeiten. Er trainierte extrem hart und hatte eine unglaubliche Motivation für sein Projekt. Er erfüllte alle Kriterien für das Bild: *ein Mann, ein Berg, ein Ziel.* Glücklicherweise gelang ihm auch der Gipfelerfolg.

Zu der Reportage gehörte ein Interview kurz nach seiner Rückkehr ins Basislager. Die Aufnahmen zeigten einen tief beeindruckten Menschen, der gerade dabei war, die Ereignisse der letzten Tage zu verarbeiten. Er wurde natürlich gefragt, ob er denn nun glücklich über den Gipfelerfolg sei. Seine Antwort war sehr interessant. Er sagte, dass er glücklich sei, aber dass er nicht die Erfahrung gemacht habe, die er gesucht habe. Er habe eine für ihn neue Erfahrung gemacht, die ihn noch sichtlich irritierte. Er hatte Mühe, diese Erfahrung für sich zu formulieren. Es ging darum, dass ihm durch den Aufstieg zum Mount Everest und insbesondere in der Todeszone, also in einer Höhe über 8000 m, klar wurde, dass er den Gipfel nur erreichen konnte, indem er die Hilfe seines Sherpas in Anspruch nahm. Ihm wurde klar, dass er den Gipfel ohne fremde Hilfe nicht erreicht hätte. Die fremde Hilfe bestand nicht darin, dass er getragen oder gezogen worden wäre. Aber ohne die Hinweise seines Sherpas, ohne dessen Sorgfalt und ohne dessen Unterstützung wäre er sicher gescheitert. Und sehr stockend, als müsse er diese Sichtweise erst noch richtig realisieren, sprach er weiter davon, dass ihm dort oben klar geworden sei, dass es gar nicht darum gehe, allein und ohne fremde Hilfe auf dem höchsten Berg der Welt zu stehen, sondern darum, die Erfahrung zu machen, in einer Extremsituation auf kompetente und zuverlässige Hilfe rechnen zu können, sozusagen auf bedingungslose Hilfe. Sein Einzelkämpferweltbild schien ins Wanken geraten zu sein, und die Zuschauer wurden Zeugen einer bedeutsamen inneren Veränderung, einer emotional korrigierenden Erfahrung, wie Helen und John Watkins sagen würden. Glücklicherweise wurde er von dem Reporter respektvoll behandelt und nicht weiterinterviewt.

Ich möchte Sie nun bitten, sich die Zeit zu nehmen, einmal die Perspektiven zu wechseln. Stellen Sie sich vor, Sie wären der Sherpa, der den Elitesoldaten auf den Gipfel begleitet. Stellen Sie sich vor, Sie hätten bereits viele Menschen zuvor auf den Gipfel begleitet. Es ist ihr Beruf. Sie kennen den Berg und seine Gefahren. Sie verfügen über langjährige Erfahrungen unter unterschiedlichsten Bedingungen. Sie können auf ein großes Repertoire an Werkzeugen zurückgreifen, die Sie für die Führungen benötigen. Stellen Sie sich vor, Sie würden gefragt werden, was einen erfolgreichen Bergführer ausmacht.

Als wichtigsten Punkt würden Sie ihre *Erfahrungswerte* anführen. Zu Ihrer Erfahrung gehören ebenfalls Wissen und Intuition. Manche Entscheidungen könnten Sie aufgrund Ihres fundierten Wissens, andere aufgrund ihrer Intuition, Ihres Gespürs für den Berg, das Wetter, die Verfassung der Expeditionsteilnehmer und die gegenwärtige Situation treffen.

Außer von den Erfahrungen würden Sie von verschiedenen *Werkzeugen* sprechen, zu denen u. a. Ausdauer, Kraft, Klettertechnik, die richtige Ausrüstung, Kenntnisse der kritischen Passagen des Aufstiegs sowie Fertigkeiten im Umgang mit Gefahren gehören. Sie würden darüber sprechen, wie Sie diese Werkzeuge im Expeditionsverlauf einsetzen.

Weiterhin würden Sie darüber sprechen, wie wichtig die *Begegnung* mit den Gipfelanwärterinnen und Gipfelanwärtern ist. Jeder sei individuell, habe seine eigene Persönlichkeit, würden Sie sagen. Jeder reagiere auf seine eigene Art und brauche eine eigene Form der Unterstützung. Manche würden von fortlaufenden Motivierungen profitieren. Sie würden sie fast permanent anfeuern. Andere würden lieber für sich sein und Sie eher im Hintergrund wissen wollen. Manche würden sich durch Humor aufmuntern lassen, andere brauchten nüchterne, kurze und klare Einschätzungen der Lage.

Als vierten Punkt würden Sie die *Fähigkeit, persönlichkeits- und situationsgemäß das richtige Beziehungsangebot und das richtige Werkzeug auszuwählen,* anführen. Wer benötigt in welcher Situation welche Form der Unterstützung? Sie würden das Bergführen zusammenfassend vielleicht als eine Herausforderung beschreiben. Die Herausforderung, zu verstehen, wie die Gipfelanwärter am Berg funktionieren, wie Sie als Bergführer die richtigen Angebote daraus ableiten und wie Sie die Expeditionsteilnehmer am besten zum Gipfelerfolg führen können.

Dieses kleine Interview mit Ihnen ließe sich nun ohne großes Umarbeiten auf den Bereich der Psychotherapie übertragen. Als Psychotherapeutin oder Psychotherapeut könnten Sie die gleichen vier Punkte anführen. Vielleicht würden Sie sie durch weitere Aspekte erweitern. Es besteht hier kein Anspruch auf Vollständigkeit. Doch diese vier Punkte gehören zu einem psychotherapeutischen Prozess. Es geht um unsere Erfahrungen, um die Werkzeuge, mit denen wir arbeiten, es geht darum, wie wir unseren Patientinnen und Patienten begegnen, und es geht um die Fähigkeit, die Herausforderung zu verstehen, vor der unsere Patienten stehen, und entsprechend ihrer Persönlichkeit und der gegenwärtigen therapeutischen Situation das richtige Beziehungs- und Interventionsangebot auszuwählen.

Letztlich verhalf der Sherpa dem Elitesoldaten zu einer neuen menschlichen Erfahrung, die darin bestand, dass es nicht nur auf den Gipfelerfolg, sondern auch auf die besondere Beziehungserfahrung ankommt. Ebenso, wie man sich fragen könnte, was der Sherpa für seine Arbeit mitbringt und was er daraus in der jeweiligen Expedition macht, können wir uns dies für uns als Psychotherapeuten und Psychotherapeutinnen fragen:

1. Was sollten wir für unsere Arbeit mitbringen?
2. Was sollten wir in der Begegnung mit unseren Patientinnen realisieren?
3. Welche Schlussfolgerungen sollten wir daraus für die Psychotherapie ziehen?

Die Antworten auf diese drei Fragen könnten ein eigenes Buch füllen. Es ist unmöglich, sie an dieser Stelle erschöpfend zu behandeln. Ich möchte Ihnen gerne einige Anregungen geben und Sie ermuntern, die Fragen für sich zu beantworten, weiterzuverfolgen, zu ergänzen und immer wieder zu aktualisieren.

1) Von den vielen Dingen, die wir *für unseren Beruf mitbringen* sollten, möchte ich hier zwei hervorheben. Das erste ist das *Interesse an Geschichten*. Wir hören und erleben täglich die Geschichten unserer Patientinnen. Wir lesen sie in Büchern und Zeitschriften. Wir versuchen, sie zu verstehen, ihnen einen Sinn zu geben, Verläufe und Entwicklungen zu erklären, und wir beginnen, mit den Patientinnen diese Geschichten zu gestalten. Wir arbeiten mit ihnen. Wir greifen sie auf. Wir stellen Bezüge her, bauen Brücken. Wir bewegen uns in den Geschichten und helfen dabei, sie umzuschreiben, neue Kapitel zu konstruieren. Wir unterstützen und begleiten einen kreativen Veränderungsprozess. Dafür ist Interesse an Geschichten extrem hilfreich. Möglicherweise erscheint es anspruchsvoll, dieses Interesse zu behalten, da die Geschichten häufig sehr belastend und

erschreckend sind, hilflos machen und uns auch unsere Grenzen verdeutlichen. Wir erleben die Geschichten in einem Beziehungsgeschehen. Wir werden ein Teil der Geschichte. Wir sind mit den impliziten Botschaften, der oft sehr schwierigen Beziehungsgestaltung und unseren Reaktionen darauf konfrontiert. Doch ohne das Interesse an Geschichten kann ich mir die Arbeit nicht vorstellen. Der zweite Punkt, den ich hervorheben möchte, ist die *Freude an Begegnung*. Vielleicht klingt es selbstverständlich. Immerhin begegnen wir tagtäglich anderen Menschen; nicht nur innerhalb unseres Berufes. Andererseits übt die Art, wie wir unseren Patienten begegnen, einen enormen Einfluss auf die therapeutische Beziehung und den Therapieprozess aus. Zu der Art und Weise, in Beziehung zu unseren Patienten zu gehen, gehören viele Aspekte, wie zum Beispiel die ausführlich beschriebenen und viel untersuchten sogenannten Basisvariablen der therapeutischen Beziehung. Es gehören Fragen der Kongruenz und der Würde dazu. Es geht um Kreativität, um Humor, um die gleiche Augenhöhe und darum, Fehler eingestehen zu können, mit der Begegnung und Beziehungsgestaltung arbeiten zu können, Vertrauen in den Prozess legen zu können, Verantwortung zu übernehmen und zu übertragen, es geht um Teilen. Die Begegnung hängt von unserer Grundhaltung ab.

2) Zu den Dingen, die *in der Begegnung realisiert* werden sollten, gehören verschiedene Aspekte. Wir müssen die Patientinnen in ihren Ausdrucksmöglichkeiten wahrnehmen, realisieren, welche Ego-States aktiv sind und welche Strategien sie anwenden, um ihre Ziele zu verfolgen. Dazu gehört, möglichst auch einen Einblick über verborgene Ego-States zu erhalten. Wir müssen die Ausdrucksformen der Ego-States, also ihre Strategien, in Zusammenhang mit dem aktuellen Erleben der Patientinnen stellen und ein Verständnis dafür entwickeln, warum diese Person mit diesen Erfahrungen und Prägungen genau diese Symptomatik entwickelt hat. Wir müssen versuchen, die Funktionalität der Ego-States zu verstehen, bzw. unsere Patientinnen dabei unterstützen, Einblicke in die Funktionalität ihrer Ego-States zu gewinnen, um daraus die weiteren Veränderungsschritte ableiten zu können. Wir benötigen eine gute Wahrnehmung für den Prozess, die Belastbarkeit der Patienten und die Schwierigkeiten, die es zu überwinden gilt. Wir sollten dabei selbstkritisch bleiben, Fehler eingestehen können und unser Vorgehen zur Diskussion stellen. Als sehr hilfreich schätze ich das Vertrauen in den Prozess ein. Viele der augenscheinlichen

Hindernisse oder Störungen sind wichtige Feedbacks und führen zu Themen, die ernst genommen werden sollten, die Vorrang haben, selbst wenn der ursprüngliche Plan dadurch durcheinanderkommt. Wir sollten uns unserer Verantwortung bewusst sein, die sich aus unserem Handeln ergibt. Dazu gehört, jeweils abzuwägen, welche Folgen die geplante Intervention haben kann und wie weit die Fähigkeiten der Patientin ausgebildet sind, sich selbst wieder zu stabilisieren. Wir sollten unsere Grenzen gut einschätzen können, ohne uns zu schnell zu verabschieden, weil wir glauben, wir seien dem Geschehen nicht gewachsen. Wir sollten uns auf die Begegnung einlassen können, ohne sofort Lösungen und Rezepte kennen zu müssen.

3) Die dritte Frage beschäftigt sich mit unserem *psychotherapeutischen Angebot*. Vor dem Hintergrund der Beziehungsgestaltung und Störungsgenese muss nun das passende Interventionsangebot formuliert, durchgeführt und überprüft werden. Dafür benötigen wir ein reichhaltiges Repertoire an Werkzeugen und die Fähigkeit, sie flexibel einsetzen zu können. Wir benötigen den Überblick über den Behandlungsverlauf und die Behandlungsziele, Umsicht hinsichtlich der Umwege und Abwege, auf die wir geraten können, und Erfahrungen im Maßschneidern unseres jeweiligen Interventionsangebotes. Wir benötigen Wissen und Intuition. Wir sollten unsere eigenen Stärken kennen und uns trotz allem bemühen, die Fertigkeiten zu erweitern, Neues aufzugreifen und zu integrieren.

Teil II des Buches beschäftigt sich mit dem Behandlungsangebot der Ego-State-Therapie. Den Startpunkt setzen die prozessorientierten Ziele der Ego-State-Therapie, die gleichzeitig die Gestaltung des Behandlungsplanes ermöglichen sowie eine Orientierung innerhalb des Behandlungsverlaufes bieten. Im Anschluss daran werden die verschiedenen Formen der Aufnahme des Kontakts mit Ego-States vorgestellt und die einzelnen Interventionen der Ego-State-Therapie ausführlich erläutert.

9 Prozessorientierte Ziele der Ego-State-Therapie und Aufnahme des Kontakts mit Ego-States

In diesem Kapitel werden sieben prozessorientierte Ziele der Ego-State-Therapie erläutert. Auf das erste Ziel werde ich ausführlicher eingehen, da es zu Behandlungsbeginn im Vordergrund steht. Die Interventionen der weiteren Ziele werden in den folgenden Abschnitten vorgestellt. Jedes prozessorientierte Ziel steht einerseits für sich und weist spezifische Besonderheiten auf. Die Ziele gehören andererseits eng zusammen; sie sind untrennbar verbunden und bilden die Grundlage für die Gestaltung des Behandlungsprozesses. Der prozessorientierte Charakter der Ziele ergibt sich daraus, dass sie aufeinander aufbauen. Ein Ziel kann besser erreicht werden, wenn das vorherige erreicht wurde. Allgemeiner ausgedrückt: Das Erreichen eines der Ziele erleichtert das Erreichen der weiteren Ziele. Teilweise stellt das Erreichen eines Ziels die Voraussetzung für die Arbeit an einem nächsten Ziel dar. Häufig gestaltet sich die Arbeit jedoch parallel. Der Prozess verläuft also nicht linear, sondern zirkulär. Die einzelnen Ziele begegnen uns im Behandlungsverlauf immer wieder, und jedes Mal stellt sich erneut die Herausforderung, sie zu erreichen. Die Ziele werden auf die verschiedenen Ego-States angewendet. Falls beispielsweise im fortgeschrittenen Behandlungsprozess ein neuer Ego-State auftaucht, wird sofort wieder das erste Ziel relevant, das die Frage der Kontaktaufnahme betrifft. Möglicherweise erfordert die Arbeit mit diesem erst später aufgetauchten Ego-State eine in der Behandlung bisher noch nicht angewendete Form der Kontaktaufnahme. Wir können also nicht davon ausgehen, dass sich eines der Ziele vollständig *erledigt* hat und wir es nicht mehr beachten müssten.

Das zirkuläre Arbeiten mit den prozessorientierten Zielen ergibt sich weiterhin durch veränderte Situationen während der Behandlung. Dies können veränderte Lebenssituationen sein oder Veränderungen in der therapeutischen Beziehung. Plötzlich erscheint das bisher Erarbeitete nicht mehr auf dem neuesten Stand. Ein Update wird notwendig. Die Arbeit zu den entsprechenden Zielen muss wieder aufgegriffen werden.

Die Ziele dienen ebenfalls der Orientierung im Behandlungsprozess sowie zur Gestaltung eines Behandlungsplanes. Je nachdem, welches der Ziele aktuell im Vordergrund steht, können spezifische Schritte und Interventionen zur Anwendung kommen. Für viele Patientinnen zeigt es sich als hilfreich, mittels der Ziele einen roten Faden der Behandlung zu entwickeln, dadurch die jeweiligen Schritte besser zu verstehen, sie einzuordnen und ihre Bedeutung erleben zu können.

Die prozessorientierten Ziele der Ego-State-Therapie lauten:

1. Aufnahme des Kontakts mit Ego-States
2. Aufbau von Kommunikation mit Ego-States
3. Entwicklung von Akzeptanz für Ego-States
4. Entwicklung von Verständnis für die Funktionalität der Ego-States
5. Unterstützung von Ego-States
6. Nutzung von Ego-States
7. Entwicklung eines inneren Unterstützungssystems.

Wenn Sie sich diese Aufzählung ansehen, wird Ihnen der rote Faden deutlich. Unter Umständen würden Sie eine veränderte Reihenfolge erwägen. Die hier vorgeschlagene Reihenfolge lässt sich nicht immer einhalten. Sie ist auch nicht als starres Protokoll gedacht. Interessanter ist die Frage, wie sich die einzelnen Ziele in einer psychotherapeutischen Behandlung umsetzen und wie sie sich miteinander verbinden lassen. Bei Schwierigkeiten im Behandlungsverlauf lassen sich die Ziele sehr gut als eine Art Checkliste anwenden, indem Sie danach Ausschau halten, welches der Ziele am meisten Aufmerksamkeit brauchte, damit eine schwierige Therapiesituation überwunden und der Behandlungsprozess möglichst gut gefördert werden kann.

Möglicherweise lässt sich die Erläuterung der prozessorientierten Ziele gleich für eine aktuelle Behandlung aus Ihrer Praxis nutzen. Falls Sie in Ihrer therapeutischen Arbeit bereits Teilemodelle angewandt haben, könnten Sie sich während der Lektüre dieses Kapitels einen Ihrer Behandlungsfälle herausgreifen – vielleicht einen, mit dem es gerade etwas schwierig ist – und ihn im Hinterkopf mitlaufen lassen. Sie könnten dann jeweils einschätzen, inwieweit Sie das vorgestellte Ziel bearbeitet haben und ob es sich lohnen würde, die Arbeit an diesem Ziel zu vertiefen, den Faden dort aufzunehmen. Übersicht 2 kann dabei als ein Leitfaden dienen und lässt sich gut für die therapeutische Praxis nutzen.

Übersicht 2: Prozessorientierte Ziele der Ego-State-Therapie

1) Kontakt

- über Sprachmuster
- über autonomes inneres Geschehen, konkrete Symptome oder über den Körper
- über verschiedene Impulse, Emotionen, innere Zustände im Zusammenhang mit einem konkreten Thema
- über Metaphern, Symbole, Geschichten, Texte (innere Familie, inneres Team, innerer Beobachter)
- über Kunst, Gestaltung
- über Affekt- oder somatische Brücke
- über Edukation
- zufällig durch weitere Interventionen (z. B. EMDR, etc.)

Beispiel:

2) Kommunikation

- auf verschiedenen Wegen (imaginativ, über Kunst und Gestaltung, mit Stühlen, über kognitive Schemata, über den Körper)
- direkt (Patienten-Ego-State/Therapeut)
- indirekt (in der 3. Person/aus der Beobachterperspektive/als Regisseur)

Beispiel:

3) Akzeptanz

- Das darf zu mir gehören.
- Wer bin ich, wenn dieser Ego-State zu mir gehört?

Beispiel:

4) Verständnis

- Es gab einen wichtigen Anlass (Funktionalität).

Beispiel:

5) Unterstützung

- Was braucht der Ego-State?
- Wie lässt sich die Funktion auf den aktuellen Stand bringen?

Beispiel:

<table>
<tr><td>6) Nutzung
• Wie lassen sich die Ego-States nutzen/einbinden?

Beispiel:</td></tr>
<tr><td>7) Inneres Team
• Wie kann sich ein inneres Team einspielen?

Beispiel:</td></tr>
</table>

9.1 Kontaktaufnahme mit Ego-States

Die Aufnahme des Kontakts mit Ego-States steht zu Behandlungsbeginn im Vordergrund. Sie begleitet jedoch die gesamte Behandlung und kann immer wieder aktuell werden. Wir können während der gesamten Behandlung Ego-States kennenlernen, nicht nur zu Behandlungsbeginn. Mit jedem Auftauchen eines Ego-States, ob dies geplant verläuft oder zufällig passiert, ergibt sich die Frage, wie der Kontakt gestaltet werden kann.

Für diejenigen, die erste therapeutische Schritte mit der Ego-State-Therapie machen, taucht oft die Frage nach der Kontaktaufnahme als Erstes auf. Wie gehe ich denn nun mit den Ego-States in Kontakt, oder wie unterstütze ich den Patienten, mit seinen Ego-States in Kontakt zu gehen? Ich möchte verschiedene Varianten der Kontaktaufnahme vorstellen. Ich betrachte sie als gleichwertig. Aus meiner Sicht gibt es nicht »den goldenen Weg für die Kontaktaufnahme«, ebenso wenig wie es den goldenen Weg zu einem der weiteren Ziele gibt. Wichtig erscheint mir, alle Informationen, Beziehungsangebote, Verhaltensweisen und Ausdrucksformen der Patientinnen achtsam wahrzunehmen und entsprechend eine geeignete Variante der Kontaktaufnahme auszuwählen. Häufig ergeben sich die Möglichkeiten spontan. Sie tauchen unvermittelt auf und können genutzt werden. Andererseits lassen sich die Varianten auch planen. Sie können erläutert, vorbereitet, durchgeführt und überprüft werden.

Sie werden überrascht sein, wenn Sie feststellen, wie viele der Kontaktmöglichkeiten Ihnen aus Ihrem Arbeitsalltag vertraut sind. Eventuell nutzen Sie sie bereits im Rahmen der von Ihnen angewendeten Konzepte. Sie lassen sich sehr gut in verschiedene therapeutische

Ansätze integrieren. Grundsätzlich wird der Kontakt mit dem Maß der Fokussierung intensiviert. Trotzdem kann es hilfreich sein, ihn zunächst eher auf indirektem Wege herzustellen und in einem zweiten Schritt direkt zu arbeiten. Hypnotherapeutische Vorgehensweisen bieten eine Fülle von Möglichkeiten, die Kontaktaufnahme herzustellen, zu begleiten und zu fördern. Die Kontaktaufnahme bezieht sich immer auf mehrere Beziehungsebenen: den Kontakt von Therapeutin und den Ego-States, von Patientin und ihren Ego-States sowie den Kontakt der Ego-States untereinander.

9.1.1 Kontaktaufnahme mit Ego-States über Sprachmuster der Patientinnen

Eine sehr einfache Möglichkeit, mit Ego-States der Patienten in Kontakt zu kommen, besteht darin, deren Sprachmuster zu nutzen. Sie kommen mit ihren Anliegen, Schwierigkeiten und Symptomen zu uns und sprechen darüber. Dabei verwenden sie eine Vielzahl von Redewendungen, die regelrechte Einladungen für die Verwendung des Konzeptes der Ego-State-Therapie darstellen und sehr schöne Einstiegsmöglichkeiten hinsichtlich der Kontaktaufnahme bieten. Ich möchte Ihnen im Folgenden einige Zitate aus meiner Praxis vorstellen, die Sie sicher schon häufig hörten:

- »Ein Teil von mir ...«
- »Einerseits, andererseits ...«
- »Wie eine innere Stimme, die zu mir spricht ...«
- »Plötzlich wie ein ganz anderer Mensch ...«
- »Plötzlich wie ein Kind ...«
- »Wie ausgetauscht/ausgewechselt ...«
- »Diesen Zustand kenne ich gar nicht ...«
- »Hin und her gerissen ...«
- »Ich fühle mich zerrissen.«
- »Das passt gar nicht zu meiner Persönlichkeit ...«
- »Ich muss mich sortieren.«
- »Ich weiß gar nicht, wer ich bin.«

Die Aufzählung ließe sich immer weiter fortführen. Wenn Sie genau hinhören und auf entsprechende Äußerungen achten, werden Sie schnell eine eigene Liste zusammenstellen können, die deutlich umfangreicher als diese hier ist. Ich höre sozusagen mit einem *Ego-*

State-Therapie-Ohr zu und greife das Gesagte auf. Ich frage nach, wie die Patientin dieses »Einerseits … andererseits« erlebt und ob es ihr vorkommt, als wären es zwei Seiten von ihr, und ob sie diese Seiten besser kennenlernen möchte. Beispielsweise zeigen sich häufig zwei widersprüchlich erscheinende Seiten hinsichtlich der Behandlungsmotivation. Eine »Seite« sagt dann, dass der Patient seine Probleme »doch alleine lösen müsste und eine Psychotherapie nicht nötig hat«. Die andere »Seite« spricht jedoch von erheblichen Belastungen, von großer Not, von Hilflosigkeit und davon, mit den eigenen Mitteln am Ende zu sein.

Andere Äußerungen zielen auf Erlebensweisen, Zustände oder Anteile der Patientinnen ab, die sie als fremd, als nicht zu sich gehörend erleben. Teilweise sind sie sehr irritiert durch das, »was da plötzlich alles auftaucht«. Sie sagen, dass sie sich in einer bestimmten Situation nicht wiedererkannt hätten und sich nicht erklären könnten, dass sie selbst es waren, die auf diese verwirrende Art reagierten, fühlten und handelten. Teilweise kennen sie es schon lange und versuchen, es zu unterdrücken, geheim zu halten und zu vermeiden. In anderen Fällen besteht das Anliegen der Patienten ganz konkret in der Suche nach der Antwort auf die Frage, wer sie denn eigentlich sind. Möglicherweise ist ihr Selbstverständnis oder gar ihre Identität im Zusammenhang mit einem Lebensereignis durcheinandergeraten, manchmal leider fast völlig verloren gegangen.

Der Weg zur Kontaktaufnahme über die Sprachmuster der Patientinnen verläuft über das Aufgreifen dieser vielfältigen sprachlichen Ausdrucksformen, die auf zwei oder mehrere innere Anteile deuten. Das Behandlungsangebot besteht darin, diese Seiten besser kennenzulernen. Ich frage die Patienten konkret, ob sie diese Seiten oder Anteile, die sie gerade erwähnten, besser kennen- und verstehen lernen möchten, ob sie ihre Geschichte erfahren möchten und ob sie sich mit ihrer Funktion auseinandersetzen möchten. Das Konzept der Ego-State-Therapie biete ich dann als eine für dieses Vorhaben sehr gut geeignete Methode an. Es bleibt noch die Frage zu klären, mit welchen Interventionen weitergearbeitet werden könnte. Dafür bietet sich ein großes Repertoire an. Die Kontaktaufnahme kann mittels hypnotherapeutischer oder imaginativer Interventionen, mithilfe von Stühlen, mit Symbolen, Puppen, Figuren, mit Zeichnungen, Collagen, Bildern, Fotos, Texten, auf der Körperebene oder auf weiteren Wegen realisiert werden. Die Entscheidung steht bei jeder Aufnahme des Kontakts mit einem Ego-State erneut an. Mit der Kontaktaufnahme bewegen Sie sich bereits auf einem Behandlungsprozess der Ego-State-Therapie. Sie haben über die Sprachmuster der Patientin einen Einstieg und damit eine Möglichkeit des Kontakts mit Ego-States gefunden. Sie haben anschließend eine Interventionsebene gewählt und können nun mit dem Ego-State in Beziehung treten bzw. dem Patienten helfen, dies zu tun.

9.1.2 Kontaktaufnahme über autonomes inneres Geschehen, über konkrete Symptome oder über den Körper

Viele Patientinnen stehen hilflos einem inneren Geschehen oder den von ihnen geschilderten Symptomen gegenüber. Vergeblich versuchen sie, dieses Geschehen oder diese Symptome zu kontrollieren und am besten gleich zu eliminieren. Sie erleben sich jedoch als machtlos, ohne Kontrolle und den entsprechenden Prozessen ausgeliefert. Sie sprechen beispielsweise davon, dass die Angst Macht über sie ergriffen oder die Lebensfreude sie verlassen habe und sie nichts dagegen tun könnten. Teilweise berichten sie, wie sie sehenden Auges ins Verderben rennen, zwar noch mitbekommen, was sie tun, wie sie Situationen auch eskalieren lassen, dass sie dies sicher nicht wollten, dass es aber trotz allem einfach weiterlaufe, trotz aller negativen Konsequenzen und ohne dass sie Einhalt gebieten könnten.

Ähnliche Berichte hören wir über alle möglichen Symptome der Patienten, die sie als nicht kontrollierbar erleben, die sie nicht verstehen und die sie eigentlich nur noch auf den Mond schießen möchten. Sie berichten davon, dass sie schon alles versucht hätten, die Symptome jedoch standhaft geblieben wären und sich von keinem der Behandlungsversuche hätten beeindrucken lassen.

Ich begegne diesen Berichten und diesem Erleben mit der Frage nach einem Eindruck vom autonomen inneren Geschehen. Ich frage die Patientin, ob sie das, was sie gerade berichtete, so erlebe, als gäbe es in ihrem Inneren *etwas, das seinen eigenen Plan verfolgt,* ohne sie zu fragen oder gar um Erlaubnis zu bitten, ohne in Kontakt zu treten oder kooperativ zu sein. Ich sage ihr, dass sie selbst ja offensichtlich nicht mit Absicht in dieser Art handle und auch jemand anders nicht zu handeln scheint, dass das Geschehen aber *irgendwo herkommen müsse.* Ich füge dann noch die Frage an, ob sie das, *was da seinen eigenen Plan verfolgt,* etwas besser verstehen möchte. Ich biete das Konzept an, nach dem es einen Ego-State geben könnte, der in irgendeiner Art und Weise mit diesem als autonom erlebten inneren Geschehen zu tun hat. Wenn ich mit hypnotherapeutischen Interventionen arbeite, lade ich einen solchen Ego-State an einen inneren Treffpunkt ein; wenn ich mit Stühlen arbeite, spreche ich die Einladung aus, dass dieser Ego-State nun die Gelegenheit hat, auf dem hinzugestellten Stuhl Platz zu nehmen und sich möglicherweise an einem wichtigen Gespräch zu beteiligen.

Einer der bedeutsamen Effekte dieser Vorgehensweisen ist der, dass sich die meisten Patienten deutlich entlastet fühlen, wenn sie erleben, dass nicht alles in ihrem Inneren die Kontrolle verloren hat, dass sie nicht zu 100 % aus der Symptomatik bestehen, sondern dass sie nur *zu einem Teil von ihnen* gehört. Die wichtige Botschaft lautet, dass es daneben noch weitere Anteile gibt, die über andere Erfahrungen, Ressourcen und Potenziale verfügen. Für viele Patientinnen hat diese Sichtweise einen erheblichen Einfluss auf ihr Selbstbild und ermöglicht einen deutlich besseren Zugang zu ressourcenreichen Anteilen.

Die Kontaktaufnahme kann in gleicher Weise auf der Körperebene erfolgen. Hier wird der Zugang nicht über ein Symptom wie Angst, Niedergeschlagenheit, Überflutung, Dissoziation, Verzweiflung oder weitere Symptome, sondern über körperliche Empfindungen wie Schmerzen, Anspannung, Kurzatmigkeit, Taubheit, Erschöpfung etc. realisiert. In der Arbeit mit der Ego-State-Therapie wird der Kontakt zu einem Ego-State hergestellt, der mit diesem körperlichen Erleben assoziiert ist. Das heißt nicht, dass es nicht gleichzeitig somatische Erklärungen für das körperliche Phänomen geben kann. Eine gründliche Abklärung erachte ich für unumgänglich. Trotzdem treten meist sehr wichtige Informationen und Themen zutage, wenn der Kontakt zu einem Ego-State hergestellt werden kann, der mit diesem körperlichen Symptom verbunden ist. Es geht hier nicht ausschließlich um Erklärungen für dieses oder jenes Symptom. Es geht um assoziative Prozesse, um Ausdrucksformen von Ego-States und um Reaktionen auf die Symptomatik. Als Erstes treten sicherlich Funktionen ins Blickfeld, die darauf hindeuten, dass der Körper eine Überlastung mittels körperlicher Beschwerden wie Schmerzen ausdrückt. In diesem Sinne könnte ein Ego-State existieren, der für eine Belastungsreduktion »plädiert« und sie mittels Schmerzen durchsetzt. Wollte man den Fokus auf dieser Funktion halten, ohne das Blickfeld zu erweitern, wäre das jedoch viel zu kurz gefasst. Besonders in diesem Bereich ist eine sorgfältige Exploration, also ein gründliches Kennenlernen des assoziierten Ego-

States, notwendig. Die Frage, inwieweit ein Ego-State mit einem oder mehreren körperlichen Symptomen verbunden ist, muss gewissenhaft bearbeitet werden. Auch hier gilt, dass nicht jedem Körperempfinden, wie auch nicht jedem psychopathologischen Symptom, »einfach« ein verantwortlicher Ego-State zugeordnet werden kann.

Der Grundgedanke dieser Form der Kontaktaufnahme besteht darin, das Erleben von Unkontrollierbarkeit zu nutzen und diesem Erleben die *Idee der Zuständigkeit* gegenüberzustellen: »Stellen Sie sich vor, es gibt einen inneren Anteil, der dafür irgendwie zuständig ist, dafür sorgt, dass das Symptom auftritt oder in irgendeiner Art und Weise damit verbunden ist.« Die meisten Patienten sind sehr daran interessiert, mehr von der Geschichte dieses Ego-States zu erfahren, seine Funktion zu verstehen, seinen derzeitigen Zustand einschätzen zu können und mehr Einblicke in seine Arbeitsweise und seine Weltsicht zu erhalten. Viele Ego-States reagieren sehr deutlich darauf, nun endlich gesehen und eventuell sogar gewürdigt zu werden. Sie fühlen sich plötzlich in ihrem Bemühen verstanden, für ein bestimmtes oder mehrere Bedürfnisse der Patientin zu sorgen. Sie zeigen sich sehr erfreut, dass jemand endlich auch den Aufwand richtig einschätzt, den sie möglicherweise bereits seit vielen Jahren betreiben. Das Verständnis, das ihnen auf diese Weise entgegengebracht wird, eröffnet sehr häufig neue Wege, ermöglicht neue Schritte.

9.1.3 Kontaktaufnahme über Impulse, Emotionen und innere Zustände im Zusammenhang mit einem konkreten Thema

Häufig berichten die Patienten von konkreten Anlässen, auf die sie mit sehr gemischten Gefühlen reagieren. Sie beschreiben verschiedene innere Impulse, Emotionen oder Zustände im Zusammenhang mit einem bestimmten Thema. Es kann sich dabei um wichtige Entscheidungen, plötzliche Veränderungen der Lebenssituation, Beziehungskonflikte und vieles mehr handeln.

Der Zugang zu Ego-States besteht hier aus der Einladung, alle Impulse, Emotionen und Zustände, die zu dem genannten Thema gehören, einmal zu sammeln, sich vorerst einen Überblick zu verschaffen und dann all das, was sich meldet, näher anzusehen. Dieser Zugang bietet u. a. den wichtigen Vorteil, dass die Patienten erfahren können, dass verschiedene, teilweise absolut widersprüchlich erscheinende Impulse nebeneinanderstehen können und offensichtlich alle dazugehören. Im Laufe der Arbeit könnten beispielsweise innere

Befürworter, risikofreudige und verwegene Anteile ebenso zu Wort kommen wie innere Kritiker, Skeptiker, mahnende oder verbietende Anteile sowie ängstliche, überforderte oder hilflose und vermeidende Anteile. Die Kontaktaufnahme wird über eine einzige Frage realisiert: »Was taucht auf, wenn Sie mit diesem Thema in Kontakt sind, wenn Sie daran denken, wenn Sie emotional damit verbunden sind, wenn Sie irgendwie damit zu tun haben?« Mir ist dabei eine erlaubende, unterstützende und würdigende Haltung wichtig. Es gibt keine richtigen oder falschen Dinge, die auftauchen, keine guten oder schlechten. Natürlich finden wir unterschiedliche Reaktionen der Patienten auf die verschiedenen Impulse. Manches wird gern gesehen, anderes wird befürchtet oder abgewehrt, manches wird in den Vordergrund, anderes in den Hintergrund gestellt. Aus der Sicht des Ego-State-Modells gibt es verschiedene Ego-States, die mit den verschiedenen Impulsen, Emotionen oder Zuständen assoziiert sind, wobei nicht automatisch jeder Impuls einem eigenen Ego-State zugeordnet werden kann. Durch die Auseinandersetzung mit dem aufgetauchten Material kristallisieren sich Ego-States heraus. Teilweise treten sie sehr schnell und deutlich zutage, zum Beispiel in Form eines inneren Kritikers. Teilweise zeigen sie sich über bestimmte Zustände, wie Angst oder Hilflosigkeit. Hier wäre die nächste Frage, zu welchem Ego-State die Angst oder Hilflosigkeit gehört. Ist der Kontakt zu den Ego-States hergestellt, können die weiteren Schritte vollzogen werden.

Mit der von Helen und John Watkins (2003, S. 173 ff.) vorgestellten sehr wirkungsvollen *nichthypnotischen Technik mithilfe von Stühlen* (siehe Kap. 12) werden die Ego-States, die mit den unterschiedlichen Impulsen und Zuständen assoziiert sind, als wichtige Mitglieder eines inneren Teams oder einer inneren Familie ernst genommen und mit einbezogen. Dabei werden nicht nur ihre eigene Geschichte und ihre Funktion deutlich, sondern auch die Beziehung, die sie untereinander haben. Die Arbeit erfolgt auf mehreren Wegen: a) Kennenlernen der assoziierten Ego-States, b) Beziehung zu diesen Ego-States (Reaktion auf den Kontakt, Akzeptanz etc.), c) Beziehungsgeschehen zwischen den Ego-States und d) Möglichkeiten der Versorgung von Ego-States und der gegenseitigen Unterstützung. Hier erleben wir Gruppentherapie und müssen auf einer gruppenpsychotherapeutischen Ebene denken und handeln. Im Kapitel 12 werden die dazugehörigen Interventionen erläutert.

9.1.4 Kontaktaufnahme über Metaphern, Symbole, Geschichten oder Texte

Die Vielfalt, die die Arbeit mit Metaphern, Symbolen, Geschichten oder Texten bietet, kann an dieser Stelle nur angerissen werden. Ich beschränke mich auf einige Anregungen und möchte Sie einladen, sich selbst weiter auf eine Entdeckungsreise zu begeben. Es lassen sich unzählige Metaphern für die Arbeit mit der Ego-State-Therapie finden.

Zu den gebräuchlichsten Metaphern, die sich sehr gut für die Kontaktaufnahme eignen, gehören die *Bühnenmetapher*, die *Metapher der inneren Familie* oder des *inneren Teams*. Die entsprechenden Fragen sind leicht formuliert: »Wenn es so etwas wie eine innere Bühne gäbe, wer wäre Ihrer Ansicht nach jetzt darauf?« Man könnte natürlich noch viele weitere Fragen zu den Bühnen stellen, wie sie in Teil I, Kapitel 6, vorgestellt wurden. Aber die Einstiegsfrage hätten Sie somit bereits gestellt. Analog könnten Sie danach fragen, wer aus der Sicht der Patientin zu ihrer inneren Familie oder zu ihrem inneren Team gehören würde. Die Betonung liegt hier auf dem Wort »innen«. Technisch lässt sich der Weg wiederum gut variieren. Im Rahmen einer hypnotherapeutischen Intervention arbeite ich häufig mit einem *inneren Treffpunkt* und lade die Akteure eines Schauspiels oder die Mitglieder der inneren Familie oder des inneren Teams dorthin ein. Die Patientin verbleibt in einer Art Zuschauerrolle, beobachtet, wer sich meldet, und berichtet mir davon. Die Arbeit kann ebenso mithilfe von Stühlen, Symbolen, Figuren etc. gestaltet werden. Die Arbeit erfordert einen Rahmen, sie muss eingebettet und vorbereitet sein. Der Rahmen kann aus einem erklärenden Vorgespräch, aus Erläuterungen der Intervention, aus der Kreation einer Geschichte oder aus dem Aufgreifen von zufällig in der therapeutischen Arbeit entstandenen Metaphern bestehen. Häufig lassen sich daraus sehr produktive Hausaufgaben für die Patienten formulieren, die damit zu tun haben, wie sie mit dieser Metapher weiterarbeiten können.

Nach ihrem Erscheinen, das heißt nach einem ersten Kontakt, ermuntere ich den Patienten dazu, die aufgetauchten Ego-States besser kennenzulernen. Ich erlebe seine Reaktion auf die Anteile, erfahre etwas über ihre Funktion, über ihre Geschichte, ihren derzeitigen Zustand, das heißt etwas über ihre Bedürfnisse und über die Beziehungen, die sie untereinander haben. Es treten nicht immer alle Ego-States sofort auf die Bühne. Oft berichten die Patientinnen, dass da »noch jemand« steht und sich nicht zeigt oder dass »noch jemand«

im Hintergrund bleibt und sich nicht heraustraut. Teilweise sprechen sie auch von Regisseuren, die aus dem Hintergrund alle Akteure zu beeinflussen versuchen. Dies gehört alles zu der Arbeit dazu und sollte möglichst aufgegriffen werden. Wir folgen dem inneren Prozess, steigen in die Metapher ein und arbeiten konkret auf dieser Ebene.

In einem weiteren Schritt versuche ich nun, alle beteiligten Ego-States zu dem Ausgangsthema der Patientin zu befragen bzw. die Patientin anzuleiten, die Fragen zu stellen. Alle könnten sich nun beispielsweise zu einer Krise, einer wichtigen Entscheidung oder zu einer Symptomatik äußern. Den unterschiedlichen Impulsen, Auffassungen, Handlungstendenzen und Bewältigungsstrategien wird Raum gegeben. Meine Aufmerksamkeit liegt in dieser Phase darauf, dass alle Ansichten gehört werden können, dass es keine Wertungen gibt und dass versucht wird, die Motivation jedes Ansatzes eines Mitglieds des inneren Teams besser zu verstehen. Ich versuche, den Ego-States die Ansichten der anderen »zu übersetzen« bzw. helfe dem Patienten, dies zu tun. Die Ego-States sollen ein Bewusstsein dafür entwickeln, dass dort auch weitere Strategien bestehen, die ebenfalls begründet sind und sich aus spezifischen Erfahrungen entwickelten. Dadurch wird eine Teambildung realisiert; es findet Gruppenarbeit statt. Ich versuche, eine Gruppenidentität zu fördern.

Die Arbeit lässt sich auch sehr gut mittels Texten gestalten und mit Texten kombinieren. Die Patienten können beispielsweise die Geschichte eines der Ego-States, die auf der inneren Bühne erschienen, zu Hause aufschreiben. Dadurch lebt die Intervention über die Erfahrung während der Sitzung fort. Weiterhin lassen sich auch konkrete Dialoge formulieren. Hier bietet sich die Dyade Patient/Ego-State oder ein Dialog zwischen zwei Ego-States besonders gut an. Beispielsweise könnte der Patient einen Dialog mit seinem inneren Kritiker formulieren, oder es könnte ein Dialog zwischen einem die Psychotherapie befürwortendem und einem ablehnendem Ego-State formuliert werden. Die Texte bieten eine wunderbare Grundlage für die weitere Arbeit.

Neben Texten lassen sich – wie oben bereits erwähnt – noch weitere Dinge für die Kontaktaufnahme und die weitere Arbeit mit den Ego-States nutzen. Sehr hilfreich sind Puppen, alle möglichen Figuren, Fotos oder neutrale Symbole wie Steine, unspezifische Holzstückchen und vieles andere mehr. Das Fotografieren der jeweiligen Konstellation der Ego-States am Ende der Sitzung, ob diese nun mit Puppen, Figuren oder mit Symbolen, Stühlen etc. dargestellt wurde, hat sich als sehr hilfreich erwiesen. Mithilfe der Fotos können der Verlauf gezeigt und die Veränderungsschritte im Nachhinein nachvollzogen werden. Die Arbeit kann ebenfalls mit Skizzen ergänzt werden. In welcher Form sich gestalterische Mittel nutzen lassen, wird im nächsten Abschnitt beschrieben.

9.1.5 Kontaktaufnahme über Kunst und Gestaltung

Die Verwendung von Kunst und Gestaltung stellt eine kreative Möglichkeit der Aufnahme des Kontakts mit Ego-States dar. Ich arbeite sehr gerne mit Collagen und Bildern, die die Patienten anfertigen. Dieser Zugang kann sich zufällig ergeben, beispielsweise indem die Patientin davon berichtet, dass sie gerne malt und ich sie bitte, einige Bilder in die Therapie mitzubringen, oder er kann sorgfältig geplant werden, indem ich sie motiviere, zur nächsten Stunde eine Collage anzufertigen oder ein Bild zu malen. Zu vielen Zeitpunkten im therapeutischen Prozess lassen sich hierfür Gelegenheiten finden. Zu Behandlungsbeginn, wenn der Patient möglicherweise selbst noch sehr verwirrt ist, kann ich ihn bitten, dieses Verwirrtsein einmal mittels einer Collage auszudrücken – ohne viel nachzudenken, Fotos, Texte und anderes Material aus Zeitschriften auszuschneiden und aufzukleben. Die vielfältigen Aspekte, die er dann darstellt, bieten eine sehr gute Möglichkeit der Aufnahme des Kontakts mit Ego-States. Ich frage dann nach den einzelnen Aspekten der Collage und lasse mir davon berichten. Ich frage ihn, ob er dieses oder jenes, das dort zu sehen ist, schon lange von sich selbst kenne oder ob es ihm neu erscheint. Ich frage danach, ob in der Collage verschiedene Seiten von ihm deutlich werden und welche Geschichte diese Seiten haben. Durch die Fragen und die entsprechende Auseinandersetzung bahne ich einen Kontakt zu Ego-States, die für den Veränderungsprozess eine wichtige Rolle spielen können.

Die Patienten können gebeten werden, zu konkreten Ego-States Bilder oder Zeichnungen anzufertigen. Sie können einzelne Ego-States, eine Dyade oder eine Gruppe von Ego-States darstellen. Die Arbeiten der Patienten lassen sich sehr gut in Kombination mit weiteren Interventionen anwenden. Nachdem beispielsweise mittels hypnotherapeutischen Vorgehens ein Kontakt zu einem Ego-State hergestellt wurde, bitte ich die Patienten häufig, diesen Ego-State in einer beliebigen Form darzustellen. Ich weise natürlich darauf hin, dass es nicht um die Qualität der Ausführung geht, dass wir uns nicht in einem Kunstunterricht befinden, sondern dass es eine wichtige Bereicherung für den therapeutischen Prozess sein kann, die gestalterische Ebene hinzuzuziehen. An dieser Stelle möchte ich betonen, dass die Zeichnungen und Bilder nicht interpretiert werden sollen. Teilweise kann dies schwerfallen, da wir als Therapeuten den Eindruck haben, die Themen aus den Arbeiten schrien geradezu zum Himmel. Trotzdem frage ich behutsam danach, was die Zeichnung oder das Bild auslöst, in welchem Zustand die Patientin es anfertigte und welche Bedeutung sie ihm beimisst. Anschließend überlege ich mit ihr gemeinsam, in welcher Form wir es in den Prozess einbinden können. Die Zeichnungen und Bilder können eine sehr starke Wirkung haben. Deshalb muss ihre Einbindung in den Behandlungsprozess ebenso verantwortungsvoll gestaltet werden wie bei jeder anderen Intervention auch. Wenn ich nicht von der Stabilität der Patientin überzeugt bin und die Wirkung des Einbeziehens dieser Ausdrucksebene nicht abschätzen kann, verzichte ich auf eine entsprechende Hausaufgabe. Die gestalterischen Arbeiten der Patientinnen können den gesamten Behandlungsprozess begleiten oder nur zu einem einzigen Zeitpunkt relevant sein. Teilweise kann man sich im Therapieverlauf immer wieder auf eine einzige gestalterische Arbeit beziehen, teilweise können die Patienten motiviert werden, weitere Arbeiten anzufertigen, die dann auch gleichzeitig den Verlauf darstellen.

9.1.6 Kontaktaufnahme über eine Affekt- oder eine somatische Brücke

John Watkins (1971, pp. 21 ff.) entwickelte die Affektbrücke als Technik zur Aufnahme des Kontakts mit Ego-States. Sie bietet sich besonders dann an, wenn Patienten über Emotionen oder Körperempfindungen sprechen, deren Ursprung ihnen nicht bewusst ist. In der Praxis empfiehlt es sich, diese Technik zunächst mit einer positiven Erfahrung durchzuführen, bevor sie im Zusammenhang mit einer negativen Erfahrung verwendet wird. Das Vorgehen lässt sich in drei Schritte unterteilen (Fritzsche u. Hartman 2010, S. 27 f.). In Übersicht 3 finden Sie Hilfen für die Kontaktaufnahme über eine Affektbrücke, die Ihnen in der Praxis als Orientierung helfen können. Die Affektbrücke ermöglicht ein Zurückgehen in der Biografie in eine Zeit, in der die Emotion, die Körperempfindung oder der Zustand zum ersten Mal in dieser Form deutlich auftrat. Es geht dabei nicht um die Suche

Übersicht 3: Kontaktaufnahme über eine Affektbrücke
(Die hier dargestellte Strategie stellt die Struktur für einen möglichen Prozess und kein festes Manual dar.)

- Die Affektbrücke wird zuerst anhand einer positiven Emotion bzw. eines positiven Zustands durchgeführt. Dies kann im Zusammenhang mit der Arbeit zur inneren Stärke erfolgen (siehe Kap. 11.1).
- Wird die Affektbrücke bei belastenden Emotionen bzw. Zuständen durchgeführt, sind Vorkehrungen für einen möglichen Belastungsanstieg Voraussetzung (Stoppsignal, Dissoziationsstopp, Flashback-Kontrolle, Kontakt zur Therapeutin/zum Therapeuten etc.).
- *Im ersten Schritt* wird die Patientin/der Patient gebeten, sich die Emotion möglichst deutlich zu vergegenwärtigen, beispielsweise unter Zuhilfenahme einer aktuellen Situation. Indem sich die Patienten die Emotion vergegenwärtigen, gehen sie bereits spontan in einen leichten Trancezustand.
- *Im zweiten Schritt* soll die Patientin/der Patient diesen Zustand genau erforschen und etwas intensivieren. Der Fokus ist auf Fragen gerichtet wie: »Was gehört alles zu dieser Emotion, gibt es innere Bilder, Körperempfindungen, Impulse, Reaktionen etc.?«
- *Im dritten Schritt* wird die Patientin/der Patient aufgefordert, sozusagen eine »biografische Brücke« in die Vergangenheit zu schlagen, zurück in eine Situation, in der sie/er dieses Gefühl zum ersten Mal erlebte. Mit der dann auftauchenden Situation wird nun weitergearbeitet: »Wie alt waren Sie? Was passiert gerade?« Wenn zum Beispiel eine Kindheitssituation auftaucht, in der die Patientin/der Patient sieben Jahre alt war, könnte versucht werden, mit der/dem Siebenjährigen Kontakt aufzunehmen und sie/ihn in die Behandlung einzubeziehen.
- Nun kann mit dem Anteil in der Situation gearbeitet werden, z. B.:
  - Schutz, Hilfe und Unterstützung für den jüngeren Anteil
  - Verständnis für den jüngeren Anteil
  - Einbeziehung der inneren Stärke bzw. der inneren Helfer der erwachsenen Patientin/des erwachsenen Patienten
  - ein eigener sicherer Ort für den jüngeren Anteil
  - nachträgliches Nähren
- Begleitung des Prozesses, dabei auf das Belastungsniveau achten und den Kontakt verbessern helfen
- Vereinbarungen anregen
- Verabschiedung
  - Rückkehr in die Gegenwart
- Reorientierung
- Nachbesprechung.

nach dem »absoluten Ursprung«, sondern um ein Verständnis für die Bedingungen, in denen sich die Emotion oder Körperempfindung entwickelte. Einmalige Lebensereignisse können ebenso relevant sein wie anhaltende Lebensbedingungen, für die kein eindeutiger Beginn bzw. kein fester Entstehungszeitpunkt identifizierbar ist. Beides wird innerhalb des Konzeptes der Ego-State-Therapie mit der Entstehung von Ego-States in Verbindung gebracht. Nachdem mittels der Affektbrücke ein Kontakt zu einem Ego-State hergestellt wurde, wird anschließend mit ihm weitergearbeitet. Das Beziehungsangebot und die entsprechenden Interventionen richten sich nach den Bedürfnissen des Ego-States.

Bei der somatischen Brücke wird anstelle einer Emotion eine Körperempfindung, zum Beispiel ein zugeschnürter Hals oder ein Ziehen im Bauch etc., als Ausgangspunkt verwendet. Anschließend erfolgt das gleiche Vorgehen. Wird die Affektbrücke oder somatische Brücke mit positiven Emotionen oder Körperempfindungen durchgeführt, lassen sich sehr wirkungsvoll Ressourcen aktivieren. Die Arbeit mit negativen Emotionen oder Körperempfindungen muss gut überlegt und vorbereitet sein, da sie eine massive Konfrontation mit belastendem Material darstellen kann.

9.1.7 Kontaktaufnahme über Edukation

Edukative Aspekte liefern eine Vielzahl von Möglichkeiten, Kontakt zu Ego-States aufzunehmen. Sie spielen besonders im Zusammenhang mit der Entwicklung eines gemeinsamen Störungs- und Behandlungsmodells eine wichtige Rolle. Informationen zum Störungsbild, einer möglichen Störungsgenese, entsprechenden Behandlungskonzepten und konkreten Interventionsmöglichkeiten sind für den psychotherapeutischen Prozess sehr hilfreich. Sie erleichtern viele Behandlungsschritte, entlasten in vielen Fällen die Patientinnen, helfen Vertrauen zu entwickeln, und fördern eine positive Entwicklung. Sie können zu Behandlungsbeginn als bedeutsame Starthilfe und später immer wieder als Wegbereiter angesehen werden.

Edukation beginnt bereits bei der Frage, wie sich die Patienten die Wirkungsweise der Psychotherapie vorstellen, welches Modell sie selbst haben. Im Rahmen der Diskussion solcher Fragen biete ich häufig die Sichtweise des Ego-State-Modells an. Hier greife ich auch die Sprachmuster der Patienten auf (s. o.) und beziehe mich auf das von ihnen geschilderte Erleben. Neben der Frage nach dem Wirkprinzip der Psychotherapie stelle ich auch Fragen nach der Vorstellung davon, wie die Persönlichkeit eines Menschen im Allgemeinen und speziell die Persönlichkeit der Patientin funktioniere. Die Frage stellt einen guten Einstieg dar, mehr über die Sichtweise der Patientin zu erfahren, über ihre Art, sich selbst und die Welt zu erleben. Ich versuche, die Antworten im Zusammenhang mit dem Konzept der Ego-State-Therapie zu stellen und erste Einstiegsmöglichkeiten zu finden. Beispielsweise nutze ich die von den Patienten berichteten inneren Widersprüche, Ambivalenzen, Zustände von Zerrissenheit und vieles mehr, um auf das Vorhandensein verschiedener innerer Seiten aufmerksam zu machen, die offensichtlich gleichzeitig nebeneinanderexistieren, selbst wenn sie sich abwechseln. Ich verwende dabei eher Fragen als Feststellungen. Viele Patienten fühlen sich dabei sehr gut verstanden. Das Modell entspricht ihrem Erleben. Sie sind froh, eine erste Erklärungsmöglichkeit zu hören, und werden häufig neugierig. Ihre Motivation steigt, mehr darüber zu erfahren und ihr eigenes Erleben mithilfe dieses Ansatzes zu betrachten und zu bearbeiten.

Über die allgemeinen edukativen Aspekte hinaus bietet es sich auch an, verschiedene spezifische Konzepte und Befunde zur Erklärung spezieller Störungsbilder, Symptome oder Erlebensweisen einzubeziehen. Die Konzepte und Befunde spiegeln nicht das Ego-State-Konzept im engeren Sinn. Sie lassen sich jedoch sehr gut nutzen. Besonders im Bereich der Traumatherapie finden wir eine Fülle von Möglichkeiten. Zum Beispiel lässt sich mithilfe der Theorie der »strukturellen Dissoziation« (van der Hart, Nijenhuis u. Steele 2008; Nijenhuis, van der Hart und Steele 2004) sehr gut erklären, wie eine traumabedingte Aufteilung der Persönlichkeit in verschiedene Anteile mit unterschiedlichen Funktionen verläuft. Mir geht es hier nicht um theoretische Diskussionen. Mir geht es darum, dem Bedürfnis der Patientinnen Sorge zu tragen, sich ihr inneres, als unwillkürlich erlebtes Geschehen erklären zu können und damit einen weiteren Schritt in Richtung Gestaltung und Veränderung zu machen.

Die Beschäftigung mit entsprechenden Konzepten im psychotherapeutischen Prozess hat mehrere Vorteile. Sie stellt für viele Patienten eine Erleichterung dar, weil sie Erklärungen für inneres Geschehen liefert, das bisher als nicht erklärbar erschien. Sie beinhaltet die Botschaft, dass es für dieses Erleben umfangreiche Forschungen gibt, dass es Menschen gibt, die sich ausführlich damit beschäftigen,

Studien betreiben, Erkenntnisse gewinnen und Behandlungskonzepte entwickeln. Sie vermitteln, dass es somit auch umfangreiche Behandlungserfahrungen gibt. Und nicht zuletzt bieten sie immer wieder Möglichkeiten des Einstiegs in das Ego-State-Modell und damit Möglichkeiten der Kontaktaufnahme.

Zusätzlich haben sie eine deutlich stabilisierende Funktion. Beispielswiese lassen sich Belastungsanstiege, die sich während der Sitzung ereignen, sehr gut erklären. Ich helfe dem Patienten in einem solchen Moment, auf eine Metaebene zu gelangen und das Erleben von außen zu betrachten. Ich verbinde das aktuelle Erleben des Patienten mit den edukativen Aspekten. Wir können dann kurz reflektieren, welcher Auslöser gerade eben zu dem Belastungsanstieg führte und welcher Ego-State seiner Meinung nach darauf reagiert hat. Dadurch kann ich gleichzeitig beginnen, das Vorgehen zu etablieren, zwischen dem inneren Erleben einerseits und dem distanzierten Betrachten andererseits zu wechseln. Die Fähigkeit, ein- und wieder auszusteigen, wird im weiteren therapeutischen Prozess eine wichtige Rolle spielen. Wenn ich mich zu einem späteren Zeitpunkt der Behandlung darauf beziehe und sie an die Beschäftigung mit den Konzepten und Forschungsbefunden erinnere, fällt es vielen Patientinnen deutlich leichter, sich wieder zu stabilisieren. Ich spreche dann beispielsweise den Angstanstieg an, den ich gerade bei der Patientin erlebe, erinnere sie an das Gespräch, das wir darüber führten, und gebe ihr zu verstehen, dass der Angstanstieg in diesem Moment kein Wunder ist, weil wir ja über etwas sprachen, das auslösenden Charakter hat. Teilweise nehme ich zu erwartende Reaktionen vorweg und mache darauf aufmerksam, dass jetzt eigentlich dies oder das passieren müsse, wenn wir in dieses Thema einsteigen. Je mehr Kenntnisse über das Erleben der Patientin und die Reaktionen der Ego-States vorliegen, desto mehr kann ich die zu erwartenden Reaktionen ansprechen. Für die Patientin fühlt sich das Geschehen dann meistens schon etwas weniger unwillkürlich an.

Ein möglicher Übergang zur weiteren Arbeit könnte die Thematik darstellen, dass die verschiedenen Anteile unterschiedlich, also jeder in seiner eigenen Art und Weise, auf äußere und innere Reize reagieren, dass es sinnvoll ist, diese Reaktionen besser zu verstehen und dass dafür ein guter Kontakt zu den Anteilen sehr hilfreich ist. Diese kurze Erklärung kann den Weg für die nächsten Schritte bereiten.

9.1.8 Zufällige Kontaktaufnahme durch weitere Interventionen

Der Kontakt mit einem Ego-State kann sich natürlich auch spontan im Rahmen einer beliebigen psychotherapeutischen Intervention ereignen. Wir stoßen *zufällig* auf einen Ego-State. Wir hatten etwas anderes vor, arbeiteten gerade in eine andere Richtung und mit einer anderen Intervention, und plötzlich zeigte sich ein Ego-State. Dies kann sehr eindrücklich sein, sodass wir ihn unschwer erkennen können, er kann auch sehr zart sein, wie zwischen den Zeilen, sodass wir genau hinsehen müssen, um ihn zu bemerken. Ego-States können sich spontan im Rahmen jeder beliebigen psychotherapeutischen Intervention zeigen. Dies kann beispielsweise eine EMDR-Sitzung, eine Fantasiereise, eine hypnotherapeutische Intervention, die Arbeit an kognitiven Schemata, ein Rollenspiel, eine Exposition in sensu oder in vivo, die Analyse eines Übertragungsgeschehens, eine körpertherapeutische, kunsttherapeutische oder musiktherapeutische Intervention sein. Bei jeder dieser Interventionen können Ego-States auftauchen. Die Patienten erleben das Auftauchen in Form eines Zustandswechsels. Sie befinden sich plötzlich in einem deutlich veränderten Zustand. Manche beschreiben solche Zustände sehr genau. Sie berichten zum Beispiel, dass sich da jetzt wieder der strenge und abwertende innere Kritiker gemeldet habe oder dass sie sich gerade wieder wie ein hilfloses Kind fühlen oder dass sie jetzt plötzlich innerlich zugemacht hätten und in eine Art Kampfbereitschaft gegangen wären. Der Einstieg in eine Ego-State-Therapie-Arbeit besteht hier aus der Frage, welcher Anteil sich jetzt gerade meldet, ob er der Patientin bekannt vorkomme, ob sie viel über ihn wisse, welche Beziehung sie zu ihm habe und ob sie ihn besser verstehen lernen möchte.

Ich nehme die Ego-States, die sich im Zusammenhang mit verschiedenen Interventionen zeigen, sehr ernst. Ich bin überzeugt, dass sie eine sehr wichtige Rolle spielen, dass ich sie nicht übergehen kann und dass sie sich in jedem Fall wieder »melden« werden. Wenn kritische, verbietende, ängstliche oder erstarrte Ego-States ignoriert werden, ist die Wirkung der geplanten Intervention ohnehin stark eingeschränkt. Also greife ich sie auf und versuche, einen Kontakt zu fördern. Teilweise sind es kleine Fragen mit großer Wirkung. Ich frage beispielsweise, wer jetzt gerade weint oder wer jetzt gerade dafür sorgt, dass sich innerlich alles verschließt, oder wer jetzt gerade um Hilfe ruft. Mit diesen Fragen ist häufig bereits die Bühne der Arbeit mit Ego-State-Therapie eröffnet.

Nicht jede Reaktion des Patienten während einer beliebigen Intervention stellt einen eigenen Ego-State dar. Die Arbeit erfordert eine gute Wahrnehmung, achtsames Nachfragen und Aufgreifen sowie ein respektvolles Angebot, das Erleben aus der Perspektive des Ego-State-Modells zu betrachten.

9.2 Aufbau von Kommunikation mit Ego-States

Nach der Kontaktaufnahme folgt der Aufbau von Kommunikation als nächstes prozessorientiertes Ziel. Um mit Ego-States arbeiten zu können, sie verstehen zu lernen, ihre Funktion zu begreifen, sie zu unterstützen, ihnen neue Aufgaben zu geben und sie besser in das innere System einzubinden, muss man die Möglichkeit haben, mit ihnen zu kommunizieren. Unabhängig davon, ob Sie an Beziehungen in der äußeren Welt oder in Ihrem inneren System denken, werden Ihnen sicher Situationen vertraut sein, in denen zwar Kontakt besteht, Kommunikation jedoch nicht möglich erscheint. Kommunikationsstörungen sind sowohl in der äußeren Welt, zum Beispiel in Familien und Teams, ebenso alltäglich wie im Bereich unserer Persönlichkeitsanteile. Aus diesem Grund stellt der Aufbau von Kommunikation ein eigenes Ziel dar und kann erhebliche psychotherapeutische Bemühungen erfordern. Kommunikation ist nicht selbstverständlich. Die Zahl der möglichen Kommunikationsstörungen erscheint unendlich. Publikationen zu Kommunikationskonzepten füllen Regale. Kommunikation ist eine Wissenschaft für sich.

In der Ego-State-Therapie geht es konkret um die Frage, in welcher Form mit den Ego-States, zu denen ein Kontakt hergestellt wurde, kommuniziert werden kann. Die Kommunikation ist auf drei Ebenen von großem Interesse und für den Behandlungsprozess relevant:

1. auf der Ebene zwischen dem Patienten und seinen Ego-States
2. auf der Ebene zwischen mir als Therapeuten und den Ego-States des Patienten
3. auf der Ebene zwischen den Ego-States.

Wir können eine gut funktionierende Kommunikation ebenso wenig voraussetzen wie den Kontakt. Sie muss entwickelt werden. Dabei stoßen wir auf eine große Bandbreite, die man sich wieder wie eine Skala von 0 bis 10 vorstellen kann. Bei dem Wert null, also im linken

Extrembereich der Skala, findet keine Kommunikation statt. In diesem Bereich erscheint es unmöglich, Kommunikation aufzubauen. Patientinnen berichten beispielsweise von stummen, bösartig erscheinenden Gestalten, die im Hintergrund wachen und *keinen Ton von sich geben*. Andere beschreiben undefinierbare Schatten oder Nebel, von denen eine starke Wirkung ausgehe, die aber nicht kommunizieren würden. Andere benennen hilflose Kinder, die noch gar nicht sprechen gelernt haben oder die erstarrt oder verstummt sind. Die Beispiele verdeutlichen, dass eine unproblematische, rege Kommunikation in vielen Fällen vorerst nicht möglich ist. In diesen Fällen stellt der Aufbau von Kommunikation eine sehr wichtige Etappe im Behandlungsverlauf dar.

Auf dem entgegengesetzten Ende der Skala finden wir Ego-States, mit denen bereits eine rege Kommunikation besteht, ohne dass wir irgendetwas dazu beigetragen hätten. Der Patient beschreibt beispielsweise, dass er schon seit Ewigkeiten ständig mit seinem inneren Kritiker streite. Ein anderer spricht davon, wie er sich vor einer strafenden inneren Mutterfigur fortlaufend rechtfertige und viele Dinge mit ihr diskutiere. Andere berichten davon, wie sie innere Kinder beruhigen, indem sie ihnen gut zureden oder ihnen Geschichten erzählen. In diesen Fällen finden wir eine funktionierende Kommunikation vor, die wir unmittelbar nutzen können. Zwischen diesen Extrempunkten gibt es zahlreiche Abstufungen, auf denen eine Kommunikation mehr oder weniger gut ausgeprägt und möglich ist.

Mit Kommunikation ist nicht nur *Sprache* gemeint. Kommunikation kann auf vielen Kanälen stattfinden. Neben der Sprache spielt die *Schriftform* eine wichtige Rolle. Wenn die Kommunikation mittels Sprache nicht möglich erscheint, kann die Schriftform eine sehr gute Alternative darstellen. Das Zeitalter moderner elektronischer Kommunikationswege bietet hier einen vielfältigen Rahmen. Häufig schlage ich in entsprechenden Situationen vor, dass sich die Patientin vorstellen könnte, dem Ego-State eine *E-Mail* zu schreiben. Sie kann sich dann weiterhin vorstellen, dass sie eine Antwort im Postfach vorfindet, sie öffnet und liest. Auf diesem Wege könnte eine Kommunikation mittels E-Mails entwickelt werden, die ihre Dienste völlig erfüllt. Manche Patientinnen bitte ich, einem spezifischen Ego-State einen Brief zu schreiben, in dem Sie einen bestimmten Wunsch äußern, eine Botschaft formulieren oder eine Selbstmitteilung machen. Dies erfolgt meist handschriftlich.

Falls sich Sprache und Schriftform als ungeeignet herausstellen, biete ich den Patienten an, sich vorzustellen, dass die Kommunikation wie eine Art *Gedankenübertragung* funktioniere. Ich bitte sie, sich den Kontakt zu dem entsprechenden Ego-State möglichst konkret vorzustellen und dann darauf zu achten, welche Gedanken sich einstellen. Dieser Weg eignet sich u. a. sehr gut, wenn die Ego-States eine unspezifische Gestalt annehmen, zum Beispiel die Gestalt eines Nebels. Anfangs frage ich, ob der Nebel sprechen könne. Wenn dies nicht möglich ist, biete ich die Variante der Gedankenübertragung an. Teilweise entwickelt sich aus einer anfänglichen Gedankenübertragung eine normale verbale Kommunikation.

Als vierte Variante der Kommunikation nutze ich die *Körperebene*. Der Vorschlag besteht darin, dass sich der Ego-State über Körpersignale mitteilen kann. Er kann beispielsweise *Ja-* und *Nein-Botschaften* mittels bestimmter Körperempfindungen an die Patientin senden. Der infrage kommende Satz könnte lauten: »Wenn dieser Ego-State tatsächlich für die Problematik verantwortlich ist, dann kann er es jetzt zeigen, indem er die spezifische Körperempfindung verstärkt.« Die Körperempfindung kann ein Schmerz im Bauch, ein zugeschnürter Hals, ein Taubheitsgefühl, ein Herzrasen und vieles andere mehr sein. Die Fragen an den Ego-State müssen in dieser Variante natürlich entsprechend formuliert werden. Die Kommunikation ist sicherlich beschwerlicher, aber nicht unmöglich.

Falls alle Varianten zu keinem Einstieg in eine Kommunikation führen, sind zwei Pfade von Bedeutung:

1) Ich suche gemeinsam mit dem Patienten nach *Voraussetzungen, die erfüllt sein müssten*, damit eine Kommunikation beginnen kann. Ich suche nach Dingen, die wir übersehen haben. Möglicherweise gibt es einen verbietenden Ego-State. Möglicherweise sind wichtige Fragen der therapeutischen Beziehung noch ungeklärt. Möglicherweise ist dem Patienten das Vorgehen unklar und kommt ihm suspekt vor. Er denkt, dass er doch in dem Falle, in dem er mit einem inneren Anteil kommuniziere, tatsächlich *verrückt* sein müsse. Möglicherweise spricht noch etwas anderes gegen den Beginn einer Kommunikation.

2) Ich versuche einen Weg über die *indirekte Kommunikation*. Der Weg sieht so aus, dass ich die Patientin frage, was denn ihrer Meinung nach der Ego-State mitteilen würde, wenn er kommunizieren könnte. Diese Variante erscheint manchen Patienten als sehr künstlich, wie ein Theaterspiel. Sie erleben sie als konstruiert. Ich ermuntere sie

jedoch zu diesem Vorgehen und schlage beispielsweise vor, im Sinne eines Drehbuchs Dialoge zu formulieren und Regieanweisungen zu geben: Was sollte der Ego-State sagen und was sollte er tun? Welchen Zustand sollte er verkörpern und welche Botschaft aussenden? Aus dem anfänglich als konstruiert erlebten Vorgehen entwickelt sich sehr schnell ein reger und lebhafter Austausch, der viele Möglichkeiten der Weiterarbeit liefert.

Wird den Ego-States Aufmerksamkeit und Würdigung entgegengebracht, verändert sich häufig die Form der Kommunikation. Sie wird leichter und mit fortschreitender Arbeit selbstverständlicher.

9.3 Akzeptanz und Annahme von Ego-States

Jedes der prozessorientierten Ziele stellt einen wichtigen Schritt im Behandlungsverlauf dar. Zu jedem Ziel gehören eigene Überlegungen und eigene Interventionen. Bei jedem der Ziele können spezifische Schwierigkeiten auftreten. Mit der Frage der Akzeptanz und Annahme bewegen wir uns in Richtung zentraler Auffassungen, zentraler Werte und Erlebensweisen der Patienten. Hier geht es um Begriffe wie »Selbstbild«, »Selbstwert« und »Identität«. Es geht um die Frage: Was bin ich für ein Mensch, wenn dieser Ego-State zu mir gehört?

Wer bin ich dann? Wie sehe ich mich? Wie erlebe ich mich? Wie sehen und erleben mich dann andere Menschen? Welche Befürchtungen tauchen auf? Was würde es für mich bedeuten, wenn ich diesen Ego-State als zu mir gehörig akzeptieren würde?

Für als positiv erlebte Ego-States unserer Persönlichkeit fällt es uns leicht, Antworten auf diese Fragen zu finden. Hinsichtlich der Ego-States, die uns Probleme bereiten, die wir am liebsten hinauswerfen würden, die nicht dazugehören sollen oder dürfen, wird es komplizierter. Plötzlich scheinen unser Selbstbild und unser Identitätserleben in Gefahr. Wir befürchten, dass wir dann niemals mehr dieselben sein könnten, die wir waren. Viele Patientinnen befürchten, dass womöglich der Rest an Identitätsgefühl auch noch verloren geht, dass sie dann völlig verstoßen werden würden, dass sie ihr letztes Recht verspielt hätten, wenn die Ego-States, um die es dann geht, tatsächlich dazugehören würden.

Sehr eindrücklich beschreibt Marilyn van Derbur (2011) dieses Thema in ihrem Buch *Tagkind – Nachtkind. Das Trauma sexueller Gewalt*. Sie schildert ihre Überlebenswege und ihre Heilungsgeschichte nach einem sexuellen Missbrauch durch ihren Vater, der 13 Jahre lang angehalten hatte. Der Missbrauch begann, als sie fünf Jahre alt war, und trat ihr zum ersten Mal im Alter von Anfang 20 ins Bewusstsein. Kurze Zeit zuvor war sie 1958 zur »Miss Amerika« gewählt worden. Sie hatte keinerlei Erinnerungen an den langjährigen Missbrauch. Mit Anfang 20 brachen ihre Welt, ihr Selbstbild und ihre Identität zusammen. Sie beschreibt ihren über 20 Jahre langen schmerzvollen und dramatischen Weg, das »Nachtkind« annehmen und akzeptieren zu lernen. In ihrer Kindheit hatte sie unbewusst mit diesem Nachtkind eine Vereinbarung getroffen:

> »Du bleibst hier im Schlafzimmer und übernimmst all die Gefühle und den Schmerz, all die Demütigung und Herabsetzung, und ich werde da rausgehen und ›jemand sein‹. Wenn ich sicher und erfolgreich bin, komme ich zurück zu dir. Ich verspreche es« (ebd., S. 20).

Sie hatte keinerlei Erinnerungen an diese Absprache und beschreibt, wie sie bis zu einem Alter von Ende 40 davon überzeugt war, dass das kleine Mädchen hätte in der Lage gewesen sein müssen, seinen Vater aufzuhalten.

Dieses Beispiel zeigt, dass sich die Akzeptanz und Annahme von Ego-States nicht »per Knopfdruck« realisieren lassen. Es wäre sehr wünschenswert, wenn sich die damit zusammenhängende Entwicklungsarbeit nicht über mehr als 20 Jahre erstreckte. Als Therapeuten muss uns jedoch klar sein, wie viel Kraft, Mut und Geduld diese Schritte erfordern und welche Reichweite und Auswirkungen sie haben.

Das Vermögen, Ego-States akzeptieren und annehmen zu können, ist sehr unterschiedlich ausgeprägt. Die Patienten unterscheiden sich in ihrem Erleben von Akzeptanz. Zusätzlich zeigt sich natürlich innerhalb des inneren Systems ein unterschiedliches Maß an Akzeptanz. Für manche Ego-States fällt dies leichter, für andere erscheint es unmöglich. Es ist zu Beginn der Arbeit nicht leicht, den Umfang einzuschätzen, den dieses Ziel erfordert. Jeder Schritt in Richtung Akzeptanz und Annahme erleichtert jedoch den weiteren Behandlungsprozess erheblich.

9.4 Verständnis für Ego-States

Akzeptanz und Verständnis liegen dicht beieinander. Sie fördern sich gegenseitig. Es fällt leichter, für einen Ego-State Verständnis aufzubringen, für den ein hohes Maß an Akzeptanz besteht. Mit viel Verständnis kann das Akzeptieren besser gelingen. Anderseits bedingt das eine nicht automatisch das andere. Aus diesem Grund werden Akzeptanz und Verständnis hier in Form von zwei verschiedenen prozessorientierten Zielen formuliert. Ich kann einen Ego-State akzeptieren lernen, ohne richtig verstanden zu haben, welche Funktion er hat. Ich kann ebenso die Funktion eines Ego-States verstanden haben, ohne ihn akzeptieren zu können. Die Reihenfolge des dritten und vierten prozessorientierten Ziels ließe sich auch umkehren. Akzeptanz und Annahme zielen auf das Erleben der Zugehörigkeit. Was bedeutet es für mich, dass der Ego-State zu mir gehört? Verständnis zielt auf die Frage nach der Funktion. Wofür ist der Ego-State bei mir? Wofür ist er entstanden, hat er sich entwickelt? Was war und ist seine Aufgabe? Für welche Bedürfnisse ist er zuständig? Die Frage nach der Funktion der Ego-States stellt die *Gretchenfrage* der Ego-State-Therapie dar. Es geht sozusagen um die *wahren Absichten* des Ego-States. Es geht nicht darum, *wie er erscheint* und *mit welchen Mitteln er agiert*, sondern darum, *was genau er bezwecken möchte, was seine Aufgabe ist*. Die Beantwortung dieser Fragen stellt einen wichtigen Schlüssel der Ego-State-Therapie dar.

Am besten wäre es natürlich, wenn man den Ego-State einfach fragen könnte und eine klare Antwort erhielte. Dafür sind ein möglichst stabiler Kontakt und eine gute Kommunikation notwendig. Spätestens bei diesem Ziel zeigt sich, inwieweit die vorherigen Ziele erreicht wurden. Beispielsweise lassen sich die Fragen ohne eine Möglichkeit, zu kommunizieren, nicht beantworten. Häufig erfordert diese Phase der Behandlung eine intensive Beziehungsarbeit. Liegt eine Beziehungsstörung vor, wird der Ego-State seine Funktion nicht klar äußern, wird sich zurückhalten oder verstecken, wird oberflächliche oder allgemeine Antworten vorschieben. Insofern werden hier Interventionen interessant, die den Zugang und die Beziehung verbessern. Im Laufe der Arbeit entstehen häufig Hypothesen, die anschließend bestätigt oder verworfen werden. Die Antworten sind nicht immer sofort klar und eindeutig. Je besser die Beziehung zu dem entsprechenden Ego-State, desto klarer sind die Antworten. Viele Ego-States zeigen sich erfreut darüber, endlich einmal über ihre Funktion aufklären zu können. Es hat den Anschein, als wollten sie sich nun ins richtige Licht rücken und wünschten sich eine Rehabilitierung, da sie bis dahin immer kritisiert, abgewertet oder abgelehnt wurden. Sie zeigen sich erfreut über eine späte Anerkennung. Andere Ego-States sind froh, nun überhaupt einmal wahrgenommen zu werden. Möglicherweise tragen sie Aspekte eines Traumas, erleben sich immer noch in der traumatischen Situation und rufen ununterbrochen nach Hilfe oder haben entsprechende Bemühungen längst aufgegeben.

Tritt die Funktion der Ego-States zutage und gelingt es den Patientinnen, Verständnis dafür zu entwickeln, ergeben sich sehr häufig dramatische Veränderungen in der Therapie. Plötzlich werden Schritte möglich, an denen die Patienten bisher scheiterten. Plötzlich entwickeln sie eine stärkere Motivation, übernehmen mehr Verantwortung und berichten von einem veränderten Selbstbild. Sie sehen ihre Symptome aus einer anderen Perspektive und können sich vieles besser erklären. Sie entwickeln mehr Verständnis für sich selbst, ihr Erleben und ihre Handlungsstrategien. Der weitere therapeutische Weg der Ego-State-Therapie, auf dem es darum geht, nun dafür zu sorgen, dass die Ego-States Unterstützung erfahren, dass sie Hilfe bekommen, um ihre Funktion in Zukunft mit neuen Mitteln zu erfüllen, leuchtet den Patientinnen unmittelbar ein. Der Moment, in dem die Patientin Verständnis für einen Ego-State entwickelt, ist für die Behandlung richtungweisend. Ohne dass man übertreibt, lässt sich von einem Schlüsselmoment sprechen.

9.5 Unterstützung von Ego-States, Entwicklungsarbeit, Reifung und *nachträgliches Nähren*

In der Arbeit zu diesem Ziel geht es um die konkrete Unterstützung eines Ego-States. Dafür ist es notwendig, den Zustand, in dem er sich befindet, zu verstehen und seine Bedürfnisse, die sich daraus ergeben, zu erkennen. Die therapeutische Arbeit, die Interventionen, die ich auswähle, richten sich nicht nur nach der Situation, in der sich der Ego-State befindet, sondern auch nach dem Belastungsgrad der Patientin. Es gibt kein festgelegtes Vorgehen. Wichtig ist, beides im Blick zu behalten, also die Bedürfnisse des Ego-States und die Reaktionen der Patientin auf die Arbeit. Die konkrete Form der Unterstützung kann sehr unterschiedlich ausfallen. Es kann darum gehen, einen hilflosen Ego-State aus einer traumatischen Situation herauszuholen oder ihn durch innere Helfer herausholen zu lassen. Es kann darum gehen, den Ego-State mit bestimmten Ressourcen zu versorgen. Es kann um Beistand gehen, um Parteinahme, um Trost oder um wichtige

Erklärungen und Antworten auf endlos wiederholte und bisher unbeantwortete Fragen. Die Arbeit besteht zum großen Teil aus Fürsorge. Sie besteht darin, das Erleben des Ego-States ernst zu nehmen, es je nach Entwicklungsstand auch zu validieren, Präsenz zu zeigen und Entwicklungen zu ermöglichen. Es wird Entwicklungsarbeit geleistet. Es gibt für den Ego-State sehr viel zu lernen. Neue Erfahrungen sollen gemacht werden. Für viele Ego-States ist diese Arbeit – diese Form der Begegnung, die Qualität einer Bindung – absolutes Neuland. Entsprechend skeptisch fällt häufig auch ihre Reaktion aus.

Die Unterstützungsarbeit konzentriert sich vor allem auf die verletzten Ego-States. In vielen Fällen haben die verletzten und hilflosen Ego-States die weitere Entwicklung der Patientin überhaupt nicht mitbekommen. Sie kennen deren Fähigkeiten nicht. Sie erleben nicht, dass sie sich heute schützen kann, dass sie selbst für sich sorgt, auch wenn dies möglicherweise mit vielen Schwierigkeiten verbunden ist. Sie erkennen nicht, dass sie mit ihr aus der traumatischen Situation hinausgekommen sind. Sie erleben sich als von ihr getrennt. Sie erleben sich immer noch in der traumatischen Situation, oder sie befinden sich in einem Alarmzustand und erwarten in jeder Sekunde einen neuen Angriff. Sie sind fixiert auf die Bedrohungs- oder Überforderungsreize und blenden das Gegenwartssystem der Patientin völlig aus. Sie wollen gerettet werden oder haben die Hoffnung auf Rettung bereits aufgegeben.

Letztlich benötigen auch die verletzenden Ego-States dringend Unterstützung. Doch erfordert dies eine andere Herangehensweise und anfänglich ein anderes Beziehungsangebot. Ein wichtiger Aspekt der Unterstützung verletzter Ego-States ist, dass sie Konstanz und Verlässlichkeit erleben. Die Ego-States benötigen die Erfahrung, dass die Unterstützung nicht einmalig ist, sondern fortlaufend erlebbar bleibt. So etwas kennen sie nicht. Sie reagieren oft sehr erstaunt, überrascht, können kaum glauben, was da gerade passiert, und können schon gar nicht glauben, dass es ab jetzt anders weitergehen könnte. An dieser Stelle ist auf der Therapeutenseite sehr viel Geduld und Ausdauer gefragt. Wir können nicht davon ausgehen, dass ein paar kurze Interventionen zur Unterstützung der Ego-States dafür genügen, sie von ihrem Schrecken zu befreien und ihnen neue Entwicklungswege zu ermöglichen. Die Symptomatik der Patientinnen besteht nicht selten seit Jahrzehnten. Wir müssen mit Rückschlägen rechnen, mit großer Angst vor den neuen Wegen, mit Verstrickungen, Loyalitätskonflikten und Verlustängsten. Die verletzten Ego-States reagieren nicht mit großer Freude. Sie begrüßen uns nicht mit den Worten: »Schön, dass mal jemand vorbeikommt ...« Sie benötigen die Möglichkeit, Schritt für Schritt neue Erfahrungen machen zu können. Wir müssen dafür Sorge tragen, dass sie die Veränderungen verinnerlichen können. Häufig haben wir es mit traumatisierten kindlichen Ego-States zu tun, die in gleicher Weise behandelt werden müssen wie reale traumatisierte Kinder in dem entsprechenden Alter. Die Tatsache, dass es sich um Ego-States einer erwachsenen Person handelt, bedeutet nicht, dass diese kindlichen Ego-States schnellere Veränderungsprozesse und Entwicklungsschritte durchlaufen, besser auf die Beziehungs- und Behandlungsangebote eingehen, motivierter sind oder in höherem Maße profitieren können. Neben der Geduld benötigen wir konkrete kindertherapeutische Interventionen. Wir können den inneren Kindern unserer Patientinnen nicht mit Interventionen aus dem Erwachsenenbereich begegnen. Wir müssen unser Vorgehen dem Alter, Entwicklungsniveau und der konkreten Situation des kindlichen Ego-States anpassen.

Die Unterstützungsarbeit verläuft häufig in *sechs Etappen:*

1. Herstellung eines Kontaktes zu einem zu unterstützenden Ego-State
2. Einbeziehung von sicheren inneren Orten (oder Alternativen)
3. Einbeziehung von inneren Helferinnen und inneren Helfern
4. sichere und fortlaufende Bindung und Unterstützung im therapeutischen Rahmen
5. Überprüfung der Wirkung der Unterstützung, integrative Bemühungen
6. Vorbereitung zukünftiger Unterstützungsmöglichkeiten in Form von Selbsthilfestrategien, die über den Zeitraum der Therapie hinausreichen.

Um einem möglichen Missverständnis vorzubeugen, möchte ich darauf hinweisen, dass auch ältere Ego-States, die ein höheres Entwicklungsniveau aufweisen, Unterstützung benötigen und in der spezifischen therapeutischen Situation im Mittelpunkt der Aufmerksamkeit stehen. Unterstützung ist nicht nur an kindliche Ego-States adressiert, sondern an alle Ego-States, die sich in Not befinden. In Kapitel 12 wird die Intervention »Nachträgliches Nähren« erläutert.

9.6 Nutzung von Ego-States, Kooperation, »innere Diplomatie«, Finden neuer Aufgaben

Neben der Entwicklungsarbeit, der Förderung von Reifungsprozessen, dem Schutz und dem Trost gehört die Nutzung von Ego-States für konkrete Aufgaben zu einem wichtigen prozessorientierten Ziel der Ego-State-Therapie. Als Erstes fallen hier die ungemütlichen Ego-States, die Störenfriede und die destruktiv wirkenden Ego-States ins Auge. Natürlich sollen auch die ressourcenreichen Ego-States genutzt werden. Diese zu nutzen lässt sich jedoch glücklicherweise meistens sehr leicht und unverzüglich realisieren. Die Aufmerksamkeit liegt dann mehr darauf, wie sich auch die ungeliebten Ego-States für den Behandlungsprozess nutzen lassen. Das Ego-State-Modell geht davon aus, dass Ego-States nicht eliminiert werden können, selbst wenn das bei dieser Gruppe ein sehr häufig geäußerter Wunsch der Patienten ist. Für die Therapie ergibt sich daraus die Anforderung, einen Kontakt zu unerwünschten Ego-States herzustellen, ihre Funktion zu verstehen, sich mit ihnen auszutauschen und ihnen dabei zu helfen, ihre Aufgaben mit neuen Mitteln zu erfüllen bzw. ihre Tätigkeit neu zu definieren. Die Patientin muss für dieses Projekt zunächst einmal gewonnen werden.

Zu der Gruppe, die hier einen großen Raum einnimmt, gehören die kritischen, verbietenden und beschützenden Ego-States. Ebenso wie die hilflosen Ego-States verfügen sie nicht über flexible und situations- und entwicklungsangemessene Strategien. Sie verfolgen ihre Aufgaben häufig sehr starr, tragen große Scheuklappen und reagieren abweisend und verächtlich bis hin zu panisch auf Veränderungsbemühungen. Ihre Welt besteht meist aus einem Alles-oder-nichts-Prinzip. Ihre Wahrnehmung ist stark eingeschränkt, und ihre Kooperationsbereitschaft fehlt zu Beginn leider in vielen Fällen völlig. Trotz aller Schwierigkeiten geht es im Zusammenhang mit dem sechsten prozessorientierten Ziel darum, genau diese Ego-States für die Behandlung und den Veränderungsprozess nutzen zu können. Vereinfacht ausgedrückt, haben sie auch ihren Platz im inneren System, müssen in ihrer Funktion gehört und gesehen werden, Würdigung erfahren und müssen für neue Wege motiviert werden.

Einige Beispiele sollen die Arbeit an diesem Ziel verdeutlichen. Falls es bei einer Patientin einen Ego-State gibt, der die gesamte Psychotherapie infrage stellt und ihren Erfolg verhindern möchte, ist es unerlässlich, mit ihm zu arbeiten und ihn letztlich zu nutzen. Hier geht es häufig um Themen wie Vertrauen oder Kontrolle. Die entsprechenden Ego-States haben berechtigte Gründe dafür, der Therapeutin und dem therapeutischen Angebot nicht zu vertrauen. Sie fürchten, Kontrolle zu verlieren, und erleben das Therapievorhaben als eine große Bedrohung. Dann geht es nicht darum, mit ihnen zu kämpfen, sondern darum, ihr Bedürfnis nach Sicherheit zu würdigen und sie dafür zu gewinnen, das Potenzial einer Psychotherapie ausschöpfen zu können, ohne komplett die Kontrolle abgeben zu müssen. Im Idealfall werden sie Kotherapeuten, die die einzelnen Schritte kritisch auf ihre Wirksamkeit hin prüfen.

In einem anderen Fall könnte ein Ego-State, der für Perfektionismus zuständig ist, erhebliche Schwierigkeiten bereiten. Er verhindert nicht nur positive und wertschätzende Erfahrungen im Alltag des Patienten, sondern blickt herablassend auf die therapeutischen Bemühungen. Er ist davon überzeugt, dass in der Therapie schon ganz andere Register gezogen werden müssten und dass diese dilettantischen Versuche zu nichts führen werden. Seine Geduld scheint sich von vornherein dem Ende zuzuneigen. Wie könnte man diesem Ego-State Verständnis gegenüber bringen? Eine Möglichkeit bestünde darin, davon auszugehen, dass er die Not, in der sich der Patient befindet, als so groß einschätzt, dass er nur die allerbesten Therapeuten und Behandlungen akzeptieren würde. Er zeigt sich zwar sehr streng und abwertend, ist jedoch in hohem Maße fürsorglich, indem er nur das Beste zulassen würde, also die perfekte Therapie. Möglicherweise hat er auch große Angst vor jeglichen Veränderungen und nutzt den Perfektionsanspruch als Vermeidungsstrategie. Es wäre demnach sehr wichtig, mehr über seine Motivation, seine Geschichte und seine Aufgaben zu erfahren und die Gründe, die zu seinen Strategien führten, ernst zu nehmen. Dabei wäre nicht nur der Bereich des Perfektionismus interessant, der mit dem Vorgehen in der aktuellen Psychotherapie zu tun hat, sondern auch der, mit dem der Patient in seinem Lebensalltag konfrontiert ist.

Ein weiteres Beispiel wäre ein Ego-State, der aus Gründen des Schutzes intime Beziehungen und Sexualität der Patientin unterbindet. Hier ginge es nicht darum, den Schutz aufzugeben. Im Gegenteil, die Frage bestünde darin, wie der Schutz aufrechterhalten werden könnte, gerade dann, wenn die Patientin ihren Wunsch nach intimen Beziehungen verfolgt. Möglicherweise sieht sich der unterbindende

Ego-State einem Kampf ausgesetzt, den seiner Meinung nach nur einer gewinnen kann. Entweder gewinnt er selbst: Dann wäre der Schutz gewährleistet. Oder es gewinnt der Ego-State, der sich eine intime Beziehung wünscht: Das würde für ihn den Untergang bedeuten. Die Möglichkeiten eines Kompromisses, der entsprechende Erfahrungen in einem geschützten Rahmen gestatten könnte, sieht er nicht. Diese Möglichkeiten auszuloten erfordert eine sensible, wertschätzende und unvoreingenommene Auseinandersetzung. Wenn sich dabei herausstellen sollte, dass sich der notwendige Schutz tatsächlich nicht realisieren lässt, müsste dem Schutzanteil auch recht gegeben werden können. Er wird sich nur auf den Prozess der Auseinandersetzung einlassen, wenn seine Ansicht und seine Strategie denen anderer Ego-States gleichrangig behandelt und nicht von vorherein abgelehnt werden.

Die Bemühungen um eine Kooperation unter den Ego-States erinnern stark an diplomatische Bemühungen. Kommunikation und Kooperation können nicht vorausgesetzt, sie müssen aufgebaut werden. Erst wenn kooperatives Verhalten besteht, lassen sich die verschiedenen Ego-States, die zuvor häufig absolut entgegengesetzte Positionen vertraten, gemeinsam für den Veränderungsprozess nutzen. Die Arbeit erfordert Verhandlungsgeschick, Verbindlichkeit und eine respektvolle Begegnung auf Augenhöhe. Das Ziel dieser Behandlungsphase besteht darin, für die entsprechenden Ego-States neue Strategien zu finden, mit ihnen eine neue Tätigkeitsbeschreibung vorzunehmen. Sie sollen für ihre Arbeit gewürdigt werden. Sie sollen auch die Schattenseiten ihrer Strategien erfahren. Sie benötigen viel Unterstützung bei der Realisierung der neuen Lebensumstände, die die alten Strategien nicht mehr erfordern und sie als nicht mehr zeitgemäß erscheinen lassen. Sie sollen nicht die Arbeitslosigkeit befürchten, sondern sich als Experten ernst genommen fühlen. Sie sollen motiviert werden, Entwicklungsschritte der Patientin zuzulassen, indem sie ihrerseits Entwicklungsmöglichkeiten nutzen, neue Wege finden und möglicherweise Angebote von Seniorpartnerschaften, Supervisorentätigkeiten oder auch eine Altersteilzeit annehmen.

In der Arbeit mit diesen Ego-States werden die bisher vorgestellten prozessorientierten Ziele deutlich. Für die Nutzung dieser Anteile sowie für die Auseinandersetzung mit ihnen muss ein Kontakt aufgebaut werden, und es müssen darüber hinaus Kommunikationsformen,

Akzeptanz und Verständnis entwickelt werden. Sind diese Voraussetzungen erfüllt, wird kooperatives Handeln möglich.

9.7 Entwicklung eines inneren Teams bzw. einer inneren Familie mit eigenen Unterstützungsfertigkeiten

In Teil I des Buches wurde auf die Bedeutung der Integration und integrativer Bemühungen hingewiesen. Integration wird als ein Zustand beschrieben, in dem die einzelnen Ego-States miteinander kommunizieren und kooperieren, in dem sie eine anhaltende Kobewusstheit zeigen und sich gegenseitig unterstützen. Der Begriff »Zustand« ist nicht statisch gemeint. Es geht um die Fähigkeit der Mitglieder des inneren Systems eines Menschen, durch kooperatives Verhalten dessen innere Konsistenz im Austauschprozess mit der Umwelt zu erhöhen und damit Wachstumsprozesse, Entwicklungspotenziale, Beziehungsfähigkeit und Selbstbestimmtheit zu fördern. Das siebente Ziel wird durch die Arbeit an den zuvor beschriebenen Zielen erreicht, die sozusagen Etappen auf einem Weg darstellen. Es kann unter zwei Gesichtspunkten betrachtet werden.

1) Zum einen kann es als eine Art übergeordnetes Hauptziel der Ego-State-Therapie angesehen werden. Es besteht darin, dass sämtliche Ego-States in kooperativen, akzeptierenden und harmonischen Beziehungen stehen und ein funktionierendes, widerstandsfähiges und flexibles inneres Team bilden, in dem gegenseitige Rücksichtnahme und Unterstützung selbstverständlich sind, fortbestehen und selbstständig realisiert werden. Vielleicht kommt Ihnen diese Beschreibung ein wenig wie aus der Werbung vor. Vielleicht regt die Vorstellung eines solchen *Dreamteams* einen leichten Widerstand an oder zumindest berechtigte Fragen nach der Wahrscheinlichkeit, mit der es gebildet werden kann. Die Veränderungen, die durch die Entwicklung innerer kooperativer Bemühungen erreicht werden können, sind jedoch erheblich und ermutigen mich immer wieder, das Ziel beizubehalten.

Ich erachte hier die Richtung als entscheidend. Sie bestimmt den Weg und die notwendigen Behandlungsschritte. Wir haben es mit einer inneren Gruppe zu tun. Es gibt Gruppenmitglieder, die über reichhaltige Ressourcen und ein großes Unterstützungspotenzial verfügen. Es gibt andere, die in Not sind, und weitere, die sich isolieren oder isoliert werden. Die Aufmerksamkeit könnte beispielsweise darauf liegen, welches Teammitglied die größten Schwierigkeiten hat und am meisten Unterstützung benötigt. Es könnten Hilfsaktionen gestartet werden, bei denen die Teammitglieder ihre individuellen Fähigkeiten und Eigenheiten einsetzen, um hilfsbedürftigere Mitglieder zu unterstützen. Ebenso könnte das Team auf verbietende und boykottierende Mitglieder unterstützend eingehen. Die Unterstützung kann auch situationsbezogen ablaufen. In diesem Fall geht es um eine konkrete äußere Situation, die die Patientin derzeit belastet, zum Beispiel eine wichtige Entscheidung. Das innere Team müsste nun klären, welches Mitglied in welcher Form von dem Entscheidungskonflikt betroffen ist und in welcher Form darauf reagiert. Es würde die Entscheidung mit allen dazugehörigen Befürchtungen und Konsequenzen thematisieren. Die Patientin hätte dabei nur eine Beobachterrolle. Sie könnte auch Beiträge oder Fragen beisteuern. Sie soll jedoch hauptsächlich auf die einzelnen Teammitglieder, ihr Erleben und ihre Vorschläge achten.

Es ist jedes Mal wieder sehr berührend und interessant, welche kreativen Lösungen gefunden werden, welche Ressourcen zugänglich sind und welche Potenziale ausgeschöpft werden. Für die Patientinnen wird erlebbar, dass die Lösung wirklich im System liegt, in diesem Fall im inneren, und dass dies nicht einfach leichtfertig dahergesagt ist. Die Ego-State-Therapie wird hier zu einer wirkungsvollen Selbsthilfemethode. Die Patientinnen werden darin unterstützt, mit ihrem inneren Team zu arbeiten und selbstständig konkrete Anforderungen zu meistern, die an sie gestellt werden.

2) Der zweite Gesichtspunkt dieses Ziels besteht darin, auf die kleinen Schritte zu achten. Dies kann bereits zu einem sehr frühen Zeitpunkt in der Behandlung geschehen. Dabei geht es nicht um das umfassende kooperierende Team, das ich mir am Ende der Therapie wünsche, sondern um erste kleine, aber sehr wichtige Kontakte, um eine erste Zusammenarbeit, die neue Erfahrungen ermöglicht, und um Teilschritte der Integration. Die Arbeit mit einem inneren Team, dessen Mitglieder sich unterstützen, beginnt schon damit, dass der Patient einen einzigen Ego-State mit einbeziehen kann, der bisher eventuell nicht wahrgenommen wurde und der über bestimmte Ressourcen verfügt. Auch wenn dies noch kein Team im engeren Sinn darstellt, kann beispielsweise das Erleben, dass ein Ego-State der inneren Stärke ab jetzt den Alltag mit begleitet, eine enorme Unterstützung darstellen.

Der Blick auf ein inneres Unterstützungssystem wird also nicht erst zum Behandlungsende relevant und aktuell. Er bleibt es während der gesamten Behandlung. Stellen Sie sich einen Fall vor, in dem Sie mit einem überforderten Ego-State einer Patientin arbeiten. Sie haben ihr eine Intervention zur inneren Stärke vorgeschlagen, und die Patientin konnte einen wichtigen Ego-State aktivieren, der mit spezifischen Ressourcen assoziiert ist, die sie gar nicht mehr zu haben glaubte. Anschließend haben Sie die Patientin dabei angeleitet, wie ihr Anteil der inneren Stärke den überforderten Anteil unterstützen kann. An dieser Stelle beginnt das innere Unterstützungssystem, seine Arbeit aufzunehmen. Es besteht in diesem Beispiel vorerst nur aus zwei Akteuren. Für die Patientin wird jedoch die Idee eines solchen Systems unmittelbar erlebbar. Sie versteht das entsprechende Behandlungsziel sofort, weil sie die Wirkung dieser Unterstützung spürt und sie in ihrem Alltag neue Erfahrungen macht. Erst im Laufe der Behandlung wird ihr inneres Team vielfältiger. Möglicherweise kommen innere Helfer hinzu, werden innere kritische Ego-States zur Mitarbeit eingeladen, und es zeigen sich vielleicht auch verborgene Ego-States. Das innere Team wird größer. Das Ziel eines inneren Unterstützungssystems bestand jedoch von Beginn an und wurde für die Patientin auch von Beginn an spürbar. Aus diesem Grund ist es sehr wichtig, dieses Ziel von der ersten Stunde an zu beachten und nicht erst auf den letzten Teil der Behandlung zu verschieben.

Alle prozessorientierten Ziele sind während des gesamten Behandlungsprozesses aktuell und müssen je nach Behandlungssituation aufgegriffen werden. Die Gestaltung des Behandlungsprozesses wird im nächsten Kapitel erläutert.

10 Behandlungsplanung und Mapping

In diesem Kapitel wird die Behandlungsplanung der Ego-State-Therapie erläutert. Das Mapping bietet für die Behandlungsplanung eine wichtige Hilfestellung. Der Behandlungsprozess folgt keinem starren Protokoll. Er ist von vielen Faktoren abhängig. Zusätzlich zu den in diesem Kapitel erläuterten Bausteinen müssen zahlreiche allgemeine Aspekte für die Behandlungsplanung beachtet werden, die nicht spezifisch für die Ego-State-Therapie sind. Dazu gehören Fragen nach Vorbehandlungen, dem Ausmaß der Alltagsstabilität, gegenwärtigen Belastungen, die über die eigentliche Symptomatik hinausgehen, dem Zeitraum des Bestehens der Beschwerden, den bisherigen Bewältigungsstrategien, therapiegefährdendem Verhalten, parallelen Behandlungen, dem Behandlungsmodell der Patienten, dem Behandlungssetting und vieles mehr.

Die Behandlungsplanung der Ego-State-Therapie setzt sich aus vier Bausteinen zusammen: den *prozessorientierten Zielen*, der jeweiligen Entscheidung, *mit welchen Ego-States als Nächstes gearbeitet werden soll*, dem *SARI-Modell* und dem *Maßschneidern*. Die vier Bausteine üben unterschiedliche Einflüsse auf die Behandlungsplanung aus. Ihre Bedeutung ist nicht immer gleich verteilt. In manchen Behandlungssituationen steht einer der vier Bausteine im Vordergrund, sodass sich der anstehende Schritt dann hauptsächlich nach ihm richtet und die weiteren Bausteine eine sekundäre Rolle spielen. Sie müssen jedoch alle berücksichtigt werden. Nach allgemeinen Erläuterungen zur Behandlungsplanung in der Ego-State-Therapie werden das SARI-Modell beschrieben und das Entscheidungsbaumprinzip anhand von Beispielen verdeutlicht.

Übersicht 4: Überblick über die Behandlungsplanung der Ego-State-Therapie
1. prozessorientierte Ziele der Ego-State-Therapie
2. Auswahl der Ego-States
3. SARI-Modell
4. Maßschneidern.

Die in Kapitel 9 vorgestellten prozessorientierten Ziele der Ego-State-Therapie und das SARI-Modell bilden die Grundlagen des Behandlungsplanes. Sie dienen der Orientierung und weisen auf die einzelnen Schritte im Behandlungsverlauf hin. Diese Schritte müssen an die individuelle Behandlungssituation einer Patientin oder eines Patienten angepasst werden. Es lässt sich kein standardisierter Behandlungsplan formulieren. Wir müssen für jede Patientin und jeden Patienten einen Behandlungsplan maßschneidern. Dafür ist eine Vielzahl von Entscheidungen wichtig, auf die in diesem Kapitel eingegangen wird. Ein vereinheitlichter Behandlungsplan, der bei allen Patientinnen identisch angewendet wird, erscheint mir ungeeignet. Die einzelnen Punkte der Behandlungsplanung, die im Folgenden erläutert werden, sollen als Wegweiser dabei helfen, sich in der Landschaft der Ego-State-Therapie zurechtzufinden. Sie bilden Eckpunkte, die eine Struktur als Entscheidungshilfe für die Planung bereitstellen und gleichzeitig ein flexibles Maßschneidern ermöglichen. Die Behandlungsplanung verläuft nach dem Prinzip von Entscheidungsbäumen mit mehreren Verzweigungen und Interventionsvarianten.

Ich möchte dies anhand eines kurzen Beispiels deutlich machen. Stellen Sie sich einen Patienten vor, der aussagt, dass er sich eigentlich die Psychotherapie gar nicht zugestehe. Er berichtet zwar von erheblichen Überforderungssituationen, die ihn auch an kritische Lebensereignisse aus seiner Kindheit erinnern. Aber er möchte sich nicht eingestehen, dass es sinnvoll wäre, psychotherapeutische Hilfe in Anspruch zu nehmen. Da seine Symptomatik nun jedoch derart zugenommen hat, sah er sich dazu fast gezwungen.

Es lässt sich bei dieser Behandlung nicht von vornherein festlegen, ob es sinnvoller ist, die therapeutische Arbeit mit einem *verbietenden* Ego-State zu beginnen, der gegenüber der Psychotherapie bzw. dem Umstand, Hilfe anzunehmen, ablehnend eingestellt ist, oder zunächst einen *hilflosen* Ego-State vorsorglich in Sicherheit zu bringen. Wir können davon ausgehen, dass ein hilfloser Ego-State existiert und Unterstützung benötigt, da der Patient bereits von kritischen Lebensereignissen aus seiner Kindheit sprach. Beide Varianten könnten absolut vorrangig sein. Für beide Varianten ließen sich stichhaltige Begründungen finden. Ohne dass der verbietende Ego-State grünes Licht für die Psychotherapie gibt, sind sicherlich keine großen Schritte zu erwarten. Das wäre ein schlagendes Argument dafür, die Arbeit mit diesem Ego-State zu beginnen. Andererseits kann sich der Patient möglicherweise erst dann auf die Behandlung richtig konzentrieren, wenn ein hilfloser Ego-State in Sicherheit gebracht wurde und damit das Belastungsniveau überhaupt auf einen Level sank, der eine fortlaufende psychotherapeutische Behandlung ermöglicht. Um die Problematik einer standardisierten Behandlungsplanung noch deutlicher hervorzuheben, ergänze ich die Überlegungen mit zwei weiteren Varianten. Ich könnte einen Weg wählen, auf dem ich weder mit dem verbietenden noch mit dem hilflosen Ego-State beginne, sondern dem Patienten die Möglichkeiten eröffne, die sich aus der Arbeit mit einem *ressourcenreichen* Ego-State ergeben, der die weitere psychotherapeutische Arbeit begleitet und unterstützt. Dies könnte die innere Stärke oder ein innerer Helfer sein. Für diese dritte Variante ließen sich ebenfalls unschwer Argumente finden. In dem Fall, in dem ich mich zwischen den ersten drei Varianten nicht entscheiden kann, könnte ich einen vierten Weg wählen, der darin besteht, alle an der Symptomatik beteiligten Ego-States einzuladen. Ich würde also in dieser Variante in die Arbeit mit einer *inneren Gruppe* von Ego-States einsteigen.

Wir hätten schon einmal vier Einstiegsmöglichkeiten:

1. mit dem verbietenden Anteil (also mit einem destruktiv wirkenden Ego-State)
2. mit dem hilflosen Anteil
3. mit einem ressourcenreichen Anteil
4. mit einem inneren Team.

Welche Variante eignet sich in diesem Fall am besten für den Behandlungsbeginn? Wie entwickle ich daraus eine Reihenfolge? Hier helfen keine Standards. Die Entscheidung muss im Einzelfall getroffen, die entsprechende Intervention individuell durchgeführt und anschließend überprüft werden. Wir benötigen für die Behandlungsplanung beides: klare Eckpunkte zur Orientierung und möglichst große Entscheidungs- und Handlungsspielräume.

10.1 Das SARI-Modell

In Kapitel 9 wurde darauf eingegangen, in welcher Form sich die prozessorientierten Ziele der Ego-State-Therapie für die Behandlungsplanung eignen. Das SARI-Modell bildet dafür eine weitere Grundlage. Es folgt dem in der Traumatherapie etablierten dreiphasigen Vorgehen, das bereits von Pierre Janet beschrieben wurde (vgl. Herman 2003). In der Ego-State-Therapie findet es seine Anwendung in der von Phillips und Frederick (2003, S. 65 ff.) konzipierten *vierphasigen Form* (siehe Übersicht 5). Wie die prozessorientierten Ziele der Ego-State-Therapie werden die vier Phasen des SARI-Modells ebenfalls zirkulär durchlaufen. In jeder Behandlungsphase kann jede Phase des SARI-Modells wieder aktuell werden und aufgegriffen werden. Die prozessorientierten Ziele stehen in engem Zusammenhang mit den vier Phasen des SARI-Modells. Das SARI-Modell besteht aus den Schritten: I) Stabilisierung, II) Schaffung eines sicheren Zugangs zu traumatischem Material und den entsprechenden Ego-States, III) Auflösen der traumatischen Erfahrung sowie IV) Integration, Neuorientierung und Entwicklung einer neuen Identität.

Übersicht 5: Das SARI-Modell als Behandlungsgrundlage (nach Phillips u. Frederick 2003, S. 65 ff.; vgl. auch Fritzsche u. Hartman 2010, S. 76 ff.)		
I)	**S**	Safety and Stabilisation (Sicherheit und Stabilisierung)
II)	**A**	Accessing (Schaffung eines sicheren Zugangs zum Trauma und den entsprechenden Ego-States)
III)	**R**	Resolving and Restabilisation (Auflösen der traumatischen Erfahrung und Restabilisierung)
IV)	**I**	Integration and Identity (Integration der Persönlichkeit, Neuorientierung und Schaffung einer neuen Identität).

Das SARI-Modell stellt einen übergeordneten Rahmen der Behandlung dar. Es wurde vorrangig für den Bereich der Behandlung von Traumafolgestörungen entwickelt, lässt sich jedoch sehr gut für ein breites Spektrum psychischer Störungen adaptieren. Wir benötigen für die Behandlungsplanung und die Auswahl der Interventionen ein gutes Verständnis dieses Modells und müssen uns in den vier Phasen gut zurechtfinden können. Teilweise fällt dies sehr leicht. Wenn wir beispielsweise eine Traumabearbeitung vorbereiten und vereinbaren, ist es klar, dass wir uns damit in Phase III bewegen. Wenn die Patientin jedoch während dieser Traumabearbeitung zu dekompensieren droht, müssen wir unverzüglich zu Phase I zurück. Wir haben in diesem Fall eventuell den Eindruck, dass wir uns gleichzeitig in Phase I und III befinden. Dies ist sehr häufig erforderlich und ein gutes Beispiel dafür, dass die Phasen nicht starr der Reihe nach durchlaufen werden können.

10.1.1 Phase I: Stabilisierung

Die Phase I spielt während der gesamten Behandlung eine Sonderrolle. Sie wurde ausführlich in dem Buch *Einführung in die Ego-State-Therapie* vorgestellt (Fritzsche u. Hartman 2010, S. 76 ff.). Stabilität und Stabilisierung gehen immer vor. Alles, was wir im therapeutischen Rahmen tun, müssen wir von der Stabilität unserer Patienten abhängig machen. Wir können nur die therapeutischen Angebote auswählen, die die Patientinnen auch bewältigen können. Mit all denen, die uns als unsicher erscheinen, würden wir sie gefährden. Wir haben es hier häufig mit schwierigen Entscheidungen zu tun, da sich die Belastungen, die mit manchen Interventionen verbunden sind, zum Teil schwer abschätzen lassen. Hier ist besondere Sorgfalt geboten. Oft bewegen wir uns in Grenzbereichen. Sowohl eine zu große Vorsicht, die uns fast handlungsunfähig macht, als auch eine zu hohe Risikofreude beeinträchtigen den Behandlungsverlauf erheblich.

Luise Reddemann (2011b, S. 256) beginnt ihre Standortbestimmung zur Stabilisierung in der Traumatherapie mit dem Hinweis, dass die Idee der Stabilität eines Patienten von Ärzten in Zusammenhang mit der Durchführung einer Operation – außer in Notfällen – schon sehr lange angewendet wird. Genauso wie sich Ärzte fragen, ob der Patient für die geplante Operation stabil genug ist, müssen wir uns dies für die psychotherapeutische Intervention fragen, insbesondere hinsichtlich traumakonfrontierender Interventionen. Luise Reddemann schreibt dazu (ebd.):

> »Es geht vor allem um die Fähigkeit, schmerzhafte Emotionen, Affekte und Körpererinnerungen so ertragen zu können, dass Dissoziation und andere traumakompensatorische, eher selbstschädigende Manöver nicht erforderlich werden; dazu gehören neben der bereits genannten Dissoziation psychotische oder somatische Dekompensation, Suizidalität, Substanzmissbrauch.«

Sie führt weiter aus, dass den meisten Patienten im Sinne der Stabilisierung eine Symptomreduktion Erleichterung verschafft und dass dafür sowohl eine haltgebende therapeutische Beziehung als auch die Vermittlung von ressourcenaktivierenden und stressreduzierenden

Techniken Voraussetzung ist. Hinsichtlich der Bedeutung der Stabilität der Patienten und der Rolle der Stabilisierung im traumatherapeutischen Behandlungsverlauf verweist sie auf einschlägige internationale Literatur und nennt Autoren wie Janet, van der Hart, Phillips und Frederick, Nijenhuis, Steele, Najavits, Courtois, Ford und Cloitre (vgl. Reddemann 2011b, S. 259). Nicht zuletzt verweist sie auf die Würde unserer Patientinnen, die für die Entscheidung über therapeutisches Vorgehen maßgeblich sein sollte.

In Fritzsche und Hartman (2010, S. 77–85) werden zum einen relevante Bestandteile der Stabilisierungsphase erläutert und zum anderen häufig verwendete unspezifische Interventionen vorgestellt, die insbesondere in dieser Phase ihre Anwendung finden. Zum Überblick ist beides hier dargestellt.

Übersicht 6: Phase I: Sicherheit und Stabilisierung
(nach Fritzsche u. Hartman 2010, S. 77)

- Alltagsfunktionsfähigkeit
- somatische, emotionale und zwischenmenschliche Aspekte und Belastungen
- berufliche Situation
- (bekannte/erinnerbare) Traumatisierungen/PTBS- und dissoziative Symptome
- Diagnostik (Fragebogen/strukturierte Interviews)
- Komorbidität
- Täterkontakt
- Kinderschutz
- Suizidgefahr
- selbstverletzendes Verhalten, Alkohol- und/oder Drogenmissbrauch
- Vorbehandlungen/Behandlungserfahrungen
- mögliche komplementäre Behandlungsangebote (z. B. Intervallbehandlung)
- Ressourcen/förderliche Aktivitäten
- eigene Bewältigungsfertigkeiten
- Techniken zur Ich-Stärkung (z. B. hypnotherapeutische Interventionen)
- Techniken zum Dissoziationsstopp/zur Flashbackkontrolle
- Notfallchecklisten
- Ego-States (die bereits bekannt oder leicht zugänglich sind)
- Edukation
- Behandlungsmodell des Patienten
- Behandlungsrahmen.

Übersicht 7: Allgemeine Interventionen der Phase I (nach Fritzsche u. Hartman 2010, S. 81–85)
• Homebase und Workspace (Arbeit mit verschiedenen inneren Orten) • sichere Tätigkeit • Reglertechnik (auch: Schaltpultübung) • Realitätsverankerung • Interventionen zur Stabilisierung aus dem Somatic Experiencing • Tresor • Bildschirmtechnik • Triggerkontrolle.

Neben den unspezifischen Stabilisierungsstrategien wurden solche der Ego-State-Therapie vorgestellt (Fritzsche u. Hartman 2010, S. 86). Erläuterungen und Skripte dieser Interventionen finden sich in den weiteren Kapiteln. Folgende basale Ego-State-Therapie-Interventionen sind für die Stabilisierungsphase unerlässlich:

- Arbeit mit einem oder mehreren Ego-States der inneren Stärke
- Stärken und Ressourcen sammeln (als Ergänzung zur Arbeit mit der inneren Stärke)
- Arbeit mit inneren Helfern/inneren Helferinnen
- Arbeit mit einem inneren Beobachter/einer inneren Beobachterin
- Arbeit mit dem Konzept des nährenden Selbst
- Beginn der Arbeit zum nachträglichen Nähren
- Beginn der Arbeit zum Entwickeln von Schutz und Hilfe
- Arbeit mit verbietenden Ego-States
- Beginn der Arbeit mit destruktiv wirkenden Ego-States bzw. Versuch, destruktiv wirkende Ego-States zur Mitarbeit zu gewinnen
- Nutzung der Arbeit mit inneren Gruppen von Ego-States.

Die Interventionen und Behandlungsstrategien werden in dieser Phase danach ausgewählt, inwieweit sie die Stabilität der Patienten erhöhen. Die Stabilität ist die Voraussetzung für sämtliche weiteren Schritte in der Behandlung. Für manche Behandlungen stellt sie das eigentliche Therapieziel dar. Stabilität ist kein Mauerblümchen. Sie ist nicht der *Plan B* oder der *Lückenbüßer*. Sie ist keine Arbeit, für die man sich rechtfertigen muss. Sie bildet die Basis für alle weiteren Schritte und Entwicklungen und stellt ein sehr wichtiges Ziel im Behandlungsverlauf dar. Teilweise erfordert die Entwicklung dieser Basis alle Kraft und alle Zeit, sodass die ursprünglich kalkulierten Schritte verschoben werden müssen. Den Umfang, den die Bemühungen zur Stabilität haben, müssen wir vom Zustand und der aktuellen Situation unseres Patienten abhängig machen. In den Fällen, in denen glücklicherweise kein großer Umfang notwendig ist, können wir zügig zu den weiteren Schritten übergehen. In anderen Fällen nimmt die Stabilisierungsarbeit fast die gesamte Therapie in Anspruch. Wir können diese Arbeit jedoch nicht überspringen.

Bei vielen Störungsbildern erleben wir zum Glück eine relativ hohe Stabilität, die es uns ermöglicht, nach einer überschaubaren Stabilisierungsarbeit direkt in die Bearbeitung einer Thematik einzusteigen. Selbst im Rahmen der Behandlung komplextraumatisierter Menschen finden wir einen sehr unterschiedlich ausgeprägten Grad der Stabilität vor. Wir müssen die Stabilität gut einschätzen lernen, um sichere Entscheidungen dahin gehend zu treffen, ob sie weiter verstärkt werden muss oder im Behandlungsverlauf zu weiteren Schritten übergegangen werden kann.

10.1.2 Erkennen und Nutzen der Symptomphänomene

Die Beachtung und Einbeziehung der *Symptomphänomene* spielen in der Ego-State-Therapie, insbesondere bei der Behandlungsplanung, eine besondere Rolle. Die Aufmerksamkeit sollte von Behandlungsbeginn an, also bereits in der Phase I des SARI-Modells, auf diese Phänomene gerichtet sein. Sie leisten einen wichtigen Beitrag für die Entscheidungen hinsichtlich des therapeutischen Vorgehens und der Auswahl der Interventionen. Die Symptomphänomene beruhen auf den in der Arbeit mit klinischer Hypnose gebräuchlichen *Trancephänomenen* (siehe Übersicht 8). Es besteht grundsätzlich eine große Ähnlichkeit zwischen den Trancephänomenen und psychopathologischen Symptomen. Diese Ähnlichkeit wird in der Arbeit mit klinischer Hypnose genutzt.

Übersicht 8: Kontinuum der Trancephänomene (nach Hartman 2003)		
Altersregression		Altersprogression
Amnesie		Hypermnesie
Anästhesie	Analgesie	Hypersensitivität
Katalepsie		Beweglichkeit
Dissoziation		Assoziation
positive Halluzination		negative Halluzination
Zeitausdehnung		Zeitverkürzung
posthypnotische Suggestion		prähypnotische Suggestion

Burkard Peter (2009, S. 43) verwendet eine in drei Klassen eingeteilte Phänomenologie:

1. motorische und kinästhetische Phänomene (Veränderungen der Willkürmotorik)
2. sensorische und affektive Phänomene (Veränderungen in der Wahrnehmung)
3. kognitive Phänomene (Amnesie, posthypnotische Suggestionen mit Quellenamnesie).

Peter unterstreicht die Ähnlichkeit dieser Phänomene mit psychopathologischen Symptomen mithilfe von zwei Kriterien: *Unwillkürlichkeit* und *Evidenz*. Trancephänomene werden (wie auch psychopathologische Symptome) als unwillkürlich erlebt. Sie treten ohne das Zutun der betreffenden Person, teilweise sogar gegen ihren Willen auf. Die Bewegung des Armes während einer Armlevitation wird als unwillkürlich erlebt. Der Arm hebt sich ohne ein Zutun. Trancephänomene werden von der betreffenden Person als echt und wirklich erlebt. Gleichzeitig ist der Person jedoch bewusst, dass es sich um eine hypnotische Erfahrung handelt, ähnlich einem spielerischen Experiment. Die Person fühlt sich der Bewegung des Armes in dieser Situation nicht ausgeliefert. Sie macht eine interessante Erfahrung.

Trotz der Ähnlichkeit sind Trancephänomene nicht mit klinischen Symptomen identisch. Als Unterschiedskriterien führt Peter *Kontakt* und *Kommunikation* auf. Hypnotherapeutisch induzierte Phänomene spielen sich *innerhalb* des personalen Kommunikationsraumes ab, während sich psychopathologische Symptome *außerhalb* befinden (ebd., S. 44). Der Unterschied besteht darin, ob dem Patienten bewusst ist, dass beispielsweise die hypnotherapeutisch induzierte Katalepsie jederzeit wieder aufgelöst werden kann oder ob ein kataleptisches psychopathologisches Symptom fortbesteht. Im ersten Fall erlebt der Patient aufgrund der Kontakt- und Kommunikationsmöglichkeit eine Beeinflussbarkeit, im zweiten nicht. Das Ziel besteht darin, psychopathologische Symptome mittels hypnotherapeutischer Interventionen wieder in den Bereich des Kontakts und der Kommunikation zurückzubringen. Psychopathologische Symptome sollen in normale Trancephänomene zurückverwandelt werden. Psychopathologische Symptome können, wie Peter schreibt, als Phänomene verstanden werden, die aus dem Kommunikationsraum herausgefallen sind. Es ist nicht möglich, zu ihnen einen Kontakt herzustellen und mit ihnen zu kommunizieren. Die Ego-State-Therapie folgt dieser Sichtweise. Sie ist darauf ausgerichtet, Kontakt und Kommunikation wieder herzustellen. Die Erweiterung des Ego-State-Modells besteht in der Annahme, Kontakt und Kommunikation mit dem für ein psychopathologisches Symptom verantwortlichen Ego-State aufzubauen, nicht mit dem Symptom selbst.

Ein weiterer Aspekt der Nutzung von Symptomphänomenen hat eine ausschlaggebende Bedeutung für den Behandlungsprozess. Dieser Aspekt besteht in der *Ermöglichung einer gegenteiligen Erfahrung.* Jede Schilderung einer Symptomatik, die wir in unserer Praxis hören, enthält Äußerungen über typische störungsabhängige Trancephänomene, die als Symptomphänomene bezeichnet werden. Hier steht die Ähnlichkeit mit psychopathologischen Symptomen im Vordergrund. Dabei sind zwei Blickrichtungen von Interesse:

1) Welche Trancephänomene/Symptomphänomene werden in der Schilderung der Beschwerden beschrieben?

2) Welche sind unterrepräsentiert oder kommen gar nicht vor?

Die Antworten haben wichtige Auswirkungen auf die Auswahl der Interventionen. Sie liefern uns elementare Hinweise für die emotional korrigierenden Erfahrungen, die wir ermöglichen wollen.

Am einfachsten erscheint es vorerst, nach dem entgegengesetzten Trancephänomen zu schauen. Steht beispielsweise Katalepsie im

Vordergrund, würde sich daraus die Suche nach einer Intervention ergeben, die Handlungsimpulse, Bewegung und Aktivität beinhalten. Die Arbeit in Richtung Bewegung könnte mental beginnen und anschließend mehr und mehr auf die Verhaltensebene ausgeweitet werden. Beispielsweise könnte der Patient zu einer Fantasiereise eingeladen werden, in der Bewegungen beginnen und leicht möglich sind. Sie könnten spielerisch einbezogen und verstärkt werden. Je nach Reaktion des Patienten könnten diese inneren Bewegungen dann nach außen transportiert werden.

Ein weiteres Beispiel ist das Übergewicht von negativen Halluzinationen über ressourcenreiche Erfahrungen. Diese Erfahrungen werden von einer Patientin anscheinend systematisch übersehen. Sie nimmt sie nicht wahr. Hier bestünde das therapeutische Vorgehen darin, die Wahrnehmung von Ressourcen und den Zugang zu den damit verbundenen Ego-States zu ermöglichen. Es geht nicht immer um das gegenteilige Phänomen. Ausschlaggebend ist die Entscheidung, welche Phänomene für den anstehenden therapeutischen Schritt bzw. für den Veränderungsprozess insgesamt am wichtigsten sind und in der Planung der Intervention enthalten sein sollten.

Durch die in den Schilderungen der Symptomatik enthaltenen Symptomphänomene lernen wir viel über die über- und unterrepräsentierten psychischen Prozesse im inneren System. Jegliche Interventionen, die wir auswählen, jegliche Vorgehensweisen werden wirksamer sein, wenn wir die Symptomphänomene bei der Förderung neuer Erfahrungen berücksichtigen.

10.1.3 Phase II: Schaffung eines sicheren Zugangs zum Trauma und zu den entsprechenden Ego-States

Die zweite Phase des SARI-Modells fokussiert auf den sicheren Zugang zu traumatischem Material und den Ego-States, die damit verbunden sind. In dieser Phase finden die dissoziativen Symptome besondere Berücksichtigung. Diese Symptome, die starke Assoziationen zu den Trancephänomenen besitzen, stellen eine Herausforderung an die Arbeit dar, da sie sie einerseits extrem erschweren können, sich andererseits auch gewinnbringend nutzen lassen. Die Phase II bildet ein Zwischenglied zwischen der Arbeit zur Stabilisierung und der Bearbeitung traumatischer Erfahrungen. Sie weist *zwei Teilbereiche* auf.

1) Im *ersten Teilbereich* sollen die Fragen beantwortet werden, wie sich ein sicherer Zugang zu zum Teil hoch belastendem Geschehen

realisieren lässt; wie gewährleistet werden kann, dass die Patienten nicht dekompensieren und dass sie anschließend wieder sicher aus der Arbeit zurückfinden. Vielleicht erscheint uns das Zurückfinden selbstverständlich. Wir gehen davon aus, dass den Patientinnen das heutige Datum und der Ort, an dem sie sich gegenwärtig befinden, klar sind. Für manche Patienten ist es nicht klar. Wir müssen aktiv dafür sorgen, dass sie *mit einem Bein* im Hier und Jetzt bleiben. Der Grat ist schmal. Manche Patienten haben den Eindruck, sich in der Vergangenheit zu verlieren, als fänden sie nicht mehr zurück, als hätte die Vergangenheit sie wie ein Riesenstaubsauger zurückgesaugt. Wir benötigen sichere Strategien der Reorientierung, also für *den Rückweg*. Vielleicht können Sie sich diesen Teilbereich der Phase II als eine Art Logistikzentrum vorstellen. Hier geht es darum: Wie komme ich auf sicherem Wege hin? (Wie komme ich in Kontakt mit dem traumatischen Material? Wie komme ich in Kontakt zu den entsprechenden Ego-States?) Und wie komme ich zurück? (Wie kann eine sichere Reorientierung und Restabilisierung gewährleistet werden?)

Diese Fragen betreffen nicht nur die Gefahren der Dekompensation während einer Traumabearbeitung. Sie lassen sich ebenfalls in anderen Therapien finden. Sie betreffen zum Beispiel die Frage des richtigen oder falschen Zeitpunkts, in eine Thematik einzusteigen, oder der richtigen oder falschen Art und Weise des Zugangs. Sie kennen sicherlich Situationen aus Ihrer Praxis, in denen Sie den Eindruck hatten, an die zentralen Punkte gelangt zu sein. Vielleicht erlebten Sie selbst einen freudigen und hoffnungsvollen Zustand, weil Sie nun endlich dort waren, wo Sie sein mussten, um dem Patienten zu helfen, eine grundlegende Veränderung in Gang zu setzen. Aber irgendwie *kam es nicht an*. Es schien zu verpuffen oder unter anderen nebensächlicheren Themen unterzugehen. Hier wären Überlegungen hinsichtlich des Zugangs sinnvoll, also Überlegungen, die die Phase II betreffen. Möglicherweise würden Sie versuchen, einen anderen Weg einzuschlagen, vielleicht einen indirekten Weg, bei dem Sie die Arbeit an dem zentralen Thema vorerst etwas verpacken oder Sie im Gegenteil das Thema sehr direkt und klar und ohne Umwege benennen würden. Die Überlegungen und Ansätze der Phase II sind für eine große Breite an Störungsbildern und Fragestellungen sehr interessant.

2) Der *zweite Teilbereich* der Phase II fokussiert auf die Rekonstruktion der traumatischen Erinnerung bzw. der auslösenden Situation. Dieser Teilbereich stellt den Übergang zur Phase III dar. Im Vorder-

grund stehen die Fragen, wie nicht nur der Zugang zu traumatischem Material, sondern auch die Realisierung der Ereignisse so sicher durchgeführt werden können, dass die Stabilität der Patientin erhalten bleibt. Es geht hier noch nicht darum, die Erfahrung konkret zu bearbeiten, es geht nicht um das komplette Durcharbeiten, es geht darum zu realisieren, was geschehen ist. Für viele Patientinnen ist allein das Benennen des Ereignisses eine sehr große Hürde und stellt eine ernste Belastungsprobe dar. Mit dem Benennen eines Ereignisses beginnt bereits die Integration, beginnt die Realisierung, dass es tatsächlich stattgefunden hat und von der Patientin erlebt wurde, also zu ihrem Leben dazugehört. Für viele Patientinnen ist dies ein sehr schwieriger Schritt.

In der Phase II können bereits die Früchte aus der Phase I geerntet werden. Die Interventionen, die zur Stabilisierung eingesetzt wurden, erfahren hier eine wichtige Bewährungsprobe. Ego-States der inneren Stärke, innere Helfer und innere Beobachter sind die Begleiter und Begleiterinnen in der Phase II. Die Patientin sollte zu diesem Zeitpunkt flexibel mit den entsprechenden Strategien umgehen und sie nutzen können. Sie sollte sie in ihrem Alltag geübt und ihre Wirkung und Nutzbarkeit anhand leichterer Situationen erprobt haben. Ist dies geschehen, kann sie auf eine sehr wertvolle innere Unterstützung zurückgreifen, die ihr für die Bearbeitung der relevanten Themen hilft. Ich sehe diese Form der Unterstützung als unerlässlich an. Die Patientin kann sich nun in einem Zustand der Verstärkung durch ein ressourcenreiches inneres Team den anstehenden und möglicherweise sehr belastenden Schritten zuwenden. Sie muss die anspruchsvollen Aufgaben, die der therapeutische Weg mit sich bringt, nicht allein bewältigen, sondern erfährt vielseitige Hilfe.

Innerhalb der Ego-State-Therapie finden eine Reihe von Zugangstechniken Anwendung, die in Übersicht 9 zusammengestellt sind (vgl. Fritzsche u. Hartman 2010, S. 101 ff.). Die Zusammenstellung macht deutlich, dass es auch für diesen Bereich kein standardisiertes Vorgehen geben kann. Die Entscheidung für eine spezifische Form des Zugangs hängt von vielen Faktoren ab. Die Erfahrungen der Patientinnen sind ausschlaggebend. In den meisten Fällen kristallisiert sich durch die gemeinsame Arbeit seit dem Erstkontakt eine Variante heraus. Beispielsweise könnte die Patientin Angst vor hypnotherapeutischen Interventionen schildern. Dann kämen die nichthypnotische Technik mithilfe von Stühlen oder Externalisierungstechniken infrage. Ein

Patient könnte von Erfahrungen berichten, die sofort eine Metapher auftauchen lassen, die ich spontan aufgreife. Vielleicht ist er beruflich häufig auf Kongressen und Meetings, sodass sich die Metapher der inneren Konferenz anbietet.

Wenn sich die Zugangsvariante nicht von selbst ergibt, kann sie auch in Ruhe geplant und entwickelt werden. Ich stelle den Patientinnen in diesem Fall verschiedene Zugangsarten vor und überlege mit ihnen gemeinsam, welche wir für die weitere Arbeit auswählen sollten und welche in keinem Fall angewendet werden darf. Hier bieten sich auch kleine Übungen an, die die entsprechende Variante erlebbar machen und die Entscheidung erleichtern.

Übersicht 9: Zugangstechniken innerhalb der Ego-State-Therapie

- hypnotherapeutische Techniken im Zusammenhang mit der Nutzung der Dissoziation als Ressource
- Arbeit mit inneren Orten (sicheren Orten, Wohlfühlorten, Arbeitsorten, Homebase und Workspace, Treffpunkten, neutralen Orten, etc.)
- Arbeit mit Metaphern (innerem Konferenzraum, Schlossmetapher, innerer Bibliothek, Katastrophenschutz etc.)
- Altersregression und Altersprogression
- ideomotorische und ideosensorische Ansätze
- Affektbrücke/somatische Brücke
- Externalisierungstechniken
- nichthypnotische Technik mithilfe von Stühlen.

10.1.4 Phase III: Auflösen der traumatischen Erfahrung und Restabilisierung

Der Übergang der Phase II des SARI-Modells zu Phase III ist fließend. Das Ziel der Phase III besteht aus der Reassoziierung und Transformation des traumatischen Materials. Unter Reassoziierung verstehen wir die Verbindung der somatischen, visuellen, verhaltensbezogenen, affektiven und kognitiven Aspekte einer traumatischen Erfahrung mit dem normalen Wachbewusstsein (Fritzsche u. Hartman 2010, S. 114). Transformation beschreibt das Arbeiten mit den verschiedenen Aspekten der Erfahrung, mit den Reaktionen des Patienten auf diese Aspekte sowie mit den Folgen, die die traumatische Erfahrung hatte. Reassoziation und Transformation ermöglichen eine korrigierende Erfahrung. Sie bieten die Möglichkeit, das traumatische Geschehen zu meistern und umzugestalten. Hier sollten die Symptomphänomene sowie die Schlussfolgerungen, die sich daraus ergaben, berücksichtigt werden. Die Arbeit bezieht sich dabei immer auf zwei Ebenen gleichzeitig: auf die Ebene der betroffenen Ego-States sowie auf die Ebene der Gesamtpersönlichkeit.

Wie bereits in Phase II werden sämtliche stabilisierenden Strategien, die bisher erarbeitet wurden und sich bewährten, auch in Phase III integriert. Sie bilden den schützenden Rahmen für die anspruchsvolle Arbeit in dieser Phase. Im optimalen Fall verfügt die Patientin über ein inneres Helferteam mit einem reich gefüllten Werkzeugkoffer voller Strategien zur Symptomkontrolle und Selbstberuhigung. Wenn dazu noch das Erleben von Trost und Mitgefühl kommt, bestehen beste Voraussetzungen für die erfolgreiche Bearbeitung traumatischer Erfahrungen. Viele Psychotherapeutinnen und Psychotherapeuten haben berechtigterweise großen Respekt vor der Durcharbeitung traumatischen Materials. Der Erfolg des Durcharbeitens hängt zum größten Teil von der Vorbereitung ab. Die Vorbereitung wird wiederum häufig unterschätzt. Bei aller Komplexität im Bereich der Psychotherapie lässt sich jedoch gerade an dieser Stelle eine einfache Formel aufstellen: je sorgfältiger die Vorbereitung, desto unkomplizierter und erfolgreicher die Traumabearbeitung. Erfolg ist hier mit Nachhaltigkeit assoziiert und damit, dass der Belastungsgrad für den Patienten erträglich bleibt. In den meisten Fällen stehen wir nicht vor der Frage, wie schrecklich die Erfahrungen unserer Patientinnen sind und wie sie sie jemals bewältigen können, sondern vor der Frage, wie wir die Bearbeitung der Erfahrungen vorbereiten, damit sie realistisch erscheint und erfolgreich ist. Im Zusammenhang mit der Vorbereitung können wir auch auf Umstände stoßen, die eine Traumabearbeitung unmöglich machen. Ein Beispiel dafür ist aktueller Täterkontakt. Sollte eine Traumabearbeitung aus verschiedenen Gründen unmöglich sein, bestehen trotzdem anspruchsvolle Aufgaben für die Psychotherapie.

10.1.5 Phase IV: Integration, Neuorientierung und Entwicklung einer neuen Identität

Auf die Aspekte der Integration wurde in Kapitel 7 ausführlich eingegangen. Die Herausforderung dieser vierten Phase liegt aus meiner Sicht im Umgang mit den Zeitebenen. Die Integration und Neuorientierung betreffen gleichermaßen Vergangenheit, Gegenwart und Zukunft.

1. Die Integration kann *rückwärtsgerichtet* sein: Was ist mir zugestoßen? Womit wurde ich konfrontiert? Wie habe ich es überstanden?
2. Sie kann sich *auf die Gegenwart beziehen*: Was ist aus mir geworden? Welche Folgen hatte das Ereignis für meine Persönlichkeit, meinen Körper und mein heutiges Leben? Was bin ich für ein Mensch, wenn das Ereignis zu meinem Leben gehört?
3. Sie kann ebenfalls *in die Zukunft zeigen*: In welche Richtung möchte ich mich entwickeln? Worauf werde ich achten? Was ist mir aufgrund dieser Erfahrungen besonders wichtig? Wer möchte ich sein?

Ein weiterer sehr interessanter Aspekt der Phase IV besteht darin, den Fokus auf die »Nähe« oder die »Ferne« zu richten. Wie beim Fotografieren mit einem guten Zoomobjektiv kann ich den Fokus in der Behandlung verändern. Ich kann sehr nah heranzoomen. Beispielsweise kann ich durch das Objektiv die integrative Bewegung beobachten, die durch den Kontakt mit einem Ego-State der inneren Stärke oder einem inneren Helfer entsteht. Ich konzentriere mich auf die minimalen Reaktionen. Zum Beispiel könnte es ein kurzes, erlösendes Durchatmen, eine kurze, muskuläre Entspannung, eine leichte Aufhellung oder ein kaum sichtbares Sichaufrichten geben. Ich kann diese Reaktionen genau beobachten. Ich zoome nah heran und beobachte kleine Schritte der Integration wie unter einer Lupe. Indem ich sie dem Patienten spiegele, lassen sie sich meistens etwas verstärken. Wichtig ist, sie überhaupt wahrzunehmen. Von diesen Situationen lassen sich im Behandlungsverlauf unzählige finden. Sie entstehen durch viele kleine, aber wichtige Erfahrungen während der therapeutischen Arbeit, kleine Überraschungen. Sie entstehen dadurch, dass die Patienten berührt sind, unabhängig davon, wie klein oder groß der Schritt gerade war.

Ich kann auch sehr weit hinauszoomen und die therapeutische Arbeit wie durch ein Weitwinkelobjektiv betrachten. In diesem Fall stehen nicht die Wirkungen der einzelnen Interventionen im Fokus, sondern Themen wie die Lebensperspektive, die gesamte Persönlichkeit, der Selbstwert, die Weltanschauung, die Last, die zu tragen war und ist, und die Veränderungsschritte aus biografischer Sicht. Spätestens an dieser Stelle taucht häufig Trauer auf. Die Trauer angesichts der schwierigen Startbedingungen, der Störungen der Entwicklung, der Entbehrungen und des Preises des Überlebens. Sie braucht ihren

Platz in der Behandlung. Sie benötigt ein sensibles und zurückhaltendes Vorgehen. Sie braucht vor allem Erlaubnis.

Die Prozesse der *Weitwinkelperspektive* sind ebenso bedeutsam wie die *Perspektive der Nahaufnahme*. Jede benötigt ihren Raum und eine entsprechende Aufmerksamkeit in der Behandlung. Gleichermaßen erscheint es mir wichtig, den Patienten dabei zu helfen, die Verbindung der Zeitebenen und der unterschiedlichen Blickwinkel zu erleben. Ich versuche, eine Brücke zwischen den Perspektiven zu schlagen. Falls eine Patientin ausschließlich die gesamte Lebensperspektive im Blick hat und zum Beispiel darunter leidet, dass ihr aufgrund der Beeinträchtigungen ein bestimmter Bildungsweg versperrt war, dann mache ich sie möglicherweise auf die kleinen Schritte aufmerksam, die wir bereits meistern konnten und die sie positiv erlebte. Falls sich eine Patientin völlig auf ein einziges Symptom konzentriert, ohne irgendetwas anderes wahrzunehmen, und sie mit jeder angewendeten Intervention unzufrieden ist, dann versuche ich, ihr zu helfen, den Blick zu erweitern, mehr in die Ferne zu schauen und Pläne zu schmieden, unabhängig davon, ob das Symptom dann noch besteht oder nicht.

Nicht zuletzt tritt in Phase IV das Thema »Abschied« auf den Plan. Zu diesem Thema gehören auch die Fragen nach dem, was erreicht wurde und was offenbleibt. Es geht darum, welche Fertigkeiten der Patient nun selbst einsetzen kann, über welche Bewältigungsstrategien er verfügt und wie er seine Selbsthilfefähigkeiten einschätzt.

Alle Ego-States, die im Behandlungsverlauf aufgetaucht sind, werden in die Arbeit zu den hier vorgestellten Fragen der Phase IV mit einbezogen. Zum Teil treten sogar am Ende der Behandlung noch weitere Ego-States auf, die bisher keine Rolle spielten, sich nicht zeigten, übersehen oder vermieden wurden.

Die vier Phasen des SARI-Modells können als Orientierungshilfe dienen. Die therapeutischen Schritte und dazugehörenden Interventionen können wir gemäß der Phase des SARI-Modells bestimmen, in welcher wir uns in der Behandlung derzeit vorrangig bewegen, und dementsprechend auf bestimmte prozessorientierte Ziele fokussieren.

10.2 Entscheidungshilfen in der Behandlungsplanung

Die prozessorientierten Ziele der Ego-State-Therapie und das SARI-Modell liefern die Entscheidungshilfen für die Behandlungsplanung.

Die Interventionen, die ausgewählt werden sollen, also die nächsten Schritte auf dem therapeutischen Weg, können daraus abgeleitet werden. Die wichtigsten Fragen sind in Übersicht 10 aufgelistet.

Übersicht 10: Wichtige Fragen als Entscheidungshilfen
1. In welcher Phase des SARI-Modells soll aktuell gearbeitet werden? 2. Mit welchem Ego-State oder mit welchen Ego-States soll gearbeitet werden? 3. Welches prozessorientierte Ziel soll hinsichtlich des Ego-States erreicht werden, mit dem aktuell gearbeitet wird bzw. der für den nächsten Schritt ausgewählt wurde oder sich spontan zeigte? 4. Welche Intervention passt zur Patientin/zum Patienten?

Die Entscheidungen für den nächsten Schritt und die spezifischen Interventionen richten sich nach den Antworten auf Fragen zu diesen vier Bereichen. Die vier Bereiche und die dazugehörigen Fragen behalten im gesamten Behandlungsprozess ihre Gültigkeit.

10.2.1 In welcher Phase des SARI-Modells soll aktuell gearbeitet werden?

Möchten Sie stabilisierend arbeiten (Phase I), steht es an, sich mit einem auslösenden Thema, einem traumatischen Ereignis oder einem zentralen Konflikt zu beschäftigen (Phase II und III). Oder geht es um Fragen der Krankheitsbewältigung, der Anerkennung der Geschehnisse sowie der Perspektive (Phase IV)? Die Interventionen richten sich nach der Phase des SARI-Modells, in der gearbeitet wird.

10.2.2 Mit welchem Ego-State oder mit welchen Ego-States soll aktuell gearbeitet werden?

Häufig ergibt sich aus der Antwort auf diese Frage gleichzeitig eine Reihenfolge, da die weiteren relevanten Ego-States anschließend einbezogen werden.

10.2.2.1 Arbeit mit einem ressourcenreichen Ego-State (oder mehreren)

Diese Arbeit wird meistens schon früh im Behandlungsverlauf begonnen. Sie betrifft die Entwicklung des Kontakts mit Ego-States der inneren Stärke, mit inneren Helferinnen und Helfern sowie inneren

Beobachterinnen und Beobachtern (siehe Kap. 9 und 11). Die ressourcenreichen Ego-States sollen die Patienten begleiten und unterstützen.

10.2.2.2 Arbeit mit einem symptomassoziierten oder traumatisierten Ego-State (oder mehreren)

Innerhalb dieser Arbeit wird mit einem Ego-State gearbeitet, der mit der Symptomatik im Zusammenhang steht, für sie *zuständig* ist. Im Rahmen traumatherapeutischer Behandlungen stehen hier die traumatisierten Ego-States im Vordergrund, die sich noch in der traumatischen Situation befinden.

10.2.2.3 Arbeit mit einem verbietenden Ego-State (oder mehreren)

Diese Arbeit bezieht sich auf die kritischen, skeptischen und vorsichtigen Ego-States. Häufig übernehmen sie eine Schutzfunktion und erschweren den psychotherapeutischen Prozess. Sie sollen für das Projekt Psychotherapie und die damit verbundenen Veränderungsschritte gewonnen werden.

10.2.2.4 Arbeit mit einem destruktiv wirkenden und oder täternahen Ego-State (oder mehreren)

Diese Arbeit betrifft hauptsächlich den traumatherapeutischen Bereich. Hier geht es um die Arbeit mit verletzenden Ego-States, die mit in den Behandlungsprozess einbezogen werden müssen und spezifische Beziehungs- und Interventionsangebote erfordern.

10.2.2.5 Arbeit mit einem einzelnen Ego-State, mit zwei Ego-States oder mit einer Gruppe von Ego-States, also einem Team

Der Fokus kann sich auf die Auseinandersetzung mit einem einzigen Ego-State richten. Dies ist zum Beispiel der Fall, wenn intensiv mit einem Ego-State der inneren Stärke gearbeitet wird. Der Kontakt zu diesem Ego-State, seine Unterstützungsfertigkeiten und ihre Wirkung für den Patienten stehen im Vordergrund. Erst wenn dieser Schritt abgeschlossen wurde, wird zu weiteren Schritten übergegangen. Der Fokus kann sich jedoch auch gleich auf eine Gruppe von Ego-States richten. Es wird in diesem Fall mit mehreren Ego-States gleichzeitig gearbeitet, analog zu einer gruppentherapeutischen Behandlung. Der Gruppe können u. a. ressourcenreiche, traumatisierte und täternahe

Ego-States angehören. Die Besonderheiten der einzelnen Gruppenmitglieder müssen berücksichtigt werden.

10.2.2.6 Arbeit auf verschiedenen Bühnen (siehe Kap. 5)

Hier geht es um die Entscheidung, auf welchem Schauplatz, also auf welcher Bühne aktuell gearbeitet werden soll. Steht eine Beziehungsklärung (Beziehungsbühne) oder ein Handlungsschritt (Inhaltsbühne) an? Die Beziehungsklärung kann beispielsweise die Frage des Aufbaus von Vertrauen in der therapeutischen Beziehung betreffen. Ein Handlungsschritt kann aus der vorbereitenden Arbeit für eine wichtige Situation bestehen. Analog dazu ist die Frage zu klären, ob mehr auf der inneren oder mehr auf der äußeren Bühne gearbeitet werden soll. Auf der inneren Bühne könnten beispielsweise von einer Gruppe von Ego-States eine Thematik und entsprechende Lösungsvorschläge diskutiert werden. Auf der äußeren Bühne würde anschließend die geplante Strategie in die Tat umgesetzt und später hinsichtlich ihrer Tauglichkeit ausgewertet werden. In der Auseinandersetzung mit täternahen Ego-States werden ebenfalls die inneren und äußeren Bühnen relevant und müssen mit in die Interventionsentscheidung einbezogen werden.

10.2.3 Welches prozessorientierte Ziel soll angestrebt werden?

Die prozessorientierten Ziele werden nun zu den bisherigen Entscheidungen in Beziehung gesetzt. Wenn Sie entschieden haben, in welcher Phase des SARI-Modells und mit welchem oder welchen Ego-States Sie arbeiten, dann geht es um die Frage des anstehenden Schrittes in der Begegnung mit dem Ego-State oder den Ego-States. Geht es darum, überhaupt einmal einen Kontakt herzustellen, geht es um den Aufbau von Kommunikation, der Entwicklung von Akzeptanz und Verständnis, oder geht es um konkrete Unterstützung für den Ego-State bzw. die konkrete Nutzung eines oder mehrerer Ego-States? Sie können die einzelnen Ziele als Checkliste verwenden und zur Behandlungsplanung bzw. als Entscheidungshilfe bezüglich des nächsten Schrittes im Behandlungsprozess heranziehen.

10.2.4 Welche Intervention passt zum Patienten?

Nachdem Sie entschieden haben, in welcher Phase und mit welchem Ego-State Sie arbeiten und welches der prozessorientierten Ziele Sie erreichen möchten, steht als letzte Entscheidung die der passenden Technik an. Hier geht es um das Maßschneidern. Dazu gehören Ihre eigenen Vorlieben und Stärken als Therapeutin, die Informationen, die Sie von den Patienten erhalten haben, und die Erfahrungen, über die Sie in der gemeinsamen Arbeit mit dem Patienten bereits verfügen. Welche Zugangswege erscheinen Ihnen sinnvoll und erfolgsversprechend? Auf welcher Ebene ist der anstehende Schritt am besten zu erreichen? Die häufig angewendeten Zugangswege bzw. die wichtigsten Techniken sind in Übersicht 11 zusammengestellt.

Übersicht 11: Zugangswege in der Arbeit mit Ego-States
• hypnotherapeutische Interventionen • imaginative Interventionen • Arbeit mit spezifischen Metaphern • die Arbeit mit Stühlen • die Arbeit mit Symbolen, Puppen, Figuren • die Arbeit mit Fotos oder Texten • die Arbeit mit Kunst und Gestaltung (Collagen, Bilder etc.) • Körperarbeit einschließlich der Arbeit mit Körperempfindungen • kognitive Arbeit.

10.3 Das Entscheidungsbaumprinzip in der Ego-State-Therapie

Die in diesem Buch aufgeführten Fallbeispiele lassen sich den hier vorgestellten vier Bereichen der Behandlungsplanung zuordnen. Ich möchte zur Veranschaulichung weitere Beispiele anführen, die das Entscheidungsbaumprinzip der Behandlungsplanung verdeutlichen. Zu jedem Fallbeispiel wird zu allen vier Bereichen mindestens eine Entscheidung für die Behandlungsplanung getroffen. Die Entscheidungen in den Beispielen betreffen jeweils die unmittelbar anstehenden Behandlungsschritte. Sie beziehen sich auf die in Supervisionen häufig gestellte Frage: »Wie geht es jetzt weiter?« Aus den Entscheidungen und den entsprechenden Behandlungsschritten können anschließend die weiteren Schritte abgeleitet werden. Der Behandlungsplan besteht aus den unmittelbar angewendeten sowie den daraus abgeleiteten Behandlungsschritten.

Für die Erläuterung des Entscheidungsbaumprinzips habe ich willkürlich Beispiele aus meiner Praxis ausgewählt. Die Beispiele betreffen verschiedene Störungsbereiche und Phasen im Behandlungsverlauf. Die Darstellungen wurden teilweise leicht verändert. Als Erstes gebe ich eine kurze *Übersicht:*

- Beispiel 1: komplextraumatisierte Patientin (Behandlungsbeginn)
- Beispiel 2: Patient mit depressiver Episode vor dem Hintergrund einer Burn-out-Problematik
- Beispiel 3: komplextraumatisierte Patientin
- Beispiel 4: Patientin mit einer Angstsymptomatik
- Beispiel 5: Patient mit somatoformer Schmerzstörung
- Beispiel 6: komplextraumatisierte Patientin (Behandlungsende).

Fallbeispiel aus der Praxis (1)
Die Patientin kommt zu ihrer sechsten Behandlungssitzung. Sie befindet sich in einem sehr destabilisierten Zustand, in dem sie große Mühe hat, die Alltagsaktivitäten aufrechtzuerhalten. **Entscheidung Nr. 1:** Ich arbeite in Phase I des SARI-Modells mit dem Ziel, die Alltagsstabilität der Patientin zu erhöhen, um einen regelmäßigen Besuch der Praxis überhaupt erst zu gewährleisten.

Den Schilderungen der Patientin zu ihrer Biografie entnehme ich eine besondere Begegnung, die sie als Kind für eine gewisse Zeit mit ihrer Patentante erlebte. Sie habe die auf dem Land lebende Patentante häufig in den Schulferien besuchen können und dort die einzigen friedlichen Momente ihrer Kindheit erlebt. **Entscheidung Nr. 2:** Ich arbeite mit einem ressourcenreichen Ego-State, und zwar mit einer inneren Helferin, der Patentante. Ich aktiviere sowohl die positive Beziehungserfahrung als auch die von der Patientin als friedlich beschriebenen Erfahrungen während der Ferienzeit auf dem Land.

Für die Patientin ist die Ego-State-Therapie eine neue Methode. Sie hat keine Vorstellungen davon, wie sie mit inneren Anteilen in Beziehung treten könnte. **Entscheidung Nr. 3:** Ich orientiere meine Bemühungen auf das Erreichen des ersten prozessorientierten Ziels und plane mit der Patientin die Aufnahme des Kontakts mit ihrer Patentante, die eine innere Helferin werden könnte. In diesem Zusammenhang suche ich mit ihr das Gespräch über Teilemodelle und lasse sehr viele edukative Aspekte einfließen. Die Patientin hatte berichtet, dass sie sich gerne Filme anschaut.

Früher sei sie gerne ins Kino gegangen. Heute könne sie es sich leider nicht mehr leisten. Sie möchte auch nicht mehr unter Menschen und ziehe sich lieber zurück. **Entscheidung 4:** Ich schlage ihr eine hypnotherapeutische Intervention vor, die damit beginnt, dass sie sich vorstellt, sie hätte einen kompletten Kinosaal für sich allein. In diesem Kinosaal könnte sie einen Film sehen, der das Leben damals auf dem Land bei ihrer Patentante zeigt. In einem zweiten Schritt würde ich die Patientin anleiten, sich vorzustellen, dass sie den Kontakt zu ihrer Patentante jetzt in diesem Moment deutlich spürt. Die Patentante könnte aus der Leinwand steigen, sich neben die Patientin in einen Kinosessel setzten, und sie könnten sich so begegnen. In einem weiteren Schritt würde ich dafür Sorge tragen, dass der Kontakt auch zukünftig bestehen bleibt und sie sich von ihrer inneren Helferin begleitet fühlt. Ich würde mit der Patientin genau besprechen, wie sie dies in der kommenden Woche in ihrem Alltag spüren kann und woran sie die Unterstützung der inneren Helferin merkt. Anschließend würden die nächsten Behandlungsschritte geplant.

Fallbeispiel aus der Praxis (2)

Ein sehr leistungsorientierter Patient mit einer Burn-out-Problematik kommt bereits seit einiger Zeit zur Behandlung. Er zeigt sich ausschließlich daran interessiert, wie er seine Leistungsfähigkeit wieder steigern kann, ohne seine Leistungsorientierung auch einmal kritisch hinterfragen zu wollen. **Entscheidung Nr. 1:** Ich arbeite trotz fortgeschrittener Behandlung immer noch in Phase I des SARI-Modells, da offensichtlich die zentralen Themen noch nicht zugänglich sind. Es stellt sich die Frage, wie die Voraussetzungen für den Einstieg in diese Themen erfüllt werden können.

Der Patient zeigt sich selbst und der Psychotherapie gegenüber durchgehend extrem kritisch. Es gelingt ihm nicht, seinen Ansprüchen zu genügen. Er wird zunehmend skeptisch, ob er die richtige Behandlungsform gewählt hat, da es ihm immer noch nicht wieder besser gehe und er sich langsam frage, wie lange das noch dauern wird und ob überhaupt die optimalen Methoden zur Anwendung kommen. **Entscheidung Nr. 2:** Ich arbeite mit einem inneren kritischen Ego-State. Dieser Ego-State spielt mit hoher Wahrscheinlichkeit eine Schlüsselrolle und erschwert gleichzeitig maßgeblich den Behandlungsprozess.

In einem zurückliegenden Gespräch hatte mir der Patient berichtet, dass er mit diesem Kritiker fast so etwas wie innere Zwiegespräche führe. Es komme ihm selbst sehr komisch vor, und er würde das auch niemandem erzählen. Er sei ja nicht verrückt. Aber teilweise ertappe er sich dabei, sich innerlich vor dem Kritiker zu rechtfertigen und ihm seine Leistungen und Erfolge aufzuzählen. Der sei jedoch nie zufrieden. **Entscheidung Nr. 3:** Ich arbeite in Richtung des dritten und vierten prozessorientierten Ziels, also in Richtung Akzeptanz und Verständnis für diesen Ego-State. Die ersten beiden prozessorientierten Ziele scheinen bereits erfüllt zu sein: Der Patient erlebt einen Kontakt zu diesem inneren Kritiker, und der kann mit ihm kommunizieren.

Der Patient hatte mir ebenfalls davon berichtet, dass er »diesen ganzen Psychokram, bei dem man sich so alle möglichen Sachen fantasiert, total schlimm« finde. Hypnose würde er ohnehin ablehnen. Für ihn würden nur Dinge zählen, die real sind und sich tatsächlich abspielen. **Entscheidung Nr. 4:** Ich schlage ihm vor, mit Stühlen zu arbeiten. Mithilfe von Stühlen könnten wir uns einmal ganz real und ohne Psychokram mit dem inneren kritischen Anteil auseinandersetzen. Ich gebe zu bedenken, dass ein anständiges Gespräch unter Männern wohl schon längst überfällig sei und dass ich mich gerne als Moderator zur Verfügung stellen würde. Ich stelle einen leeren Stuhl hinzu und erinnere den Patienten daran, dass es hier sehr leicht sein wird, ein solches Gespräch zu führen, da er ja genau wisse, was der Kritiker sagt und welche Vorstellungen und Auffassungen er hat. In dem darauffolgenden Gespräch lenke ich die Aufmerksamkeit auf die Funktion des Kritikers und versuche, den Patienten dabei zu unterstützen, ihm gegenüber Verständnis zu entwickeln. Infolge von mehreren solchen Gesprächen zu dritt könnte tatsächlich eine Annäherung stattfinden, durch die der Kritiker akzeptiert, in seinem Anliegen verstanden und letztlich zu einem Helfer umgeschult werden könnte.

Fallbeispiel aus der Praxis (3)

Die Patientin kommt bereits längere Zeit zur Therapie. Es wird eine traumatherapeutische Behandlung durchgeführt. Es sind viele traumatische Ereignisse für die Patientin erinnerbar und benennbar. Es besteht Zugang zu einer Reihe von Ego-States. Die Stabilisierungsphase konnte bereits abgeschlossen werden. Die Patientin verfügt über einen gut abrufbaren inneren Kontakt mit Ego-States der inneren Stärke, inneren Helfern und einer inneren Beobachterin. Es wurden verschiedene innere Orte etabliert, die jeweils spezifische Funktionen haben. Dazu gehören ein sicherer Ort für die Patientin als Gesamtperson, mehrere sichere Orte für traumatisierte innere Kinder und ein innerer Arbeitsort. Die Patientin konnte Techniken der Symptomkotrolle und Selbstberuhigung erlernen und kann sie anwenden. Sie verfügt über eine deutlich höhere Alltagsstabilität, verglichen mit der zu Behandlungsbeginn. Sie hat ebenfalls Erfahrungen in der Arbeit mit Teilemodellen und konnte diesbezüglich von Interventionen aus früheren Behandlungen profitieren. Das Vorgehen bei der Bearbeitung traumatischen Materials wurde mit ihr besprochen. Eine Notfallcheckliste wurde erstellt, die Strategien enthält, mit deren Hilfe die Patientin aus einem überflutungsbedingten dissoziativen Zustand herausgeholt werden könnte. **Entscheidung Nr. 1:** Ich arbeite in Phase III des SARI-Modells. Es geht explizit um das Durcharbeiten, also die Reassoziation und Transformation, von traumatischem Material. Die Intervention wurde sorgfältig vorbereitet.

Mit der Patientin wurde folgende Strategie der Traumabearbeitung vorbereitet: An einem inneren geschützten Treffpunkt kommen alle relevanten Ego-States zusammen. In der Gruppe werden zwei Fragen diskutiert: 1) Welche Ego-States sollen bei der anstehenden Traumabearbeitung dabei sein, wer soll sie durchführen, und welche Ego-States sollen nicht dabei sein, sondern an einen bereits existierenden sicheren Ort gebracht werden? 2) Welche traumatische Situation soll bearbeitet werden? **Entscheidung Nr. 2:** Das innere Team entscheidet darüber, mit welchen Ego-States die Traumabearbeitung durchgeführt wird und mit welchen nicht.

Die Ego-States sind durch die bisherige therapeutische Arbeit bekannt. Kontakt und Kommunikation sind möglich. Die Patientin kann sie akzeptieren und versteht ihre Funktion. **Entscheidung Nr. 3:** Ich arbeite im Sinne des fünften und siebenten prozessorientierten Ziels. Es geht einerseits darum, dass sich die Ego-States in dieser Behandlungsphase gegenseitig unterstützen (Ziel 7). Andererseits geht es um eine spezifische Hilfe für traumatisierte Ego-States (Ziel 5).

Da die Patientin bereits in Vorbehandlungen mit hypnotherapeutischen und imaginativen Interventionen in Berührung gekommen war und gute Erfahrungen gesammelt hatte, greifen wir auf diese Methoden zurück. **Entscheidung Nr. 4:** Wir arbeiten mit hypnotherapeutischen und imaginativen Techniken. Die Traumabearbeitung kann sicher durchgeführt werden. Die Patientin behält in der gesamten Zeit der Bearbeitung die Kontrolle und kann ihren Belastungsgrad einschätzen. Sie kann sich anschließend gut reorientieren.

Fallbeispiel aus der Praxis (4)
Die Patientin möchte ein kritisches Lebensereignis, das kürzlich eingetreten ist, verarbeiten. Sie erfüllt nicht die diagnostischen Kriterien einer posttraumatischen Belastungsstörung, aber sie schildert eine starke Irritation. Sie beschreibt, wie sie aus dem Gleichgewicht geraten ist und sich seitdem grundsätzliche Fragen zu ihrer Persönlichkeit und zu ihrem Leben stelle. Sie habe den Eindruck, dass sie noch nicht verstanden habe, worum es geht und was es für sie bedeutet. Sie beschreibt ihre Alltagsstabilität, berichtet von einer Reihe Ressourcen und stabilisierenden Beziehungen. Ihr Anliegen besteht darin, das Ereignis besser einordnen und die Bedeutung, die es für sie hat, besser verstehen zu können. **Entscheidung Nr. 1:** Ich arbeite in der Phase II des SARI-Modells. Es geht darum, einen Zugang zu Ego-States herzustellen, die mit dem kritischen Lebensereignis assoziiert sind. Aufgrund des hohen Stabilitätsgrades der Patientin, der durch eine ausführliche Anamnese und Diagnostik gesichert wurde, kann sie angeleitet werden, in Kontakt mit den relevanten Ego-States zu gehen. Zuvor wurde sie sorgfältig über das Vorgehen und das zugrunde liegende Behandlungskonzept aufgeklärt.

Entscheidung Nr. 2: Ich arbeite mit einer Gruppe von Ego-States, die bis dahin noch nicht bekannt sind und erst innerhalb der Intervention auftauchen. Zu diesen Ego-States können der Patientin bereits bekannte sowie ihr unbekannte Ego-States gehören. Falls aus meiner Sicht unerwarteterweise keine ressourcenreichen Ego-States auftauchen, würde ich die Arbeit in ihre Richtung anregen.

Entscheidung Nr. 3: Die nichthypnotische Arbeit mit Stühlen zeichnet sich dadurch aus, dass alle sieben prozessorientierten Ziele durchlaufen werden können. Ob dies innerhalb einer Sitzung oder über mehrere Sitzungen hinweg realisiert wird, hängt von verschiedenen Faktoren ab. Die Arbeit beginnt jedenfalls mit der Kontaktaufnahme. Sie verläuft anschließend über den Weg der indirekten Kommunikation, bietet die Möglichkeit, die Ego-States akzeptieren und verstehen zu lernen, beinhaltet die Unterstützung und Nutzung von Ego-States und fokussiert auf das Team, also eine Gruppenzugehörigkeit und Gruppenidentität.

Entscheidung Nr. 4: Da sich die Patientin zum einen durch eine sehr gute Reflexionsfähigkeit und zum anderen durch eine hohe Handlungsorientierung auszeichnet, wurde die nichthypnotische Arbeit mit Stühlen ausgewählt und durch verhaltenstherapeutische Hausaufgaben ergänzt, die sich aus der Arbeit mit den einzelnen Ego-States heraus ergaben.

Fallbeispiel aus der Praxis (5)

Der Patient meldete sich mit einem körperlichen Leiden in Form von Schmerzen im linken Fuß, für die nach langwieriger und ausführlicher Abklärung bisher kein Befund erhoben werden konnte. Sein Anliegen bestand darin, einen möglichen psychischen Zusammenhang herauszufinden, den er möglicherweise übersehe und dadurch den Heilungsprozess behindere. Stabilisierende Interventionen wurden bereits durchgeführt. Der Patient hat Zugang zu einem Ego-State der inneren Stärke und erlebt den Kontakt zu einem inneren Helfer, einem Comic-Helden aus einem japanischen Manga. **Entscheidung Nr. 1:** Ich arbeite in der Phase II des SARI-Modells. Es geht um den Zugang zu einem symptomassoziierten Ego-State und seiner Geschichte.

Entscheidung Nr. 2: Die Arbeit soll sich auf den symptomassoziierten Ego-State konzentrieren. In diesem Fall entscheide ich mich dafür, den Zugang vorerst zu einem Ego-State zu entwickeln und weitere Ego-States, die auftauchen könnten, später einzubeziehen. Die Gruppenarbeit mit Ego-States wird also zurückgestellt. Der Ego-State der inneren Stärke sowie der innere Helfer stehen sozusagen im Hintergrund bereit und können jederzeit eingebunden werden.

Entscheidung Nr. 3: Ich arbeite in Richtung des ersten prozessorientierten Ziels. Es gibt keinerlei Informationen darüber, ob ein symptomassoziierter Ego-State existiert und ob ein Kontakt möglich ist. Es geht um den ersten Kontaktversuch.

Für die Arbeit greife ich auf die Erfahrungen der Intervention innerer Helfer zurück. Da der Patient begeisterter Manga-Fan ist, verpacke ich die Arbeit in ein Manga. **Entscheidung Nr. 4:** Ich kombiniere hypnotherapeutische Techniken mit kunsttherapeutischen Elementen, die darin bestehen, dass ich den Patienten bitte, die Erfahrungen aus dieser Sitzung als Hausaufgabe in einem kleinen Comic darzustellen.

Fallbeispiel aus der Praxis (6)

Die lange Traumatherapie der komplextraumatisierten Patientin neigt sich ihrem Ende entgegen. Es fällt uns beiden nicht leicht, den Abschied vorzubereiten. Viele leidvolle Sitzungen, aber auch viele wichtige neue Erfahrungen, neue Schritte und Überraschungen liegen hinter uns. Ein Großteil der Symptomatik konnte überwunden werden. Trotz allem bedrückt die Erkenntnis des Verlusts einer glücklichen und entwicklungsfördernden Kindheit.

Entscheidung Nr. 1: Ich arbeite in Phase IV des SARI-Modells. Vor dem Abschied geht es um die Integration der vielen traumatischen Kindheitsereignisse in ihrer Gesamtheit und ihrer Folgen für die Entwicklung der Patientin. Es geht u. a. darum, den Verlust einer glücklichen Kindheit mit haltgebenden, liebevollen Eltern zu betrauern.

Entscheidung Nr. 2: Hier wird auf die Patientin als Gesamtperson fokussiert. Die Arbeit richtet sich in diesem Fall nicht an einzelne Ego-States (dies könnte im Zusammenhang mit der Bewältigung des Behandlungsendes noch einmal relevant werden). Während die Aufmerksamkeit auf der Gesamtperson liegt, können jederzeit einzelne Ego-States spontan einbezogen werden, sozusagen *nach Bedarf*, da sie sehr gut bekannt sind und sich in einem kooperierenden inneren Team befinden.

Entscheidung Nr. 3: Die Arbeit ist zu diesem Zeitpunkt auf das siebente prozessorientierte Ziel ausgerichtet. Genauer gesagt, kann nun bereits auf das Erreichen dieses Ziels, also auf ein kooperierendes inneres Team, zurückgegriffen werden. In ihrem Trauerprozess gelingt es der Patientin, die Akzeptanz und das Verständnis vor allem für ihre traumabedingten Ego-States aufrechtzuhalten. Das innere Team ist für sie selbstverständlich geworden. Sie kann auf seine Unterstützungsmöglichkeiten vertrauen.

Entscheidung Nr. 4: Ich versuche, den Trauerprozess der Patientin mit verschiedenen Interventionen zu fördern und zu begleiten. Da sie kulturell und ethnologisch sehr interessiert ist, beziehe ich Trauerrituale aus anderen Kulturen mit in das Gespräch ein. Die Patientin macht mich auch auf verschiedene Bücher und Texte aufmerksam, die sie mit zur Therapie bringt und die wir ebenfalls einfließen lassen. Zusätzlich lenke ich ihren Blick vorsichtig auf die Frage nach zentralen Werten, dem Selbstbild und der Lebensperspektive.

Die Beispiele betrafen vorrangig Entscheidungen des unmittelbar anstehenden Behandlungsschrittes. Sie weisen jedoch gleichzeitig auf die weiteren Schritte und ermöglichen einen roten Faden der Behandlung. Geht dieser verloren, bieten die vier Bereiche der Behandlungsplanung eine sehr gute Möglichkeit, sich wieder zurechtzufinden und den roten Faden wieder aufzugreifen.

10.4 Mapping und Protokollierung als Orientierungshilfen

Mapping und Protokollierung bieten für die Behandlungsplanung und den Behandlungsverlauf der Ego-State-Therapie vielfältige Hilfestellungen. Sie erfüllen mehrere Funktionen:

1. Mapping als Technik des Zugangs zu Ego-States sowie als Technik der Kontaktaufnahme
2. Mapping als Element der Behandlungsplanung
3. Protokollierungen zur Orientierungshilfe im Behandlungsverlauf für Therapeutin/Therapeut und Patientin/Patient
4. Mapping als gestalterisches Mittel für die Beziehungsarbeit mit Ego-States.

10.4.1 Mapping als Technik des Zugangs zu Ego-States sowie als Technik der Kontaktaufnahme

Die verschiedenen Formen des Mappings eignen sich sehr gut als Technik des Zugangs zu Ego-States sowie als Technik zur Aufnahme des Kontakts mit ihnen (vgl. Huber 2011, S. 105 f.). Die Patienten werden gebeten, die Ego-States, die ihnen bewusst sind, auf einem Blatt Papier zu markieren. Sie erstellen somit eine *innere Landkarte,* in der die Ego-States verzeichnet sind. Gleichzeitig können sie die Beziehungssituation der Ego-States auf dieser Landkarte darstellen, indem sie die Ego-States in den aktuell erlebten Relationen eintragen. Dadurch wird sofort ersichtlich, wer mehr zusammensteht, wer Koalitionen bildet, wer isoliert erscheint, wer sich im Zentrum bzw. in der Peripherie befindet. Werden die Ego-States in Form von beschrifteten

Kreisen dargestellt, lassen sich ebenfalls ihre Bedeutungen bzw. ihre Stärke oder Macht durch unterschiedliche Größen veranschaulichen.

Diese Form des Mappings lässt sich zu verschiedenen Zeitpunkten einsetzen. Sie kann als Einstieg in die Ego-State-Arbeit genutzt werden, indem die Patientin gebeten wird, alle inneren Anteile, die sie spürt und die ihr in den Sinn kommen, auf das leere Blatt einzutragen. Sie kann auch eingesetzt werden, nachdem bereits ein Zugang zu Ego-States auf anderem Wege hergestellt wurde. Dies kann über eine hypnotherapeutische Intervention oder während der Exploration des Patienten erfolgt sein. Die Aufgabe besteht nun darin, die Ego-States, die bisher thematisiert wurden, in Form eines Mappings zu Papier zu bringen. Das Blatt lässt sich dann etwa mit einem Röntgenbild vergleichen. Es kann vom Therapeuten und Patienten von außen betrachtet werden. Es kann ein Gespräch über die Ego-States, ihre Positionen und gegebenenfalls ihre Größe geführt werden.

Eine andere Form besteht darin, das Mapping mit einer spezifischen Erlebensebene zu beginnen. Die Patienten werden gebeten, wichtige Glaubenssätze oder innere Botschaften, die sie von sich kennen, auf einem Blatt zu positionieren. Hier werden ebenfalls Relationen und Gewichtungen deutlich. Ebenso kann mit Emotionen, Körperempfindungen, Impulsen, Fähigkeiten oder inneren Bildern begonnen werden. Zuvor muss geklärt werden, worauf sich das Mapping beziehen soll. Es kann sich auf den gegenwärtigen Zustand beziehen. In diesem Fall werden die Patienten gebeten darzustellen, was sie jetzt gerade innerlich erleben, also wie sie den momentanen, aktuellen Stand im inneren System beschreiben würden. Das Mapping kann sich jedoch auch auf eine zurückliegende bzw. eine für die Zukunft vermutete Situation beziehen.

Hier muss auf zwei Varianten geachtet werden, die sich in den Instruktionen widerspiegeln.

1. »Wie ist der *aktuelle Zustand*, das *aktuelle innere Geschehen*, wenn Sie an die vergangene oder die bevorstehende Situation denken?« Hier geht es um die Reaktion auf die Beschäftigung mit einer Situation. »Was passiert jetzt gerade, wenn Sie daran denken?«
2. »Wie würden Sie den *damaligen Zustand*, das *damalige innere Geschehen* beschreiben?« Hier geht es nicht um das aktuelle Erleben, sondern um eine Rückschau von außen. Heute kann der

innere Zustand deutlich verändert sein. Die Frage bezieht sich jedoch auf den damaligen Zustand bzw. das damalige innere Geschehen. Beim letzteren Vorgehen bietet es sich an, mit zwei Mappings zu arbeiten, dem, das den Zustand der damaligen Situation abbildet, und dem, das den heutigen Zustand zeigt. Es können sich beispielsweise in der zurückliegenden Situation Ego-States gezeigt haben, die sich aktuell im Hintergrund halten oder gar nicht da zu sein scheinen.

Wenn auf einer der Erlebensebenen in das Mapping eingestiegen wird, kann es unmittelbar zur Anamnese der Ego-States genutzt werden. Nehmen wir an, Sie haben ein Mapping speziell zu den Glaubenssätzen oder Überzeugungen angeleitet. Sie können anschließend folgende Frage stellen: »Stellen Sie sich vor, die Glaubenssätze gehören zu verschiedenen Anteilen Ihrer Persönlichkeit. Ich würde diese Anteile gerne besser kennenlernen. Als Erstes interessiert mich, wie sich die Anteile fühlen, in welchem Zustand sie sich befinden und welche Bedürfnisse sie haben. Später würde ich gerne noch besser verstehen, was genau ihre Aufgabe ist.« Auf diesem Wege lassen sich die relevanten Informationen zu den Ego-States sehr gut zusammentragen. Je nach gestalterischer Umsetzung (DIN-A4-Blatt oder Flipchart) können die Informationen jeweils dazugeschrieben werden, sodass die Patientin miterlebt, wie sich die Ego-States entfalten.

Das Mapping lässt sich sehr gut mit entsprechenden Hausaufgaben kombinieren oder komplett als Hausaufgabe einsetzen. Die Kombination besteht darin, dass Sie den Patienten vorerst bitten, Ego-States, Glaubenssätze oder innere Zustände zu sammeln. Es soll eine einfache Liste erstellt werden, die keine Aussage über Relationen und Gewichtungen trifft. Das Mapping wird in der folgenden Sitzung, also in einem zweiten Schritt, aus den Punkten der Liste erstellt. Die Hausaufgabe kann auch das Anfertigen eines kompletten Mappings darstellen.

10.4.2 Mapping als Element der Behandlungsplanung

Mithilfe des Mappings entsteht eine innere Landkarte. Für viele Patientinnen werden dadurch tatsächlich *weiße Flecken* auf der Karte gefüllt. Sie blicken auf ihr inneres System, erkennen Beziehungen der Ego-States und entwickeln ein Verständnis für die inneren Zustände. Zum Beispiel spricht es für sich, wenn eine Patientin einen winzig kleinen Ego-State ganz unten am äußersten Blattrand weitab von allen anderen und ohne Verbindung zu ihnen positioniert. Die innere Landkarte dient unmittelbar als Gesprächsgrundlage und als Basis für die nächsten Schritte. Es ergeben sich Überlegungen zu den Zuständen der verzeichneten Ego-States, zu ihren Bedürfnissen und dazu, mit welchem Ego-State zu arbeiten begonnen werden sollte. Durch die Auseinandersetzung mit der inneren Landkarte werden die notwendigen therapeutischen Schritte deutlich. Ich zeige dann beispielsweise auf den winzigen Kreis am Blattrand und frage die Patientin, ob es für sie Sinn ergibt, dass wir uns um diesen Ego-State kümmern. Dann zeige ich vielleicht auf einen sehr kräftig dargestellten Ego-State in der Blattmitte und frage die Patientin, ob er uns bei der Arbeit unterstützen könnte. Auf diese Weise bereite ich die möglichen Schritte vor. Die Landkarte zeichnet den Weg vor, der für den Veränderungsprozess zu gehen ist. Das Mapping wird zu einem wichtigen Element der Behandlungsplanung.

10.4.3 Protokollierungen zur Orientierungshilfe im Behandlungsverlauf für Therapeut und Patient

In der Supervision werden häufig Schwierigkeiten geäußert, die damit verbunden sind, den Überblick über die verschiedenen Ego-States, ihre Eigenarten und ihre Funktionen zu behalten. Diese Schwierigkeiten tauchen auf der Therapeuten- und Patientenseite auf. Die Ego-States und die vielen Informationen, die zu ihnen gehören, zeigen sich häufig ungeordnet. Dabei geschieht es schnell, dass die Patientin oder die Therapeutin den Überblick verliert. Sie fragen sich, welcher Zustand zu welchem Ego-State gehört, welche Strategie von welchem Ego-State zu welchem Zweck angewendet wird und in welcher Lebenssituation er sich entwickelte. Die im Folgenden vorgestellten Übersichten und Arbeitsblätter dienen einer besseren Orientierung. Sie stellen kein Mapping im engeren Sinne dar. Sie sind eine Ergänzung des oben beschriebenen Mappings und bieten die Möglichkeit, die wichtigsten Informationen zu sammeln, zu ordnen und in jeder beliebigen Behandlungssituation sofort abrufen und nutzen können.

Arbeitsblatt 1 ermöglicht eine erste grobe Orientierung. Es eignet sich besonders, wenn in Gesprächen mit Patienten verschiedene Ego-States angedeutet oder auch schon konkret erwähnt werden. Beispielsweise können erste Ideen zu Ego-States zusammengefasst werden, die im Verlauf des Erstgesprächs bei der Schilderung der

Symptomatik und aktuellen Lebenssituation deutlich werden. In gleicher Weise können Hypothesen zu Ego-States dargestellt werden, die sich im Rahmen der Auseinandersetzung mit einer von der Patientin angefertigten Collage bilden. Hier geht es um einen ersten Überblick. Mit welchen Ego-States könnten wir es zu tun haben, und welche Besonderheiten weisen sie auf?

Arbeitsblatt 1: Überblick über die Ego-States	
Ego-State	**Besonderheit/Charakteristik**

Übersicht 12: Beispiel für Arbeitsblatt 1	
Ego-State	**Besonderheit/Charakteristik**
innere Stärke: *der Yoga-Ego-State*	Beim Yoga kann die Patientin einen ressourcenreichen Zustand erleben.
innere Stärke: *der Ego-State, der Texte schreibt*	Das Schreiben übt eine sehr stabilisierende Wirkung aus. Es kann sowohl in den Sitzungen als auch zu Hause sehr gut als Unterstützung des Behandlungsprozesses mit einer hohen stabilisierenden Wirkung eingesetzt werden.
innerer Helfer: *Gandalf*	Der Zauberer Gandalf stellt einen sehr wichtigen inneren Helfer mit übermenschlichen Kräften und weiteren wertvollen Eigenschaften dar.
traumaassoziierter Ego-State: *die 4-Jährige*	traumatisierter kindlicher Ego-State
traumaassoziierter Ego-State: *die 10-Jährige*	traumatisierter kindlicher Ego-State
traumaassoziierter Ego-State: *die Fordernde*	Dieser Ego-State wendet sich gegen einen inneren Kontakt zu den traumatisierten kindlichen Ego-States und versucht, die Patientin anzutreiben. Er zeichnet sich durch einen sehr hohen Anspruch aus und ignoriert die Belastungsgrenzen der Patientin bzw. die Folgen der Überlastung.
traumaassoziierter Ego-State: *die Managerin*	Dieser Ego-State versucht, das innere Geschehen, das mit sehr starker Spannung und hoher Belastung verbunden ist, zu koordinieren.
destruktiv wirkender Ego-State: *der Wächter*	Dieser täternahe Ego-State übt Kontrolle darüber aus, dass die Patientin keine Informationen offenbart, die den Täter entlarven könnten. Er bestimmt, was an die Oberfläche darf und was davon geäußert werden kann.

Zur Veranschaulichung sind in Übersicht 12 die wichtigsten Ego-States einer komplextraumatisierten Patientin aufgeführt. Im Behandlungsverlauf traten noch weitere Ego-States auf, insofern ist die Aufzählung nicht vollständig. Für weite Strecken der Behandlung erwiesen sich jedoch die hier dargestellten Ego-States als relevant.

Arbeitsblatt 2: Ego-State-Analyse	
Name, Geschlecht, Gestalt, Bezeichnung	
Alter, wann »gekommen«?	
aktueller Zustand	
zentraler Satz/»Auftrag«, zentrale Kognition/ Botschaft	
Entwicklungsniveau/ Handlungstendenz	
Funktionalität (Wofür »gekommen«? Um welches Grundbedürfnis geht es?)	
Bedürfnis- und Verhaltensanalyse (Gedanken, Verhalten, Strategien, Emotionen, Körper, Trigger, Motivationen ...)	
Stärken und Schwächen	
Kenntnis von weiteren Ego-States	
Beziehung zu weiteren Ego-States	
Kooperationsbereitschaft	

Alle Kategorien von Ego-States sind vertreten und wurden in die Arbeit eingebunden.

Arbeitsblatt 2 ermöglicht einen Überblick über die spezifischen Informationen zu einem Ego-State. Es setzt eine ausführliche Anamnese mit dem Ego-State voraus. Die anamnestischen Angaben lassen sich auf direktem Wege in Form eines Gespräches bzw. einer weiteren Kommunikationsform oder auf indirektem Wege zum Beispiel durch Hinweise von weiteren Ego-States erheben. Arbeitsblatt 2 eignet sich gleichzeitig als Checkliste für die wichtigsten Fragen, die für jeden Ego-State beantwortet werden müssen. Es bietet einen schnellen Überblick über offenstehende Informationen.

Das folgende Beispiel verdeutlicht die Nutzung des Arbeitsblattes. Es zeigt anamnestische Daten zu einem Ego-State, der in Zusammenhang mit dem Hochrisikoverhalten einer Patientin stand. Das Risiko entstand bei der Suche nach einem Partner. Die Patientin versuchte, endlich den richtigen Partner zu finden. Sie begab sich zu dieser Suche an Orte, die ein deutliches Risikopotenzial aufwiesen und vorrangig von Männern besucht wurden, die Interesse an Sex und weniger an der Aufnahme einer ernsthaften Beziehung hatten. Die Patientin erhöhte das Risiko noch dadurch, dass sie sich alkohol- und drogenbedingt in einen Zustand brachte, in dem sie keine Kontrolle mehr über sich hatte. In der Behandlungssequenz ging es darum, mit dem Ego-State in Kontakt zu kommen, der mit dem Handlungsmuster assoziiert ist, das mittlerweile in extremer Form ausgeprägt war und als selbstschädigendes Verhalten eingestuft werden musste.

Arbeitsblatt 3 kommt der oben dargestellten Form des Mappings am nächsten. Es bietet einen Überblick über die relevanten Ego-States und ihre Besonderheiten auf einem Blatt.

Mapping und Protokollierungen sollen nicht nur die Ego-States und ihre Besonderheiten abbilden, sondern ebenfalls den Behandlungsverlauf darstellen. Sie sollen eine Möglichkeit bieten, kleine und große innere Schritte und die dazugehörigen emotional korrigierenden Erfahrungen sichtbar zu machen. Zita Stoltenberg-Zehnder (in Vorb.) verwendet in der Ego-State-Therapie mit Kindergruppen den Begriff der *Intraaktion*. Sie erfasst für jedes Kind der Gruppe die innere Bewegung, die es im Verlauf einer Gruppensitzung sowie in der gesamten Therapie macht. Intraaktionen können in einem kaum bemerkbaren Ausmaß stattfinden. Sie verlaufen in solchen Fällen *wie zwischen den Zeilen*, fast unbemerkt unter der Oberfläche. Sie kündigen

Übersicht 13: Beispiel für Arbeitsblatt 2	
Name, Geschlecht, Gestalt, Bezeichnung	Sonja, »Die Süchtige«
Alter, wann »gekommen«	Kam im 13. Lebensjahr.
aktueller Zustand	Es gehe ihr augenscheinlich gut, sie sei etwas gehetzt und könne sich schwer entspannen, weil sie ihren Auftrag erfüllen möchte, aber sie sei sehr optimistisch und positiv gestimmt. Zeigt sich selbstsicher.
zentraler Satz/»Auftrag«, zentrale Kognition/Botschaft	Die große Liebe ist die Rettung. Ich werde sie (also den erträumten Partner) dort finden!
Entwicklungniveau/Handlungstendenz	pubertierende Jugendliche
Funktionalität	Rettung durch die Liebe des Lebens/Bedürfnis nach Bindung
Bedürfnis- und Verhaltensanalyse	Sonja ist süchtig nach der wahren Liebe, macht alles dafür, ist extrem unterwürfig, kennt keine eigenen Grenzen, hat kein Empfinden für Gefahr und Risiko, verwechselt Sex mit Bindung, lässt sich von niemandem abbringen, wirkt sehr peinlich (ist ihr egal). Sie ist sich ihres Auftrages sicher. Aber sie hasst sich selbst. Den Selbsthass äußert sie erst nach mehreren Gesprächen.
Stärken und Schwächen	(+) Hoffnung: nie aufgeben (–) stark eingeschränkte Bewältigungsstrategien
Kenntnis von weiteren Ego-States	ja
Beziehung zu weiteren Ego-States	Sie hat Angst vor der erwachsenen Patientin, die ihre Strategien immer ausbaden muss. Sie ist auch von der Erwachsenen enttäuscht, weil sie »schon so alt« aussehe.
Kooperationsbereitschaft	ja

Arbeitsblatt 3: Überblick über die Ego-States und ihre spezifischen Eigenschaften								
	State 1	State 2	State 3	State 4	State 5	State 6	State 7	State 8
Name, Geschlecht, Gestalt, Bezeichnung								
Alter, wann »gekommen«								
Aktueller Zustand								
zentraler Satz/»Auftrag«, zentrale Kogniti-on/Botschaft								
Entwicklungsni-veau/Handlungs-tendenz								
Funktionalität (Wofür »ge-kommen«? Um welches Grundbedürfnis geht es?)								
Bedürfnis- und Verhaltensana-lyse (Gedanken, Verhalten, Strate-gien, Emotionen, Körper, Trigger, Motivationen ...)								
Stärken und Schwächen								
Kenntnis von weiteren Ego-States								
Beziehungen zu weiteren Ego-States								
Kooperations-bereitschaft								

Arbeitsblatt 4: Verlaufsdiagnostik (adaptiert nach Stoltenberg-Zehnder in Vorb.)	
aktueller Zustand der Patientin/des Patienten	
ausgewählte Intervention(en), Begründung der Auswahl	
Verlauf der Intervention(en) und Besonderheiten während der Arbeit	
emotional korrigierende Erfahrungen, Entwicklungs- und Veränderungsschritte/Intraaktion der Ego-States	
Reaktionen des Ego-States, Reaktionen der weiteren Ego-States, Reaktionen der Patientin/des Patienten	
Erklärungsmodell der Therapeutin/des Therapeuten	
Welche Rolle spielte die Therapeutin/der Therapeut?	
Schlussfolgerungen für die weitere Arbeit bzw. beim Behandlungsende für die Zeit nach der Therapie: • Schlussfolgerungen für die Patientin/den Patienten • Schlussfolgerungen für die Therapeutin/den Therapeuten	

sich möglicherweise durch minimale Hinweise an oder machen sich leise bemerkbar. Sie können andererseits durch drastische und unverkennbare Veränderungen im Verhalten oder im Ausdruck hervortreten.

Intraaktion beschreibt gleichermaßen die Entwicklungs- und Veränderungsschritte eines Ego-States. Für den Behandlungsverlauf ist es von großer Bedeutung, diese Schritte wahrzunehmen und zu erfassen. Unsere Aufmerksamkeit muss darauf gerichtet sein. Sie sollten in der Art herausgearbeitet werden, dass sie möglichst deutlich spürbar werden. Sie sollten im weiteren Verlauf für den Patienten und den Therapeuten abrufbar bleiben. Wir benötigen sie, um den Veränderungsweg nachzuzeichnen und die folgenden Schritte zu planen. Darüber hinaus erfüllt die Dokumentation der Intraaktion ebenfalls die Funktion, eine zurückliegende Behandlungsphase einzuschätzen. Sie bietet die Möglichkeit, den Ausgangspunkt, die einzelnen Interventionen, die Intraaktionen der beteiligten Ego-States und die Auswirkung im Lebensalltag aus der Sicht der Patientin und der Therapeutin zu überprüfen.

Arbeitsblatt 4 baut auf dem von Zita Stoltenberg-Zehnder entwickelten Erfassungsbogen auf. Es kann im Zusammenhang mit der Auswertung einer einzelnen Intervention, einer Sitzung, einer Behandlungsphase oder der gesamten Therapie genutzt und gemeinsam mit der Patientin bearbeitet werden. Es kann ebenso als Checkliste für die Therapeutin verwendet werden, die sie für sich allein ausfüllt, um sich die Schritte der Patientin im Nachhinein zu verdeutlichen. Es bietet sich auch zur Vorbereitung von Supervisionen an.

Mapping und Protokollierungen stellen einerseits diagnostische Mittel im Sinne einer Zustands- und einer Verlaufsdiagnostik dar, andererseits können sie als spezifische Interventionen der Ego-State-Therapie eingesetzt werden.

10.4.4 Mapping als gestalterisches Mittel für die Beziehungsarbeit mit Ego-States

Die inneren Landkarten, die durch das Mapping entstehen, können für die Beziehungsarbeit mit den Ego-States sehr gut genutzt werden. Ähnlich wie Collagen, Zeichnungen, Bilder, Fotos oder Texte der Patienten lassen sie sich als eine gestalterische Ebene einbeziehen. Beispielsweise kann eine innere Landkarte in Form eines Blattes während der Behandlung immer auf dem Tisch oder auf dem Boden liegen. Während an den Beziehungen der Ego-States gearbeitet wird, dient das Blatt als Orientierungshilfe. Ich kann den Patienten beispielsweise daran erinnern, um welche Ego-States wir uns gerade bemühen. Wir können mit Pfeilen Richtungen vorgeben oder mit Verbindungslinien Kontakt und Unterstützung darstellen. Ich kann ihn fragen, ob er jetzt im Verlauf der Beziehungsarbeit die Darstellung bereits verändern würde, ob er zum Beispiel die Position der Ego-States ändern würde. Möglicherweise rückt er sie etwas näher zusammen. Wir beziehen die innere Landkarte aktiv in den Prozess mit ein, zeichnen alle Veränderungen ein, aktualisieren sie parallel. Sie dient somit gleichzeitig als Feedback und als eine Art Bestätigung der aktuellen Schritte.

Für viele Patienten übt diese Art der Darstellung eine besondere Wirkung aus. Sie scheint den inneren Prozess zu bekräftigen, etwa so, wie man umgangssprachlich sagt: »Das ist jetzt amtlich.« Für manche Patienten sorgen die Einbeziehung der inneren Landkarte und das Einzeichnen der Veränderungen auch für eine Differenzierung der Wahrnehmung. Sie korrigieren sich, zeichnen neu oder versuchen, den inneren Schritt genauer zu beschreiben. Sie sagen beispielsweise, dass es »so einfach nun auch nicht« sei, dass man »die Ego-States nicht einfach dichter aneinander« zeichnen könne und dann wäre alles gut, sondern dass »dazu noch viele weitere Dinge gehören«. Im Folgenden könnte gemeinsam mit der Patientin überlegt werden, wie diese vielen weiteren Dinge im derzeitigen Behandlungsschritt und anschließend auch auf der inneren Landkarte berücksichtigt werden könnten.

Innere Landkarten erfüllen eine weitere wichtige Funktion innerhalb der Beziehungsarbeit mit Ego-States: Sie ermöglichen bei einem Belastungsanstieg die *Etablierung einer Metaebene.* Immer wenn die Belastung ansteigt, könnte ich der Patientin auf der inneren Landkarte genau zeigen, wo wir uns gerade befinden, um welche Ego-States es in diesem Moment geht, in welcher Situation sie sich befindet und warum sie jetzt in dieser Form reagiert. Ich helfe ihr damit, sich etwas von dem inneren Geschehen zu distanzieren und von außen daraufzuschauen. Wenn ich die Möglichkeit habe, in der Art und Weise auf eine Metaebene zurückzugreifen, erhöhe ich die Stabilität und reduziere die Gefahr einer Dekompensation erheblich.

11 Arbeit mit grundsätzlich ressourcenreichen Ego-States

11.1 Der inneren Stärke begegnen

In Abschnitt 5.3.1 wurde das Konzept der Ego-States der »inneren Stärke« vorgestellt. In diesem Kapitel werden nun die Aspekte der Anwendung und Durchführung erläutert. Viele Hinweise gelten in gleicher Weise für die Arbeit mit inneren Helferinnen und Helfern sowie für die Arbeit mit inneren Beobachterinnen und Beobachtern. Sie lassen sich ebenso auf die Arbeit mit Ego-States der weiteren Kategorien beziehen. Sie werden hier am Beispiel der Arbeit mit Ego-States der inneren Stärke ausführlich vorgestellt. In den folgenden Abschnitten werde ich auf die Erläuterungen zurückgreifen, ohne sie im Einzelnen zu wiederholen.

Ich möchte für die Arbeit mit *grundsätzlich ressourcenreichen Ego-States* ein Grundgerüst vermitteln, das sich für spezifische Behandlungssituationen modifizieren lässt. Zu diesem Grundgerüst gehören die verschiedenen Varianten der Aufnahme des Kontakts mit Ego-States, die in Abschnitt 9.1 vorgestellt wurden. Im Rahmen der Auseinandersetzung mit den Fragen zur Behandlungsplanung wurde darauf hingewiesen, dass die Arbeit mit grundsätzlich ressourcenreichen Ego-States häufig zu Behandlungsbeginn bzw. in frühen Phasen des Behandlungsprozesses realisiert wird. Die neuen Erfahrungen, die die Patienten mit diesen Ego-States machen, besitzen ein hohes Potenzial der Stabilisierung und stellen eine sehr wichtige Basis für die weiteren therapeutischen Schritte dar. Grundsätzlich kann die Arbeit zu jeder Behandlungsphase durchgeführt werden. Im Folgenden führe ich die wichtigsten Punkte für die Anwendung in der Praxis auf.

11.1.1 Edukation

Für viele Patientinnen zeigt es sich als außerordentlich hilfreich, wenn man ihnen das Konzept und das Ziel der Arbeit mit grundsätzlich ressourcenreichen Ego-States gründlich erläutert. Teilweise gehen sie davon aus, dass man sich sofort um die Fragen der Beschwerden und Symptome, um das Leiden kümmert. Sie sind möglicherweise irritiert, wenn sich die Arbeit plötzlich auf ressourcenreiche Erfahrungen ihres

Lebens orientiert. Sie sind der Annahme, dass sie nicht deswegen zur Therapie gekommen sind, sondern wegen ihrer Beschwerden. Hier bedeutet eine angemessene Erklärung eine gute Vorbereitung für die Intervention. Ihr Wirkungspotenzial wird damit deutlich erhöht. Erklären Sie Ihren Patienten, warum Sie diese Arbeit als wichtig erachten.

Unter Umständen kann ein solches edukatives Gespräch eigene Themen hervorbringen, die nicht übergangen werden können und die zum Teil einen wegweisenden Exkurs bedeuten. Ein solches Thema kann das Erleben und die Auffassung der Patientin sein, nicht über eigene Ressourcen und schon gar nicht über entsprechende Anteile zu verfügen. Für alle anderen Menschen könne sie es sich vorstellen, aber nicht für sich selbst. Ein weiteres Thema könnte die Verwendung des Begriffes »Stärke« mit sich bringen. Die Auseinandersetzung mit diesen Fragen, mit Einwänden, Skepsis und weiteren Punkten, die die Anwendung erschweren bzw. erleichtern können, findet im Rahmen der Edukation statt. Dazu gehört auch die Erläuterung, dass die Erfahrungen, auf die die Intervention ausgerichtet ist, auf verschiedenen Erlebensebenen stattfinden sollen. Es geht nicht darum, nur über innere Stärke und Ähnliches zu sprechen. Es geht auch darum, sie spüren zu können, sich selbst in Kontakt mit ihr zu erleben und diese Erfahrung nutzen zu können. Und es geht darum, das eigene Erleben, das häufig als unwillkürlich beschrieben wird, zu gestalten.

11.1.2 Explizite und implizite Suche

In der Arbeit mit Ego-States kann grundsätzlich eine *explizite* von einer *impliziten* Suche unterschieden werden. Die explizite Suche ist dadurch charakterisiert, dass die Intervention zur inneren Stärke bzw. generell die jeweilige Intervention explizit in die Behandlung eingebracht wird. Der Therapeut schlägt die Intervention vor. Er erläutert sie dem Patienten, begründet ihre Anwendung, bereitet sie gründlich vor, führt sie durch und überprüft anschließend ihre Wirkung (siehe Übersicht 14 u. 15, »Der inneren Stärke begegnen«, S. 232 ff.). Entsprechend den Erfahrungen bei der Durchführung und den Berichten hinsichtlich der Wirkung müssen möglicherweise Modifikationen angebracht werden, durch die die Intervention letztlich erfolgreich ist. Erfolgreich bedeutet hier, den Kontakt zu einem ressourcenreichen Ego-State zu erleben und ihn weiterhin nutzen zu können. Die explizite Suche zeichnet sich also durch ein klares, geplantes, schrittweises Vorgehen aus.

Der Weg über die implizite Suche verläuft anders. Die implizite Suche zielt darauf ab, dass ich vom Erstkontakt an die Informationen der Patientin hinsichtlich möglicher ressourcenreicher Erfahrungen absuche. Ich höre also permanent mit einem *Ressourcenohr* mit. Stellen Sie sich vor, wie eine Patientin ausführlich ihre Beschwerden und das damit verbundene Leiden schildert. Zwischendurch könnte plötzlich eine Bemerkung auftauchen, wie: »Ja, dann war ich kurz bei einer Freundin. Sie hat einen kleinen Garten. Wissen Sie, in diesem Garten fühle ich mich sehr wohl. Ich hab als Kind ab und zu mit im Garten der Nachbarn geholfen. Gartenarbeit ist eine Wissenschaft. Es machte mir immer große Freude.« Eine andere Bemerkung könnte folgendermaßen lauten: »Wenn ich dann mal kurz wegkam von zu Hause und für ein paar Stunden bei meinen Freunden war, dann konnten wir unglaublichen Blödsinn machen. Ich war dort fast wie ausgewechselt. Wir dachten uns jeden Mist aus, den es nur gab, und vergaßen völlig die Welt um uns herum.« Es lassen sich zahlreiche solcher Bemerkungen finden. Ich registriere sie, frage vielleicht kurz nach, aber greife sie nicht sofort auf, sondern folge dem Gesprächsverlauf. Im Hinterkopf habe ich jedoch all die Hinweise notiert, wie hier zum Beispiel einen Ego-State, der mit Gärten assoziiert ist, bzw. einen, der sich durch Komik, Ideenreichtum und Kreativität auszeichnet. Es ist so, als seien die ressourcenreichen Ego-States zwischen den Zeilen aufgetaucht, implizit. Ich habe nicht die Aufmerksamkeit aktiv darauf gelenkt. Ich habe sie zwischen anderen Informationen entdeckt. Im weiteren Verlauf komme ich dann darauf zurück. Wenn ich für eine Intervention Ressourcen benötige, erinnere ich die Patientin daran. Wenn sie beispielsweise keinerlei Gestaltungsmöglichkeiten mehr sieht, könnte ich sie einladen, sich vorzustellen, dass sie einen Garten nach ihren Wünschen gestalten könnte. Wenn der Patient aus dem zweiten Beispiel verzweifelt, könnte ich ihn daran erinnern, wie er bei seinen Freunden einen zeitweiligen Ausstieg erlebte und die Welt aus den Augen eines Komikers betrachtete. In beiden Fällen würde ich die Patienten dazu ermuntern, diese Erfahrungen und die Ego-States, die damit verbunden sind, jetzt zu verstärken, sie herauszuarbeiten und nutzbar zu machen. Aus der impliziten Suche wird nun eine explizite Arbeit.

11.1.3 Unspezifische und spezifische Anwendung

Die bisher vorgestellten Zugänge zu Ego-States der inneren Stärke und ihre Anwendungsformen können als *unspezifisch* bezeichnet werden.

Unspezifisch bedeutet, dass allgemein nach allen möglichen ressourcenreichen Erfahrungen gesucht wurde. Sie wurden anschließend mit einem Ego-State in Verbindung gebracht. Der Kontakt zu diesem Ego-State ermöglichte neue und heilsame Erfahrungen; darüber hinaus lässt er sich für alle weiteren psychotherapeutischen Schritte nutzen. Hier kommt es nicht darauf an, um welche Ressource es sich handelt, sondern darauf, dass überhaupt eine Ressource erlebbar und nutzbar wird. Die Ressource und der damit assoziierte Ego-State werden nun für alle möglichen Situationen genutzt. Das Konzept besteht darin, dass die Person dadurch Möglichkeiten erhält, ihre Konsistenz zu erhöhen und ihre Prozesse des Austauschs mit der Umwelt besser zu gestalten. In diesem Sinn spreche ich von einer *unspezifischen Anwendung*. Es wird versucht, jede Ressource, die auftaucht, für jede Situation nutzbar zu machen.

Bei der *spezifischen Anwendung* wird für eine spezifische Situation nach einer spezifischen Ressource und dem entsprechenden Ego-States gesucht. Im Behandlungsverlauf ergeben sich häufig konkrete Situationen, mit denen die Patientinnen konfrontiert werden und durch die sie sich absolut überfordert fühlen. Beispiele dafür sind:

- wichtige Auseinandersetzungen mit anderen Menschen wie Gespräche mit Partnern, Familienangehörigen, Vorgesetzten etc.
- anspruchsvolle, kritische Situationen wie Gerichtsverhandlungen, Prüfungen, Vorstellungsgespräche, Klärungen auf Ämtern, Behandlungen (Operationen) etc.
- Entwicklungsaufgaben wie Partnerschaft, Schwangerschaft und Geburt, Elternschaft, Auszug der Kinder aus dem Elternhaus, berufliche Herausforderungen, Ausscheiden aus dem Beruf etc.
- kritische Lebensereignisse wie schwere Erkrankungen, Trennung, Verlusterlebnisse, Retraumatisierungen etc.

Im Rahmen der Arbeit mit ressourcenreichen Ego-States wird nun für ein spezifisches Ereignis eine spezifische Ressource gesucht. Die Frage lautet: »Was brauchten Sie in dieser Situation?« Die Antworten fallen vielfältig aus. Kraft, Mut, Überblick, Verbundenheit, Halt, Hilfe, Distanzierungsfähigkeit, Ruhe, Klarheit, Konzentration, Voraussicht, Flexibilität, Schnelligkeit, Langsamkeit sind nur einige der möglichen Antworten. Die weitere Arbeit orientiert sich nun an der entsprechenden Antwort. Wenn nach Ansicht des Patienten Mut gebraucht wird, wird nach Mut gesucht. Die Intervention zur inneren Stärke wird unter das Motto »Mut« gestellt. Jeder Schritt der Intervention beinhaltet dann die Auseinandersetzung mit Mut. Häufig zählen die Patientinnen mehrere Dinge auf, nach denen dann einzeln gesucht wird. Es wird in diesem Fall von Beginn an mit mehreren inneren Stärken gearbeitet. Ob jede der Stärken zu einem einzelnen Ego-State gehört, stellt sich erst im Verlauf der Arbeit heraus. Häufig verfügen die Ego-States der inneren Stärke über mehrere Ressourcen, sodass nicht zu jeder Ressource ein eigener Ego-State gehört.

11.1.4 Die Intervention kreieren – Interventionstechniken

Die Kreation der Intervention betrifft die *technische Umsetzung*. Zwei Ebenen sollen einbezogen werden:

1. Den Ego-State der inneren Stärke als eine Verstärkung im Sinne einer Begleitung erleben, der Fokus liegt auf dem Kontakt: »Wie ist es, wenn Sie *diesen Kontakt* jetzt spüren, wenn Sie spüren, dass diese innere Stärke jetzt bei Ihnen ist?«
2. Die Patientin erlebt sich selbst in dem Zustand der inneren Stärke, der Fokus liegt auf dem Erleben in diesem Zustand: »Wie ist es, wenn Sie es jetzt sind?« (Zum Beispiel: »Wie ist es, wenn Sie jetzt so mutig sind?«).

Die Frage ist: Welches psychotherapeutische Vorgehen bietet sich an?

11.1.4.1 Gespräch

Häufig stellt ein Gespräch den Ausgangspunkt dar. Wir kommen implizit oder explizit auf das Thema der Ego-States der inneren Stärke zu sprechen. Wir greifen die Sprachmuster der Patienten auf. Mit unseren Fragen und Bemerkungen bahnen wir Wege. Vieles können wir bereits im Gespräch vorwegnehmen. Wir können beispielsweise fragen, wie es sich in dieser oder jener Situation anfühlen würde, wenn der Patient einen guten Kontakt zu seiner inneren Stärke hätte. Oder wir können über die gegensätzlichen Zustände und Handlungsmöglichkeiten sprechen, je nachdem, ob man die innere Stärke gerade spürt oder den Kontakt zu ihr verloren hat. Wir können eine Vielzahl von Beispielen anführen. Die Beispiele sollen an die Erfahrungswelt der Patientin angepasst werden. Mentales Training von Sportlern oder Schauspielern ist ein Beispiel, dass gute Erklärungsmöglichkeiten für die Vorteile des Kontakts mit Ego-States der inneren Stärke liefert. Im Gespräch können positive Erfahrungen, die mit entsprechenden Ego-States verbunden sind, vertieft werden. Teilweise sind die Patienten dadurch bereits in den ressourcenreichen Zuständen, über die gerade gesprochen wird, und wir erleben die dazugehörigen Ego-States. Neben der Sprache sollen jedoch weitere Erlebensebenen zum Einsatz kommen.

11.1.4.2 Hypnotherapeutische Interventionen

Ich arbeite sehr häufig mit hypnotherapeutischen Methoden. In diesen Fällen leite ich die Patientinnen an, den Kontakt zu einem Ego-State der inneren Stärke durch einen inneren Prozess zu erleben. Innere Reisen sind dabei häufig verwendete Metaphern. Ich folge einer groben Struktur:

1. Suche nach einem inneren Ausgangsort für die innere Reise (sicherer Ort, Wohlfühlort).
2. Suche nach einem zweiten, sehr angenehmen Ort, der sich als Treffpunkt eignet (Treffpunkt, Arbeitsort). Der Unterschied zum Ausgangsort besteht darin, dass am Treffpunkt die eigentliche Intervention stattfindet. Hier wird der Kontakt zu einem Ego-State hergestellt. Hier wird mit ihm gearbeitet. Der Ausgangsort hingegen dient vor allem der Herstellung eines möglichst positiven und sicheren Ausgangszustands der Patientin für die Intervention. Er stellt eine Vorbereitung und eine Einstimmung dar.
3. Aufnahme des Kontakts mit dem betreffenden Ego-State am Treffpunkt. Die Kontaktaufnahme wird mithilfe der Aktivierung von Erinnerungen eingeleitet, in denen sich die innere Stärke bzw. innere Helfer etc. deutlich meldeten. Die Patientinnen werden eingeladen, sich zurückzulehnen und innerlich Situationen auftauchen zu lassen, in denen sich der jeweilige grundsätzlich ressourcenreiche Ego-State, um den es in dieser Intervention geht, ausdrücklich zeigte. Häufig biete ich eine allgemeine Aufzählung von möglichen Situationen an. Die Situationen können u. a. gekennzeichnet sein durch: Freude, Stolz, positive Überraschungen, persönliche Erfolge, wichtige Entscheidungen, Motivation, Verbundenheit, Klarheit, Konzentration, Selbstvergessenheit etc. Sind einige Situationen aufgetaucht,

fokussiere ich darauf, dass sie Brücken zu den Ego-States der inneren Stärke darstellen. Sie sind sie nicht selbst, sondern sie schaffen den Zugang zu den entsprechenden Zuständen und den damit verbundenen Ego-States. Eine Erinnerung an eine bestandene Prüfung stellt eine Brücke zu dem dazugehörigen positiven Zustand und dem ressourcenreichen Ego-State dar. Die Aufmerksamkeit liegt darauf, wie der Patient die Welt in diesem Zustand erlebt und wie er sich in Kontakt mit dem dazugehörigen Ego-State der inneren Stärke fühlt. Welche Körperempfindungen, Emotionen, Überzeugungen und Handlungsmöglichkeiten sind damit assoziiert?

4. Die Erfahrung des Kontakts mit dem Ego-State der inneren Stärke wird nun auf den verschiedenen Erlebensebenen verankert, indem jede Ebene explizit angesprochen, damit für die Patientin erlebbar und verstärkt wird.
5. Mit dem Ego-State soll anschließend eine Vereinbarung darüber getroffen werden, wie in Zukunft ein enger Kontakt gestaltet werden kann. Die Vereinbarung kann bereits in weiterführende Hausaufgaben münden, die zum Beispiel darin bestehen, sich einmal täglich für eine gewisse Zeit in Form einer Meditations- oder Achtsamkeitsübung mit dem Ego-State zu treffen und den Kontakt deutlich zu spüren. In Abschnitt 11.1.5 wird die Einbettung der Intervention in die Behandlung weiter erläutert. Die Skripte für die hypnotherapeutische Arbeit sind unten aufgeführt (siehe 232–234).

11.1.4.3 Arbeit mit Stühlen

Die Intervention lässt sich ebenso mithilfe von Stühlen umsetzen. Der entsprechende Ego-State nimmt auf einem hinzugestellten Stuhl Platz. Er kann nun in das Gespräch aktiv eingebunden werden. Die Arbeit verläuft wie in einem Rollenspiel. Zusätzlich werden die Patienten angeleitet, die Rollen zu tauschen, sich also auch auf den neuen Stuhl zu setzen und in die Rolle des Ego-States zu schlüpfen, sich so zu fühlen und zu erleben. Die Interventionsschritte verlaufen analog zum hypnotherapeutischen Vorgehen. Der Unterschied besteht vor allem in der Möglichkeit des Sitzplatzwechsels. Der hinzugenommene Stuhl kann als eine Art real erlebbarer Existenz für den Ego-State angesehen werden. Obwohl es vielleicht unlogisch erscheint, fühlt es sich für viele Patienten *realer* an, wenn dieser Stuhl im Behandlungsraum steht, sie ihn sehen und sich daraufsetzen können, als wenn sie diese Erfahrung rein imaginativ erleben. Das Gleiche gilt für die Arbeit mit Symbolen, Figuren und gestalterischen Mitteln. Für Patienten, für die die hypnotherapeutischen Interventionen nicht geeignet sind, stellt die Arbeit mit Stühlen oder weiteren Medien eine sehr gute Alternative dar.

Die Arbeit mit Stühlen lässt sich auch gut mit hypnotherapeutischen Vorgehensweisen kombinieren. Ich frage in diesem Fall den Patienten, welches innere Bild jetzt in diesem Moment auf diesem Stuhl auftaucht. Zu den verschiedenen Stühlen, also den Zuständen und Ego-States, treten nun verschiedene Bilder zutage, die in die weitere Arbeit einbezogen werden. Das jeweilige Bild wird mit dem entsprechenden Stuhl verknüpft.

II.1.4.4 Arbeit mit Symbolen und Figuren

Analog zu der Arbeit mit Stühlen lassen sich Symbole und Figuren verwenden. Sie werden in die therapeutische Situation eingebunden, kommen zu Wort, bringen sich aktiv ein. Bei dieser Arbeit ist es wichtig, darauf zu achten, dass sich der Patient nicht nur der Figur oder dem Symbol als *gegenüber* erlebt, d. h., dass er die Figur oder das Symbol nicht nur von außen betrachtet und womöglich in einer Beobachterposition verbleibt, sondern auch mit dem damit verbundenen Zustand *assoziiert* ist, diesen Zustand deutlich spürt und einen möglichst uneingeschränkten Kontakt mit diesem Zustand erlebt. Beispielsweise ist die Aufforderung hilfreich, die Figur, die er gewählt hat, in die Hand zu nehmen, und mit ihm zu erarbeiten, dass er immer dann, wenn er sie in der Hand hält, mit dem entsprechenden Ego-State in Kontakt ist. Die Figur in der Hand zu spüren ist sozusagen eine Vergewisserung des Kontakts. Immer wenn er die Figur in der Hand hält, wechselt er seinen Erlebenszustand, verglichen mit dem Zustand, wenn er sich im Rahmen der Stühlearbeit auf den hinzugestellten Stuhl setzt. Steht die Figur dem Patienten gegenüber, könnte er auch wie aus einer Metaebene über sie sprechen, sie reflektieren. Letztlich ist er auch im *Gegenübermodus* mit dem Ego-State der inneren Stärke in Kontakt. Das In-der-Hand-Halten verstärkt dieses Erleben jedoch sehr stark und bietet hinsichtlich der Verankerung deutliche Vorteile. Der Modus des Gegenübers lässt sich besonders gut für die Initiierung eines Dialogs nutzen. In vielen Behandlungssituationen wird ein Gespräch mit dem Ego-State notwendig. Dieses Gespräch kann nun mit der Figur, dem Stuhl oder einem weiteren gestalterischen Mittel geführt werden. Hat sich beispielsweise eine Patientin die Figur eines Zauberers ausgewählt, kann nun ein Gespräch mit dem Zauberer moderiert werden. Was sagt die Patientin? Was sagt der Zauberer? Immer dann, wenn ich im Gesprächsverlauf eine positive Erfahrung verankern möchte, bitte ich die Patientin, die Figur für einen kurzen Moment in die Hand zu nehmen und zu spüren, dass der Zauberer ein Teil von ihr selbst ist, zu ihr gehört, und darauf zu achten, wie sie die Welt in dem Moment erlebt, in dem sie den Kontakt zu diesem Ego-State deutlich wahrnimmt. Anschließend bitte ich sie, die Figur wieder vor sich hinzustellen. Das Gespräch kann weitergehen.

11.1.4.5 Arbeit mit Fotos, Texten, Bildern und Gestaltung

Die Verwendung von künstlerischen Ausdrucksformen wie Fotos, Texten und ähnlichen gestalterischen Mitteln stellt eine weitere Interventionsmöglichkeit dar, die sich besonders gut in Kombination mit einer der vorgestellten Interventionen eignet. Es sind hier nicht nur künstlerische Fotos gemeint, sondern alle möglichen Fotos, die für die Patienten infrage kommen. Die Patienten werden gebeten, zu ihrer Erfahrung mit dem Ego-State der inneren Stärke ein Bild oder eine Collage anzufertigen, ein Foto herauszusuchen, einen passenden Text aus der Literatur zu suchen oder eine weitere gestalterische Ausdrucksmöglichkeit zu nutzen. Die künstlerische Arbeit wird anschließend in den Prozess eingebunden. Sie kann auf dem Boden ausgelegt, auf den Tisch gestellt oder direkt neben dem Patienten positioniert werden. Durch die künstlerische Arbeit erhält der Ego-State in der Sitzung eine physische Anwesenheit. Ähnlich der Arbeit mit einem Stuhl oder einer Figur kann ich jederzeit fragen: »Was sagt er/sie/es jetzt?« – während ich auf den Text, die künstlerische Arbeit, das Foto oder das Bild zeige. Die Patientin kann dann sagen, was der Ego-State sagt. Ich kann die Patientin weiterhin bitten, das Bild auf den Schoß zu nehmen und für einen Moment die Welt mit den Augen des Ego-States zu betrachten und sich entsprechend zu fühlen.

11.1.4.6 Arbeit mit dem Körper

Die Körperebene bietet eine weitere Interventionsmöglichkeit. Hier wird mit unterschiedlichen Körperzuständen gearbeitet: »Wie fühlt sich Ihr Körper jetzt an, wenn Sie von Ihren Beschwerden berichten? Wie fühlt sich der Zustand der inneren Stärke an? Was passiert in diesem Körperzustand und was in jenem? Wie wäre es, wenn Sie in diesem Körperzustand die Praxis verlassen würden [dem Zustand, in dem sie unter ihren Beschwerden leidet], und wie wäre es, wenn Sie dies in dem anderen Körperzustand tun würden [dem Zustand, in dem sie in Kontakt mit dem Ego-State der inneren Stärke ist]? Wie würde die bevorstehende Situation verlaufen, wenn Sie in diesem Körperzustand wären, und wie, wenn sie in jenem wären?« Mit der Patientin könnten nun körperliche Prozesse entwickelt werden, die den Übergang vom einen zum anderen Zustand fördern. Zum Beispiel könnte sie lernen, mit einer Atemübung den Wechsel zu realisieren und in den ressourcenreichen Zustand, d. h. in Kontakt mit dem entsprechenden Ego-State, zu gelangen. Über die Körperebene könnten nun weitere Ebenen mit einbezogen werden.

11.1.4.7 Arbeit mit Werten, Überzeugungen und Glaubenssätzen

Nicht zuletzt kann die Arbeit auch auf der kognitiven Ebene erfolgen. Analog zur Arbeit auf der Körperebene werden hier unterschiedliche Werte, Überzeugungen und Glaubenssätze einbezogen: zum einen die, die mit den Beschwerden des Patienten verbunden sind, zum anderen die, die zu dem Ego-State der inneren Stärke gehören. Sie können anstelle der Körperzustände nach Werten, Überzeugungen und Glaubenssätzen fragen. Die Fragen bleiben die gleichen. Die Arbeit mit Werten, Überzeugungen und Glaubenssätzen bietet eine sehr gute Möglichkeit des Einstiegs in eine biografische Perspektive. In diesem Fall zeichne ich mit dem Patienten die Geschichte einer Überzeugung im Lebenslauf nach. Ich erforsche mit ihm gemeinsam zum Beispiel die Geschichte der Überzeugung »Ich werde es schaffen« (siehe S. 231). Was würde diese Überzeugung von sich berichten? Wie ist sie entstanden? Was hat sie erlebt? Welche Besonderheiten weist sie auf?

11.1.4.8 Einen Text entwerfen

Zur Kreation der Intervention kann es auch gehören, mit dem Patienten gemeinsam einen individuellen Text für die Arbeit zu entwickeln. Dies ergibt sich häufig aus den Schwierigkeiten, die während der Anwendung der Intervention auftreten können. Beispielsweise können bestimmte Formulierungen zu Irritationen führen oder Auslöser für negative Zustände sein. In diesem Fall erkläre ich genau, welches Ziel mit welcher Formulierung angestrebt wird. Daraufhin suche ich mit der Patientin nach passenden Formulierungen und notiere sie. Die Formulierungen betreffen die einzelnen Schritte der Intervention:

den Einstieg, die Nutzung von inneren Orten bzw. Alternativen für die Herstellung eines möglichst positiven Ausgangszustands, die Verwendung eines Treffpunktes mit dem Ego-State, die Kontaktaufnahme, die biografischen Anker, das Erleben der inneren Stärke, die Vereinbarung eines engen Kontakts für die Zukunft, die Reorientierung. Es entsteht ein neuer Text, den die Patientin maßgeblich bestimmt. In der folgenden Sitzung verwende ich den neu formulierten Text. Die Wirkungen dieser individuell erstellten Texte sind beachtlich. Die Patienten erleben die maßgeschneiderte Intervention in einer Atmosphäre, in der sie sich ernst genommen fühlen, in der sie ein hohes Maß an Kontrolle haben und Einfluss nehmen können. Sie erhalten ein überzeugendes Beispiel für das kreative Arbeiten mit der jeweiligen Intervention.

11.1.4.9 Die Biografie des Ego-States der inneren Stärke

Eine sehr schöne vertiefende Vorgehensweise besteht darin, den Patienten im Anschluss an die Intervention zu bitten, für den Ego-State der inneren Stärke eine eigene Biografie zu verfassen. Er soll der Frage nachgehen, wann sich dieser Ego-State in seinem Leben zeigte. Er soll Lebenssituationen einbeziehen, in denen er unverkennbar in den Vordergrund trat. Er soll zusätzlich Situationen aufführen, in denen er sich vielleicht nur sehr vorsichtig zeigte oder sich knapp unter der Oberfläche verdeckt hielt. Für die Patienten stellt diese Arbeit, die ich als Hausaufgabe formuliere, eine sehr überraschende, berührende und heilsame Intervention dar. Sie sind häufig tief beeindruckt davon, wann der Ego-State der inneren Stärke bereits auftauchte, in wie vielen Situationen er sichtbar wurde und wie wichtig seine Begleitung in ihrem bisherigen Leben war.

Für die Arbeit mit hypnotherapeutischen Interventionen finden Sie im Folgenden Übersicht 14 und 15. Übersicht 14 beinhaltet die Struktur der Intervention und dient als eine Art Rahmen oder Leitfaden. Sie können aus den aufgeführten Punkten Ihre eigenen Formulierungen entwickeln und die Intervention an die Behandlungssituation anpassen. Übersicht 15 beinhaltet ein komplettes Skript der Intervention. Der fortlaufende Text gibt einen guten Einblick in die Intervention und kann unverändert einbezogen werden oder als Vorlage für einen modifizierten Text dienen.

Übersicht 14: *Der inneren Stärke begegnen* – Überblick über mögliche Struktur

- Exploration über eine innere Stärke, innere Freude, innere Energie, innere Schönheit etc.
- Frage nach Hypnose-/Tranceerfahrungen.
- Tranceinduktion (z. B. Atmung).
- Gegebenenfalls Imagination eines Wohlfühlortes bzw. sicheren Ortes.
- Reise zur inneren Stärke: Es können Situationen auftauchen, in denen die innere Stärke ganz deutlich da war – manchmal tritt die innere Stärke sehr deutlich zutage, manchmal zeigt sie sich fast nur wie zwischen den Zeilen.
- »Nehmen Sie sich einen Moment Zeit, um die inneren Bilder, Gefühle, Eindrücke auftauchen zu lassen, die mit den Situationen zu tun haben, in denen sich Ihre innere Stärke bemerkbar machte.«
- »Manchmal wird auch erst viel später deutlich, dass damals die innere Stärke im Spiel war.«
- »Und nehmen Sie sich jetzt Zeit, mit ihr in Kontakt zu kommen – auf verschiedenen Erlebensebenen.«
- »Die Erinnerungen sind die Brücken zur inneren Stärke.«
- »Neben der inneren Stärke gibt es auch noch viele weitere wichtige Ressourcen, die jetzt auftauchen können und die Sie wie freudige Überraschungen erleben können.«
- »Und während sich Ihr Bewusstsein auf diese innere Stärke und die positiven Eindrücke konzentrieren kann, kann in Ihrem Unterbewusstsein etwas zu wachsen beginnen, können Selbstvertrauen wachsen, Sicherheit und Zuversicht, kann etwas beginnen zu fließen ...«
- Future Pacing: mit der inneren Stärke in eine zukünftige schwierige Situation gehen.
- »... und Ihr Unbewusstes wird wissen, wofür Sie die innere Stärke gut gebrauchen können, und kann dies jetzt tun.«
- »Und jetzt kommt etwas Interessantes, Überraschendes: Diese innere Stärke, dieser Teil von Ihnen, steht Ihnen jederzeit zur Verfügung – immer dann, wenn Sie ihn brauchen!«
- »Und nehmen Sie sich noch einmal Zeit, die innere Stärke jetzt hier zu spüren.« Körperanker: »Wie spürt der Körper die positiven Veränderungen? Wo im Körper?«
- »Sie können diese innere Stärke wie einen Schatz mitbringen.«
- Gegebenenfalls: wieder zum *Wohlfühlort* bzw. *sicheren Ort*.
- Abschluss.

Übersicht 15: *Der inneren Stärke begegnen* – Text zur Intervention (aus Fritzsche u. Hartman 2010, S. 46–48)

»Ich möchte Sie bitten, sich einen Moment Zeit zu nehmen und sich einen sehr angenehmen Ort vorzustellen, an dem Sie jetzt gerne wären und eine Weile allein sein können. Der Ort soll ausschließlich mit positiven Assoziationen verbunden sein. Sollte etwas stören, können Sie sich vorstellen, den Ort einfach so weit zu verändern, bis das Störende nicht mehr da ist. Sie können auch einen anderen Ort aussuchen, falls der zuerst aufgetauchte sich als nicht brauchbar erweist ... Nehmen Sie sich nun einen Moment Zeit, um sich an diesem Ort wohlzufühlen und die angenehme Atmosphäre aufzunehmen. Sie können sich vorstellen, Ihr Körper nimmt diese angenehme Atmosphäre so auf, wie er auch die Wärme der Sonne aufnimmt, wenn Ihnen zum Beispiel kühl ist und Sie froh sind, sich in der Sonne aufwärmen zu können ... Und Sie können sich vorstellen, dass diese angenehme Atmosphäre durch Ihren Körper fließt, sodass Ihr gesamter Körper etwas davon abbekommt ... Wenn Sie mögen, können Sie einmal darauf achten, wie Ihr Körper Ihnen eigentlich zeigt, dass dies ein angenehmer Ort ist. Achten Sie einfach auf die wohltuenden Körperempfindungen ...

Stellen Sie sich nun vor, Sie würden sich an diesem Ort eine Art Treffpunkt suchen, an dem Sie sich mit jemandem treffen können. Der Treffpunkt kann direkt an diesem Ort sein oder auch etwas abseits oder ein ganzes Stück entfernt ...

An diesem Treffpunkt haben Sie nun die Gelegenheit, einem Teil von Ihnen selbst zu begegnen, einem sehr wichtigen Teil Ihrer Persönlichkeit ... und diesen Teil möchte ich als Ihre innere Stärke bezeichnen. Vielleicht gibt es passendere Bezeichnungen, wie etwa innere Freude, inneres Licht, innere Schönheit oder andere ... Für diese Übung werde ich den Begriff der inneren Stärke verwenden. Und während Sie einfach achtsam sein können und wahrnehmen, was auftaucht, erzähle ich Ihnen etwas über die innere Stärke.

Jeder Mensch besitzt einen solchen Anteil. Dieser Teil von Ihnen ist seit Ihrer Geburt da ... auch wenn Sie manchmal Schwierigkeiten haben, ihn zu spüren ... und er ist auch jetzt bei Ihnen. Die innere Stärke ist nicht immer im Vordergrund. Oft ist sie im Hintergrund, und manchmal fühlt es sich an, als sei sie gar nicht mehr da oder noch nie da gewesen. Aber dieser Teil ermöglicht es Ihnen zu überleben ... und Hindernisse zu überwinden, wann immer Sie damit konfrontiert werden ... Die innere Stärke zeigt sich zum Beispiel auch in Situationen, in denen Sie wichtige Schritte geschafft haben, sich über etwas sehr gefreut haben oder stolz auf sich waren. Manchmal sind es gerade die unscheinbaren, kleinen Situationen, in denen die innere Stärke zum Vorschein kommt – manchmal natürlich auch die besonderen.

Übersicht 15: Der inneren Stärke begegnen – Text zur Intervention
(Fortsetzung)

Dabei können Sie darauf achten, welche Bilder ... oder Gefühle ... welche Gedanken ... Erinnerungen ... welche Körperempfindungen auftauchen. Und das, was jetzt auftaucht, stellt eine Brücke zu Ihrer inneren Stärke dar. Durch die Dinge, die jetzt auftauchen, können Sie mit Ihrer inneren Stärke in Kontakt treten ... Und Sie können sich jetzt Zeit nehmen, um einmal mit Ihrer inneren Stärke in Kontakt zu sein ... Sie können sich vorstellen, wie sich Ihr Körper diese innere Stärke, die jetzt ganz präsent sein kann, gut einprägt ... vielleicht so wie einen schönen Duft, den Sie lange nicht mehr erlebten, oder wie eine schöne Landschaft, in die Sie nach langer Zeit wieder zurückkehren ... oder wie ein fast vergessenes Körpergefühl. Und nehmen Sie sich jetzt die Zeit, die Ihr Körper für das Einprägen braucht. [Pause.]

Und wenn Sie in Zukunft mit Ihrer inneren Stärke in Kontakt treten wollen, werden Sie feststellen, dass Sie dies ganz einfach können, indem Sie sich diese Bilder, Gedanken, Gefühle, Erinnerungen und Körperempfindungen vergegenwärtigen ... und wenn Sie dies tun, werden Sie wieder mit Ihrer inneren Stärke in Kontakt sein ...

Und wenn Sie mit diesem Teil Ihrer Persönlichkeit in Kontakt sind, werden Sie sich zuversichtlicher fühlen ... wie in hilfreicher Begleitung ... wie verstärkt, weil Sie sicher sind, dass Sie alle Ressourcen haben, die Sie wirklich brauchen, um Schritte in die Richtung zu gehen, in die Sie gehen wollen ... und um Ziele zu erreichen und um zu erleben, dass Träume in Erfüllung gehen können. Wenn Sie mit diesem Teil in Kontakt sind, können Sie sich ruhiger und optimistischer fühlen und der Zukunft erwartungsvoll entgegensehen. (An diesem Punkt können spezifische Ziele des Patienten eingebunden werden.) [Pause.]

Und in den nächsten Tagen und Wochen werden Sie vielleicht merken, dass Sie Ihrem Leben gelassener und optimistischer gegenüberstehen ... Sie werden feststellen, dass Sie zu jeder Zeit im Laufe des Tages mit Ihrer inneren Stärke in Kontakt treten können, indem Sie einfach einen Moment die Augen schließen und sich das Bild, das Gefühl oder den Körperzustand Ihrer inneren Stärke vergegenwärtigen ... und sich daran erinnern, dass Sie alle Ressourcen haben, die Sie wirklich brauchen.

Je häufiger Sie auf diese Weise mit Ihrer inneren Stärke in Kontakt treten, umso stärker werden Sie Ihrem Selbst, Ihrer Intuition und Ihren Gefühlen vertrauen, und umso mehr werden Sie sich von ihnen führen lassen können.«

11.1.5 Anwendungsplanung

Für die Anwendung der Interventionen zur Arbeit mit Ego-States müssen mehrere Aspekte beachtet werden. Im Rahmen der Erläuterung der prozessorientierten Ziele der Ego-State-Therapie wurde darauf hingewiesen, dass die Schritte der Kontaktaufnahme, der Entwicklung von Kommunikationsformen, des Aufbaus von Akzeptanz und Verständnis sowie der Möglichkeit der Nutzung der Ego-States nicht selbstverständlich sind. Die Arbeit mit grundsätzlich ressourcenreichen Ego-States verläuft trotzdem meist einfacher als die Auseinandersetzung mit destruktiv wirkenden Ego-States. Insbesondere in der Anwendungsplanung der Arbeit mit Letzteren muss dieser Punkt berücksichtig werden.

Generell können wir nicht davon ausgehen, dass unser gestecktes Ziel mit einem einzigen Durchgang der Intervention erreicht ist. Dies ereignet sich eher in Fortbildungsseminaren in der Arbeit mit gut ausgebildeten und kompetenten Kolleginnen und Kollegen. In der Praxis finden wir ein anderes Bild vor, häufig ein etwas ernüchterndes. Aus diesem Grund muss nicht nur für die gesamte Behandlung, sondern auch für die einzelne Intervention ein Plan dafür erstellt werden, ihre Wirkung zu erhalten und zu verstärken. Aus der einzelnen Intervention müssen wir ein kleines Übungsprogramm gestalten, um die Chance zu erhöhen, dass der Patient langfristig davon profitieren kann. Wir müssen nach Möglichkeiten suchen, die Intervention zu üben, d. h. in den Lebensalltag einzubinden. Ich erkläre meinen Patientinnen dieses Programm, indem ich drei Stufen unterscheide und mit ihnen diskutiere.

1. Die *erste Stufe* besteht aus dem *Üben in geschützter Atmosphäre.* Ähnlich wie bei einer Meditations-, Entspannungs- oder Sportübung sollen die Patienten regelmäßig in Kontakt mit ihrem Ego-State der inneren Stärke gehen. Dabei reichen aus meiner Sicht 15 Minuten aus; wichtig ist die Regelmäßigkeit.

Ich habe sehr gute Erfahrungen damit gesammelt, die Intervention in der Sitzung im Audioformat aufzuzeichnen. Dafür bieten sich digitale Aufnahmegeräte an. Viele moderne Handys verfügen bereits über eine Aufnahmefunktion. Wenn ich ein Aufnahmegerät verwende, brenne ich die Datei anschließend auf eine CD und gebe sie den Patientinnen entweder unmittelbar nach der Sitzung oder in der nächsten Sitzung mit. Sie hören sie dann wie eine Entspannungsübung einmal pro Tag an.

2. Auf der *zweiten Stufe* suche ich mit den Patienten *erste leichtere Anwendungsmöglichkeiten.* Wir planen die Anwendung genau. Beispielsweise kann es um eine telefonische Absprache mit einem Amt gehen, die sich die Patientin bisher nicht zutraute. Nun wird durchgesprochen, wie sie zuerst in Kontakt mit dem Ego-State der inneren Stärke geht und dann das Telefonat in Verstärkung bzw. in dem Zustand der inneren Stärke durchführt. Die Erfahrungen werden anschließend ausgewertet und fließen in die Intervention ein. Die Arbeit mit der inneren Stärke wird möglicherweise modifiziert.

3. Auf der *dritten Stufe* geht es um die Nutzung von Ego-States der inneren Stärke für eine *Situation mit hoher Belastung.* In vielen Fällen geht es hier um die Traumabearbeitung in der Psychotherapie. Die Ego-States können hier erst dann sicher genutzt werden, wenn die ersten beiden Stufen erfolgreich durchlaufen wurden. Es wurde also ein Programm mit ansteigender Schwierigkeit erstellt. Der Sinn eines solchen Programms und die Notwendigkeit, die Stufen in dieser Reihenfolge zu erarbeiten, leuchten den Patienten ein und erhöhen die Motivation für das Üben. Den meisten Patienten ist klar, dass die dritte Stufe nicht unmittelbar nach dem ersten Kontakt möglich ist.

Mit den Patientinnen muss ebenfalls besprochen werden, für welche Vielfalt an Situationen sich die grundsätzlich ressourcenreichen Ego-States nutzen lassen. Teilweise können sie zwar in der Sitzung auf die innere Stärke zurückgreifen, kommen jedoch in einer bestimmten Alltagssituation gar nicht darauf, dass genau diese Situation eine gute Anwendungsmöglichkeit geboten hätte. Sie können die innere Stärke noch nicht spontan und flexibel nutzen. Sie berichten beispielsweise von Krisen aus der letzten Woche und sind über meine Frage verwundert, ob sie denn den Kontakt zu ihrer inneren Stärke spürten oder suchten. Das hätten sie »ganz vergessen«, antworten sie dann. Nachdem die Patientinnen die erste Stufe größtenteils absolviert haben, müssen sie an Anwendungsmöglichkeiten erinnert werden. Es lassen sich unzählige Situationen finden. Sie können im Alltag, im Behandlungsverlauf der ambulanten Psychotherapie, in einem stationären Aufenthalt und in besonders hervorstechenden kritischen Situationen angesiedelt sein. Die Nutzung der grundsätzlich ressourcenreichen Ego-States soll nicht aus den Augen verloren werden. Sie soll die Behandlung begleiten und den Patienten auch nach der Therapie zur Verfügung stehen.

Der Umfang und der Aufwand der Arbeit zur inneren Stärke können sehr stark variieren. Die Spanne reicht von einem kompletten Durchlauf in einer Sitzung bis hin zu einer langen Phase der Behandlung. Die Schritte, die dabei erarbeitet werden, lauten:

1. edukative Aspekte, Erläuterung des Konzepts
2. Auswahl der therapeutischen Technik (Hypnotherapie, Stühlearbeit etc.)
3. Einführung der ausgewählten Technik (bei Hypnotherapie: Tranceinduktion)
4. Durchführung der Intervention zur Aufnahme und zur Vertiefung des Kontakts mit einem Ego-State der inneren Stärke
5. möglicherweise: Modifizierung der Durchführung je nach dem Erleben und der Reaktion der Patientin
6. Verankerung der Erfahrung auf mehreren Erlebensebenen
7. Treffen einer Vereinbarung über den zukünftigen Kontakt
8. Probehandeln (probeweise Nutzung des Kontakts mit dem Ego-State der inneren Stärke in einer spezifischen Situation)
9. Einbeziehung einer Zukunftsperspektive in Form von Hausaufgaben
10. Übungsplanung
11. Überprüfung.

In manchen Fällen lassen sich die Punkte 1 bis 10 innerhalb einer 50-minütigen Sitzung durchführen. In anderen Fällen werden dafür viele Therapiesitzungen benötigt. Je nach Stabilität des Patienten und dem Aufwand, den jeder Schritt erfordert, können dabei schnell 20 Sitzungen zusammenkommen. Es geht hier jedoch nicht um die Geschwindigkeit, sondern darum, einen Kontakt zu einem ressourcenreichen Ego-State herzustellen, eine emotional korrigierende Erfahrung zu ermöglichen und den Ego-State in Zukunft nutzen zu können. Nach meiner Erfahrung erweisen sich ein langsameres Tempo und ein achtsameres Vorgehen langfristig als deutlich wirkungsvoller.

Häufig stellen sich während der Arbeit kleine *Stolpersteine* in den Weg. Hier werden wir immer wieder vor die Entscheidung gestellt, sie zu ignorieren, elegant zu umschiffen, um nicht wegen einer kleinen Irritation eine massive Störung der Durchführung zu provozieren, oder sie ernst zu nehmen, um so die Erfahrung auf einer tiefen Ebene zu verankern, indem die unterwegs aufgetretenen Störungen aufgegriffen und aufgelöst wurden. Ich habe dafür keine feste Regel. Die Entscheidung hängt stark von der spezifischen Situation ab. Es kann sein, dass ich einer Irritation mit einer beschwichtigenden oder aufmunternden Bemerkung begegne. Wenn sich eine Patientin wundert, dass sie innerlich durch Zeit und Raum reisen kann, obwohl dies aus naturwissenschaftlicher Perspektive fragwürdig erscheint, dann bestärke ich sie, sage, dass dies ganz einfach gehe und keine große Sache sei, und fahre mit der Intervention fort. Andererseits kann es sein, dass ich ein nonverbales Zeichen aufgreife, nachfrage, was der Patient gerade erlebt hat, und ihm vorschlage, dass wir uns dafür jetzt Zeit nehmen, obwohl uns dies vom ursprünglichen Plan wegbringt.

Wir können uns wieder daran orientieren, dass beide Extreme ungünstig sind: Ich kann nicht jede Irritation oder Störung umschiffen, und ich kann nicht jede Irritation oder Störung aufgreifen. Eine Grundregel möchte ich trotzdem formulieren: Wenn die Patientin aufgrund meiner Intervention in einen kritischen Zustand gerät, muss ich diesen Zustand aufgreifen und mein therapeutisches Handeln danach ausrichten, der Patientin aus diesem Zustand wieder herauszuhelfen. Ich möchte hier nochmals auf eine selbstkritische Haltung verweisen, die für die Patienten transparent sein muss. Plötzliche Verschlechterungen während der Sitzung haben sicherlich viel häufiger mit unserem therapeutischen Handeln zu tun, als uns lieb ist. Angemessene Entschuldigungen können in diesem Fall sehr wirksam und für die therapeutische Beziehung richtungweisend sein.

Zum Abschluss dieses Abschnitts möchte ich aus einer E-Mail einer Seminarteilnehmerin zitieren, die sie mir im Anschluss an ein Seminar schickte, in dem es um die Interventionen zu Ego-States der inneren Stärke gegangen war. Das Zitat zeigt sehr anschaulich die Wirkung dieser Intervention:

> »Jedenfalls bin ich immer gerührt, wenn zuvor angespannte oder verängstigte Gesichter sich lösen und dieses Staunen über die gefundenen Schätze widerspiegeln. Geweint hat bislang nur eine Patientin: ›Es ist alles so intensiv. Ich lebe ja! Ich dachte, ich funktioniere nur …‹«

11.2 Ergänzungen zur Arbeit mit inneren Helfern und Beobachtern

Alle Bemerkungen zur Arbeit mit Ego-States der inneren Stärke gelten auch für die Arbeit mit inneren Helferinnen und Helfern sowie mit inneren Beobachterinnen und Beobachtern. Im Folgenden gehe ich auf die Besonderheiten der Arbeit mit diesen Ego-States ein.

Ich arbeite mit vier Kategorien innerer Helferinnen und Helfer, das sind:

1. reale Personen aus der eigenen Biografie
2. reale Personen, zu denen kein direkter Kontakt stattfand, zum Beispiel berühmte Persönlichkeiten, Idole etc. – unabhängig davon, wann und wo sie lebten
3. Helfer- und Schutztiere
4. Fantasiewesen, einschließlich Figuren aus Märchen und Geschichten.

Die Arbeit mit realen Personen ist nicht unumstritten. Kritische Hinweise betreffen eine mögliche Schwierigkeit, die daraus entsteht, dass nachträglich Informationen über diese Personen auftauchen können, die dem positiven Bild des Helfers oder der Helferin widersprechen. Beispielsweise könnte ein sehr hilfreicher Lehrer von einer anderen Schülerin als ungerecht erlebt worden sein – kommt er dann noch als innerer Helfer infrage? Für diese Problematik lässt sich keine Regel aufstellen. Grundsätzlich habe ich sehr gute Erfahrungen in der Arbeit mit realen Personen als inneren Helfern gemacht. Ich betone, dass sie nicht aus der engeren Familie sein sollen und dass es ausschließlich um die als hilfreich erlebte Facette ihrer Persönlichkeit bzw. der Begegnung mit ihnen geht. In diesem Sinn kann jemand zu einem inneren Helfer werden, der der Patientin während einer Reise in einem fremden Land half, den Weg zu finden. Diese Begegnung dauerte vielleicht nur wenige Minuten. Die Patientin weiß fast nichts über diesen hilfsbereiten Menschen. Trotzdem hat die Begegnung eine hohe Bedeutung. Sie kann eine sehr wichtige Erfahrung darstellen und nun im Behandlungskontext genutzt werden.

Das Gleiche gilt für Vorbilder oder Idole. Natürlich kann ein angehimmelter Sänger der Lieblingsband auch ziemlich unangenehme Eigenschaften aufweisen, die gewöhnlich ausgeblendet oder ignoriert werden. Trotzdem kann er eine wichtige Rolle als Helfer spielen.

Eine Besonderheit der Arbeit mit realen Personen als inneren Helfern besteht darin, dass sie häufig mit Trauer assoziiert ist. Der Patient spürt plötzlich Sehnsucht nach der Person. Er ist traurig, dass sie möglicherweise bereits verstorben ist und dass er ihr nicht noch mitteilen konnte, wie wichtig sie für ihn war. Die Arbeit kann auch mit tiefem Schmerz verbunden sein, wenn der Patient spürt, wie wichtig es gewesen wäre, mehr Kontakt und Hilfe zu bekommen und wie einsam er sich immer fühlte. Es ist wichtig, diese Reaktionen in die Arbeit einzubeziehen, sie zu erlauben und ihnen Raum zu geben. Die Balance lässt sich aus meiner Sicht dadurch gut halten, indem die Patienten darauf hingewiesen werden, dass ihre Reaktionen zeigen, wie wichtig dieses Thema ist, in welcher Not sie sich vielleicht befanden, welche Bedeutung die Begegnungen für sie hatten (falls es um reale Personen aus der Biografie geht), und dass dies eher dafür spricht, mit diesen inneren Helfern zu arbeiten, selbst wenn es schwerfällt.

Im Folgenden finden Sie Übersicht 16 und 17; Übersicht 16 als Leitfaden, Übersicht 17 in Form eines kompletten Textes, die auch als eine Sonderform der inneren Helfer angesehen werden können.

Die Interventionen zu inneren Beobachtern lassen sich aus den Erläuterungen zur Arbeit mit Ego-States der inneren Stärke sowie mit inneren Helfern ableiten (siehe auch Abschnitt 5.3.3).

Übersicht 16: *Einem inneren Helfer begegnen* – Überblick über die mögliche Struktur

- Exploration bezüglich Helfern: reale Menschen, Vorbilder, Persönlichkeiten, Fantasiewesen etc.
- Frage nach Hypnose-/Tranceerfahrungen.
- Tranceinduktion (z. B. Atmung).
- Gegebenenfalls: Imagination eines Wohlfühlortes bzw. sicheren Ortes.
- Eine Reise, einen Weg zum Zentrum des Selbst der Patientin/des Patienten ankündigen und anleiten.
- Suggestionen über EST:

»Es gibt verschiedene innere Anteile in uns.

Unsere Persönlichkeit besteht aus verschiedenen innere Anteilen.
Man kann diese Anteile kennenlernen.

Sie haben jetzt die Gelegenheit, einen wichtigen hilfreichen Anteil kennenzulernen.«

Übersicht 16: *Einem inneren Helfer begegnen*
(Fortsetzung)

- »Vielleicht können dazu Ihre Gedanken in die Vergangenheit zurückgehen. Sie können sie in die Vergangenheit zurückgehen lassen.«
- Hinweis: »Die meisten Menschen sind in der Vergangenheit als Kinder auf Menschen gestoßen, die ihnen sehr gut getan haben – manchmal haben wir sie schon ganz vergessen; wir können sie in ganz verschiedenen Lebensbereichen und Lebenssituation getroffen haben, vielleicht sind sie aus der Nachbarschaft, aus der erweiterten Familie, aus der Schule, aus den Lebensbereichen, die uns am meisten Freude bereiteten, oder vielleicht trafen wir sie ganz unverhofft einfach unterwegs ...«
- Die Patientin/den Patienten einladen, sich dazu einfach mal ein paar Gedanken zu machen und neugierig zu sein, was auftaucht ...
- Hinweis (z. B. wenn sich keine realen Menschen finden lassen): »Manchmal ist es besser, ein Tier oder Fantasiewesen als Helfer zu haben, das über ganz besondere Fähigkeiten verfügt, oder einen Helfer aus einer ganz anderen Zeit oder aus einem ganz anderen Teil der Erde.«
- Der Patientin/dem Patienten die Zeit geben, die sie/er braucht.
- Die Patientin/den Patienten dabei unterstützen, in Kontakt mit einem inneren Helfer zu kommen und zu bleiben.
- Die Erfahrung fördern: »Es kann eine sehr wichtige und ganz positive Erfahrung sein.«
- Zwei Varianten anbieten: »Vielleicht wollen Sie einfach diesen Kontakt spüren. Vielleicht möchten Sie auch etwas besprechen.«
- Mit der Patientin/dem Patienten ein Zeichen vereinbaren, wann die Erfahrung/Begegnung zu Ende ist.
- Anbieten, sich zu bedanken bei der inneren Helferin/dem inneren Helfer.
- Verstärkung der Erfahrung, zum Beispiel mit folgender Formulierung: »Und nehmen Sie das, was Sie erfahren und bekommen haben, als ein Geschenk, als eine wichtige Unterstützung. Und diese Unterstützung können Sie immer bei sich haben.«
- Future Pacing: mit dem inneren Helfer/der inneren Helferin in eine zukünftige schwierige Situation gehen (ist meist erst in einer zweiten Begegnung sinnvoll).
- Rückkehr an den Wohlfühlort bzw. sicheren Ort.
- Abschluss.

Übersicht 17: ***Einem inneren Helfer begegnen*** **– Text zur Intervention** (aus Fritzsche u. Hartman 2010, S. 87–89)

»Ich möchte Sie nun einladen, eine Reise in Ihr Inneres anzutreten, an einen Ort, der sich wie das innerste Zentrum des Seins anfühlt, einen Ort, an dem es sehr ruhig ist ... und friedvoll ... und still. An diesem Ort haben Sie die Gelegenheit, einem Teil von sich selbst zu begegnen, einem sehr wichtigen Teil Ihrer Persönlichkeit ... Denn die menschliche Persönlichkeit besteht nicht nur aus einem einzigen Anteil, sondern aus verschiedenen Anteilen, die unterschiedliche Erfahrungen machten und die unterschiedlich geprägt wurden. Manche inneren Anteile sind uns sehr vertraut. Wir kennen sie, wir spüren die Körperzustände, die mit ihnen verbunden sind, und wir haben uns mit ihnen arrangiert. Andere Anteile befinden sich eher im Hintergrund. Sie sind vielleicht nur sehr selten aktiv, sie sind vielleicht längst vergessen, sie sind vielleicht ungeliebt und sollen am besten gar nicht da sein, oder wir wollen sie nicht wahrhaben. Jetzt, an dem Ort, an dem Sie sich gerade befinden, können Sie eine Gelegenheit haben, mit einem ganz bestimmten inneren Anteil in Kontakt zu kommen.

Das Leben kann sehr schwierig sein. Manchmal erleben wir schwere Zeiten, manchmal bessere. Wenn wir uns zurück in die Vergangenheit begeben, erinnern wir uns vielleicht auch an Situationen, in denen wir sehr allein waren, an Situationen, in denen sich niemand um uns zu kümmern schien ... an Situationen, in denen es große Konflikte gab und niemand für uns da war.

Doch im Leben der meisten Menschen – und das ist wirklich wunderbar, dass das so ist –, wenn wir Kinder sind, kleine Kinder, sind da auch Menschen um uns ... manchmal haben wir sie völlig vergessen ... erwachsene Menschen, die uns gut getan haben. Vielleicht haben sie uns nur ein Lächeln geschenkt oder ein Wort der Ermutigung für uns übriggehabt ... oder wir haben eine schöne Zeit mit ihnen verbracht ... schöne Augenblicke ... oder sie haben uns einen bewundernden oder bestätigenden Blick gegönnt. Vielleicht haben sie uns einfach nur zugehört, oder vielleicht konnten wir uns von ihnen akzeptiert fühlen. Menschen aus der Nachbarschaft, aus der erweiterten Familie ... Menschen aus der Schule ... Menschen aus Lebensbereichen, die uns Freude bereiteten ... vielleicht auch Menschen, die wir zufällig trafen. Vielleicht können Sie in die Vergangenheit zurückgehen und neugierig sein, was zu solchen Menschen alles so auftaucht ... Bilder, Gedanken, Erinnerungen, Gefühle oder Körperempfindungen. Und falls Dinge auftauchen, die Ihnen nicht gut taten, dann schieben Sie sie aktiv beiseite. Denn jetzt geht es um Menschen, die Ihnen gut getan haben.

Nehmen Sie sich die Zeit, die Sie brauchen, damit diese positiven und hilfreichen Erinnerungsstücke, die zu den Menschen gehören, die Ihnen gut taten, auftauchen können. Und wenn ein innerer Helfer oder eine innere

Übersicht 17: *Einem inneren Helfer begegnen* – Text zur Intervention
(Fortsetzung)

Helferin auftaucht – und sei es auch noch so unscheinbar –, dann bleiben Sie jetzt einfach mit ihm oder ihr in Kontakt. Und wenn Sie fühlen, dass diese Erfahrung in Ihnen ganz lebendig ist, geben Sie mir bitte ein Zeichen.

Das kann eine sehr wichtige und ganz positive Erfahrung sein, mit diesem inneren Helfer in Kontakt zu stehen ... und diesen Kontakt jetzt zu spüren. Spüren Sie jetzt, wie Ihr innerer Helfer Ihnen zur Seite steht ... liebevoll ... schützend ... verständnisvoll ... und tröstend ... für Sie da ist. Spüren Sie die Geborgenheit, die Wärme und den Trost ... und nehmen Sie die Gelassenheit und Sicherheit wahr, die von Ihrem inneren Helfer ausgeht. Spüren Sie auch die Kraft und die Stärke, die er oder sie ausstrahlt. Vielleicht wollen Sie einfach nur diesen wohltuenden Kontakt spüren, vielleicht möchten Sie auch etwas besprechen. Nehmen Sie sich die Zeit, die Sie dafür brauchen.

Und geben Sie Ihrem Körper jetzt die Gelegenheit, sich diese positive Erfahrung richtig gut einzuprägen, sodass Sie immer wieder darauf zurückgreifen können. Sie können jederzeit mit Ihrem inneren Helfer in Kontakt treten, immer wenn Sie es brauchen. Und Sie können sich vorstellen, dass es eine ganz neue Erfahrung sein kann, mit diesem Helfer zusammen durch den Alltag, durch das Leben zu gehen – wie in hilfreicher Begleitung. Vielleicht gibt es einen guten Treffpunkt, vielleicht werden Sie auch auf einem anderen Wege in Kontakt kommen. Wenn es passt, können Sie sich auch bei Ihrem inneren Helfer bedanken ... bevor Sie sich jetzt erst einmal wieder verabschieden und mit diesen neuen Erfahrungen wieder hierher zurückkehren.«

12 Arbeit mit verletzten Ego-States

Die Arbeit mit verletzten Anteilen gehört zu den zentralen Bestandteilen der Ego-State-Therapie. Ein Großteil der Aufmerksamkeit und der therapeutischen Bemühungen ist auf verletzte Anteile gerichtet, zu denen die symptomassoziierten und traumatisierten Ego-States gehören (siehe Abschn. 5.3.4). Die Arbeit mit verletzten Anteilen ist in jeder Behandlung mit Ego-State-Therapie fest verankert. Sie gehört zur Grundausrüstung.

Die in Kapitel 12 und 13 vorgestellten Interventionen beziehen sich zum größten Teil auf längere Zeiträume in der Psychotherapie. Ihre Durchführung erfordert mehrere Sitzungen. Sie können auch den Rahmen einer gesamten Psychotherapie darstellen. Kurzformen der Intervention lassen sich bei entsprechender Vorbereitung auch in einer Sitzung realisieren. Dies ist jedoch eher die Ausnahme. Die Arbeit mit einer Intervention über einen längeren Zeitraum hinweg erfordert das Aufteilen der Intervention in einzelne Schritte, sozusagen in kleine Portionen. Dabei geht es darum, den roten Faden nicht zu verlieren und immer wieder an die bisherigen Schritte anzuknüpfen. Die Erläuterungen der Interventionen in den folgenden Kapiteln bieten Einblicke und gute Möglichkeiten des Aufteilens auf mehrere Sitzungen. Trotz des schrittweisen Arbeitens besteht in jeder Sitzung die Frage nach dem Beenden der momentanen Arbeit. Das innere Geschehen unserer Patienten richtet sich nicht nach einem 50-minütigen Setting. Die laufende Intervention muss am Ende der Sitzung angemessen zusammengefasst, unterbrochen, *verpackt* und die Patientin vollständig reorientiert und möglicherweise restabilisiert werden.

Die Arbeit mit verletzten Ego-States folgt – wie bereits die Arbeit mit grundsätzlich ressourcenreichen Ego-States – einem Grundmuster. Die einzelnen Schritte dieses Musters können mit sehr unterschiedlichem therapeutischem Arbeitsaufwand verknüpft sein.

12.1 Grundmuster der Arbeit mit verletzten Ego-States

Die Grundmuster lauten folgendermaßen.

12.1.1 Wahrnehmen des Ego-States (1. prozessorientiertes Ziel)

Das therapeutische Vorgehen richtet sich danach, ob die Patientin bereits einen verletzten Ego-State wahrnimmt oder nicht. Nimmt sie ihn bereits wahr, besteht das Vorgehen darin, ihn zu versorgen, mit ihm zu arbeiten und ihn zu integrieren. Nimmt sie ihn noch nicht wahr, geht es darum, überhaupt eine Erklärung für ein Symptom, einen Zustand, einen Impuls oder eine Handlungsstrategie zu erhalten. Sie nimmt in diesem Fall ihre Symptome und Beschwerden wahr, findet dafür jedoch keine Erklärung und keine Möglichkeiten der Veränderung. Erst im Verlauf der Arbeit wird der Zusammenhang mit einem verantwortlichen Ego-State deutlich.

Manchmal ist das Erleben, das mit einem traumatisierten Ego-State verbunden ist, so stark dissoziiert, dass die Patientin diesbezüglich über keine Wahrnehmung verfügt. Sie erlebt eine Reihe von Beschwerden, möglicherweise Erschöpfung, starke Ängste oder körperliche Symptome. Sie stammen jedoch nicht von dem abgetrennten traumatisierten Ego-State, zu dem noch kein Zugang besteht, sondern von einem Ego-State, der versucht, den Lebensalltag aufrechtzuerhalten. Die Symptome sind damit verbunden, die Alltagsfunktionsfähigkeit unter erschwerten Bedingungen zu gewährleisten und den traumatisierten Ego-State auf Abstand zu halten. Letzteres geschieht nicht bewusst.

12.1.2 Zugang und Kontakt (1. und 2. prozessorientiertes Ziel)

Die Vorgehensweisen bei der Aufnahme des Kontakts mit Ego-States wurden in Abschnitt 9.1 vorgestellt und erläutert. Für manche Patienten ist die Aufnahme des Kontakts mit einem verletzten Ego-State eine deutliche Belastung. Teilweise erscheint ihnen ein Kontakt sogar völlig unmöglich. Die Kontaktaufnahme kann ebenfalls bedeuten, dass ein Zugang zu damit verbundenem traumatischen Material erfolgt, der ebenfalls einen Belastungsanstieg und die Gefahr einer Dekompensation mit sich bringen kann. Kontakt mit traumatisierten Ego-States kann Flashbacks auslösen. Die Gefahr muss erkannt und durch eine gründliche Vorbereitung der Arbeit gebannt werden.

12.1.3 Akzeptanz, Verständnis und Erlaubnis (3. und 4. prozessorientiertes Ziel)

Entsprechend den prozessorientierten Zielen der Ego-State-Therapie stellen die Fragen der Akzeptanz, des Verständnisses für die Funktion des Ego-States sowie eine erlaubende Grundhaltung gegenüber dem Ego-State wichtige Meilensteine der Behandlung dar. Die Versorgung eines verletzten Ego-States, der von der Patientin nicht akzeptiert wird, gestaltet sich äußerst schwierig. In manchen Fällen bringen die Patienten bereits Akzeptanz, Verständnis und eine erlaubende Haltung mit in die Behandlung – zum Beispiel aufgrund einer Vorbehandlung oder der bisherigen Behandlungsschritte. In anderen Fällen können sie sehr erschüttert darüber sein, festzustellen, wie stark die Ablehnung *nach all den Jahren* immer noch ist und wie sehr sie die weitere Entwicklung beeinflusst. Ein wichtiger Punkt der erlaubenden Grundhaltung betrifft ein *bedingungsloses Beziehungsangebot*. Der verletzte Ego-State darf nicht mit einer Atmosphäre konfrontiert werden, in der er nur dann willkommen ist, wenn er sich in einer bestimmten Art und Weise verhält. Verletzte Ego-States verhalten sich häufig in schwer nachvollziehbaren und irritierenden bis zu abstoßenden Ausdrucksformen. Die Ausdrucksformen sind ihre aus der Not heraus entstandenen Bewältigungsstrategien. Die Behandlung zielt darauf ab, dass sie neue Strategien erlernen können. Trotzdem darf für sie nicht der Eindruck entstehen, dass sie nur dann akzeptiert sind, wenn sie diese neuen Strategien auch anwenden.

12.1.4 Versorgung der verletzten Ego-States, Mitgefühl und Trost (5. und 6. prozessorientiertes Ziel)

An dieser Stelle möchte ich in Ergänzung zu den Bemerkungen zu der erlaubenden Grundhaltung an die große Bedeutung von Mitgefühl und Trost erinnern. Verletzte Ego-States benötigen grundsätzlich Mitgefühl und Trost. Beides soll vor allem aus dem inneren System des Patienten kommen. Für uns Therapeuten sollte diese Haltung selbstverständlich sein, es wäre jedoch ein Fehler, zu hoffen, dass wir Mitgefühl und Trost für den Patienten übernehmen könnten, sozusagen stellvertretend. Das Ziel besteht darin, mitfühlende und tröstende Beziehungsangebote auch im inneren System zu ermöglichen.

Die Versorgung der verletzten Ego-States bildet den Hauptteil der Intervention. Die wichtigsten Fragen lauten folgendermaßen.

12.1.5 In welchem Zustand befindet sich der verletzte Ego-State?

Verletzte Ego-States befinden sich in der gegenwärtigen Situation in Not. In diesem Sinn kann der geschützte Behandlungsraum zu Missverständnissen führen. Die erwachsene Patientin erlebt sich in der Gegenwart im Behandlungsraum in Sicherheit. Der verletzte Ego-State befindet sich jedoch im gleichen Moment in einer Situation, in der er verletzt oder traumatisiert wird. Die traumatisierende Situation läuft innerlich gerade ab (oder liegt nur kurze Zeit zurück). Je nach Ausprägung der Symptomatik ist es ihm nur schwer oder gar nicht möglich, die sichere Umgebung und das haltgebende therapeutische Beziehungsangebot zu realisieren.

12.1.6 Was braucht der verletzte Ego-State?

Hier geht es einerseits um elementare Bedürfnisse wie Geborgenheit, Nähe, Zuwendung, Schutz. Andererseits können auf einer konkreten Ebene unzählige andere Dinge in diesem Moment gebraucht werden, wie zum Beispiel eine Decke, etwas zum Trinken oder Essen, mehr Licht, Abstand von der gegenwärtigen Situation etc.

12.1.7 Wie kann dafür gesorgt werden, dass er das, was er braucht, auch bekommt?

Aus meiner Erfahrung ist hier ein standardisiertes Vorgehen wenig sinnvoll. Die Bedürfnisse sowie die Möglichkeiten, für die Ego-States zu sorgen, unterscheiden sich in hohem Maße. Unterschiedliche Strategien stehen zur Verfügung. Der Patient spricht nicht auf alle Interventionswege in gleicher Weise an. Es geht um Maßschneidern.

12.1.8 Wer kann ihn versorgen?

Hier sollen möglichst die erwachsenen Kompetenzen des Patienten sowie die ressourcenreichen Ego-States eingebunden werden. Nach entsprechend gründlicher Vorbereitung der Arbeit kann man mittlerweile auf ein Helferteam mit unterschiedlichen Fertigkeiten zurückgreifen. Teilweise werden spontan für die spezifische Situation weitere Helfer hinzugezogen.

12.1.9 Welche Hindernisse müssen dabei beachtet werden?

Zum Beispiel treten häufig Loyalitätskonflikte auf, die eine *schnelle Rettung* erheblich behindern können. Die Arbeit kann ebenfalls durch verbietende oder täternahe Ego-States gestört oder komplett unmöglich gemacht werden. Störungen können sich auch im Nachhinein einstellen, indem die Patientin zum Beispiel auf eine erfolgreiche Versorgung eines verletzten Ego-States im Anschluss an die Sitzung mit selbstverletzendem Verhalten reagiert. Weiterhin kann insgesamt die Belastung in einem Ausmaß ansteigen, dass die Intervention unterbrochen werden muss. Bezüglich aller auftretenden Hindernisse gilt es, sie ernst zu nehmen, zu analysieren und in der Planung der weiteren Schritte zu berücksichtigen.

12.1.10 Welches Entwicklungsniveau weist der verletzte Ego-State auf?

Die Versorgung bzw. die Hilfsangebote müssen dem Entwicklungsniveau angepasst werden. Die verletzten Ego-States benötigen eine alters-, situations- und dem Entwicklungsniveau angemessene Hilfe. Hier ist es besonders wichtig, lerntheoretische und entwicklungspsychologische Aspekte zu berücksichtigen. Je nach Schwere der Symptomatik kann eine einmalige Versorgung nur der Beginn einer Entwicklung sein und nicht das Ende einer Intervention. Nicht selten reagieren die verletzten Ego-States auf die Hilfsangebote extrem ängstlich, skeptisch, misstrauisch oder apathisch. Nach unserer Ansicht als Therapeuten liegt der Sinn der Versorgung meistens auf der Hand. Uns ist das Vorgehen klar. Wir haben keine Zweifel. Dies trifft jedoch nicht selbstverständlich für den verletzten Ego-State zu. Wir dürfen nicht vergessen, dass er die Welt mit seinen Augen sieht. Dazu kann gehören, dass er keine Hoffnung mehr hat oder gar kein Unrechtsempfinden und das Hilfsangebot überhaupt nicht versteht.

12.1.11 Begleitung und nachträgliches Nähren (5. und 7. prozessorientiertes Ziel)

Nach dem Wahrnehmen, Akzeptieren und der *Erstversorgung* wird nun eine kontinuierliche Begleitung erforderlich. Die Kontinuität und Zuverlässigkeit sind für den weiteren Behandlungsverlauf äußerst entscheidend. Verletzte Ego-States sollen erfahren, dass es mit der Versorgung und Begleitung ernst gemeint ist. Sie sollen eine Möglichkeit erhalten, sich in einer wohlwollenden und geschützten Umgebung entwickeln zu können. Teilweise geht es relativ zügig, dass sie neue Erfahrungen machen und davon profitieren können. Teilweise geht es um Millimeterarbeit. Sie kann darin bestehen, zunächst einmal die Wahrnehmung der veränderten Situation oder der anwesenden Helferinnen und Helfer zu verbessern, die Umgebung zu erkunden, Bedürfnisse zu spüren etc. Gemeinsam mit dem Patienten müssen Wege für eine kontinuierliche Begleitung gefunden werden, die ein *nachträgliches Nähren* ermöglichen. Die Arbeit erfordert ein hohes Fingerspitzengefühl, da eine Überversorgung nicht hilfreich ist und das richtige Maß herausgefunden werden muss. Viel hilft nicht immer viel. Das Ziel der Arbeit besteht darin, dem verletzten Ego-State neue Bindungserfahrungen anzubieten, ihn in die Lage zu versetzen, Entwicklungsschritte zu machen, und ihn als ein wertvolles Mitglied in das innere Team zu integrieren. Das kleinschrittige Vorgehen ist in Übersicht 19, S. 259–260 zusammengefasst.

12.2 Interventionen der Arbeit mit (verletzten) Ego-States

Im Folgenden werden mehrere Interventionsstrategien der Ego-State-Therapie vorgestellt und erläutert.

Die Interventionen eignen sich nicht nur für die Arbeit mit verletzen Ego-States. Sie kommen gleichermaßen in der Arbeit mit grundsätzlich ressourcenreichen Ego-States sowie mit verletzenden, also destruktiv wirkenden Ego-States zum Einsatz und werden für den jeweiligen Anwendungsbereich angepasst. Die Interventionen können für die Arbeit in allen vier Phasen des SARI-Modells eingesetzt werden.

Die vorgestellten Interventionen stellen Beispiele für das Vorgehen in der Ego-State-Therapie dar. Sie gehören zu den zentralen und am häufigsten angewendeten Methoden des Ego-State-Modells und reihen sich in die Liste der bereits erläuterten Interventionen zur Aufnahme des Kontakts mit Ego-States sowie der Arbeit mit grundsätzlich ressourcenreichen Ego-States ein. Es besteht hier jedoch kein Anspruch auf Vollständigkeit.

12.2.1 Versorgung von symptomassoziierten und traumatisierten Ego-States durch ressourcenreiche Ego-States

Die Versorgung von symptomassoziierten und traumatisierten durch ressourcenreiche Ego-States baut auf der Arbeit mit ressourcenreichen Ego-States auf (siehe Kap. 11). Die Früchte der bisherigen Arbeit können sozusagen geerntet werden. Die ressourcenreichen Ego-States, die zuvor angesprochen und integriert wurden, werden nun für die weitere Arbeit genutzt. Sie sind gleichzeitig Helfer und Kotherapeuten. Sie können an dieser Stelle ihre Fähigkeiten zeigen und einsetzen. Dadurch werden Veränderungsschritte aus dem inneren System initiiert. Diese Schritte haben eine deutlich höhere Wirkung, als wenn sie ausschließlich von außen kämen. Die meisten Patienten lassen sich von ihrem Inneren mehr sagen als von ihrem Therapeuten, bzw. das von innen Kommende hat ein höheres Änderungspotenzial. Der Therapeut bereitet den Boden, auf dem die inneren heilsamen Prozesse ablaufen können.

Übersicht 18: Arbeit mit einem ressourcenreichen und einem symptomassoziierten Ego-State

1. Exploration des Problems/Konflikts.
2. Festlegen eines Arbeitstitels.
3. Kurze Vorbesprechung der Arbeit (Ego-State-Modell, Fokussierung auf einen inneren Prozess, in Kontakt mit der Therapeutin/dem Therapeuten bleiben, innere Impulse und Schritte verfolgen).
4. Induktion eines Entspannungszustandes (Tranceinduktion) und eines Gefühls von Sicherheit (z. B. kurze Atementspannung etc.).
5. Kontakt zu einem inneren sicheren Ort.
6. Suche und Festlegung eines zweiten angenehmen Ortes, einer Art Arbeitsraum bzw. Treffpunkt.
7. In dem Arbeitsraum bzw. an dem Treffpunkt nun Verbindung mit einem grundsätzlich ressourcenreichen Ego-State aufnehmen. Dieser Ego-State kann jetzt einmal dorthin kommen: »*Wenn du [Ego-State] da bist, kannst du mit (Name der Klientin) Stimme sagen: Ich bin da.*«
8. Kurze Anamnese mit diesem Teil, um die Ressourcen zu verstärken bzw. zu aktivieren. Gegebenenfalls sich auch bei dem Ego-State bedanken und ihn bitten, noch zu bleiben, da es darum geht, in einem bestimmten Problem/Konflikt weiterzukommen.
9. In dem Arbeitsraum bzw. an dem Treffpunkt nun Verbindung mit einem Ego-State aufnehmen, der mit dem Problem/Konflikt assoziiert ist. Dieser Ego-State kann jetzt einmal dorthin kommen: »*Wenn du [Ego-State] da bist, kannst du mit (Name der Klientin) Stimme sagen: Ich bin da.*«
10. Anamnese mit diesem Ego-State: »*Wie geht es dir gerade?*« »*Bist du schon lange da?*« »*Bist du nur in dieser Situation da oder auch für andere Situationen zuständig?*« »*Was ist deine Aufgabe?*«
11. Unter dem Verweis auf die geschützte und förderliche Atmosphäre des Arbeitsraumes bzw. Treffpunkts die beiden Ego-States miteinander in Kontakt bringen. Dabei ist gegenseitiger Respekt besonders wichtig.

Zum Beispiel: »*Der ressourcenreiche Anteil kann jetzt auch unterstützen, beistehen oder Ideen entwickeln.*« »*Wie bei einem konstruktiven Arbeitstreffen können nun beide einmal mögliche Schritte besprechen.*« »*Ihr könnt jetzt beide einmal dahin gehen, wo es wichtig ist hinzugehen ...*«

Der Klientin/dem Klienten genügend Zeit für einen inneren Prozess geben. Angebot machen, von diesem Prozess zu berichten (dies aber nicht als Pflicht!). Daran erinnern, jederzeit stoppen zu können, wenn etwas belastend ist. Der Klient/die Klientin hat die Kontrolle über den Prozess. Es sollen keine »druckfertigen« Lösungen entstehen, sondern Impulse, Ideen oder erste Schritte entwickelt werden.

12. Nachfragen, ob etwas Hilfreiches entsteht.
13. Positive und verstärkende Suggestionen zum Abschluss.
14. Verabschiedung der Ego-States.
15. Reorientierung und Abschluss.

Übersicht 18 gibt einen Überblick über die einzelnen Schritte der Intervention. Ich stelle hier ein hypnotherapeutisches Vorgehen vor. Der Ablauf lässt sich ebenso mittels anderer Methoden herstellen. Es könnte beispielsweise mit Stühlen, Figuren oder gestalterischen Mitteln gearbeitet werden. Übersicht 18 gibt die originale Arbeitsweise wieder. Anschließend erläutere ich die einzelnen Schritte, indem ich die Kommentare zu jedem Punkt anfüge. Das Vorgehen, das hier vorgestellt wird, konzentriert sich vorerst auf je einen ressourcenreichen und einen symptomassoziierten Ego-State. Die Intervention lässt sich auf die Einbeziehung weiterer Ego-States erweitern.

Erläuterungen zu Übersicht 18

Zu 1) Exploration des Problems/Konflikts

In der Arbeit geht es nun nicht mehr ausschließlich um den Kontakt zu einem ressourcenreichen Ego-State. Es geht um ein Problem, Symptom, Konflikt oder weitere Beschwerden. Es geht um ein Geschehen, unter dem die Patientinnen leiden und das sie auf irgendeine Art loswerden wollen. Häufig ist es ihnen unklar, womit das Symptom zu tun haben könnte. Sie verstehen den Zusammenhang noch nicht. Vielleicht haben sie schon eine Ahnung. Aber es scheint noch nicht richtig klar zu sein. Im ersten Schritt wird das Thema umrissen. Viele Themen zeigen sich auf den ersten Blick eindeutig. Nachdem ein wenig darüber gesprochen wurde, ändern sie sich jedoch, werden konkreter oder deuten in eine andere Richtung. Durch das Gespräch tauchen neue Aspekte auf, wird abgewogen, werden die Prioritäten neu bestimmt. Dieser Punkt, der so selbstverständlich erscheint, kann den Verlauf der Intervention erheblich beeinflussen. Es lohnt sich sehr, hier eine entsprechende Aufmerksamkeit und Sorgfalt walten zu lassen.

Zu 2) Festlegen eines Arbeitstitels

Das Problem, die Symptomatik, der Konflikt oder das Thema wird mit einem Titel versehen. Es wird konkret benannt, worum es geht. Die Festlegung eines Arbeitstitels erfüllt zwei Funktionen. Sie stellt erstens eine Fokussierung auf das Wesentliche dar. Je konkreter die Thematik herausgearbeitet wurde, desto höher die Wahrscheinlichkeit, relevante Schritte zu machen, d. h., an den Prozessen zu arbeiten, die tatsächlich mit den Beschwerden zusammenhängen. Der Vorgang der

Festlegung eines Arbeitstitels veranlasst viele Patientinnen von selbst, dazu eine Konkretisierung vorzunehmen. Sie merken beispielsweise an, dass ein bereits benanntes Thema doch nicht so genannt werden könne, sondern dass es eigentlich eher in eine andere Richtung geht. Die Patientin wollte zum Beispiel mit ihrer Wut arbeiten und stellt im Verlauf des Gesprächs über den Arbeitstitel fest, dass es eigentlich um etwas anderes geht, und zwar um eine Verlustangst, die sie jedoch bisher immer zu ignorieren versuchte. Die zweite Funktion eines Arbeitstitels besteht darin, dass die Thematik während der Durchführung der Intervention klar benennbar sein muss. Wenn es darum geht, dass die Symptomatik als Strategie eines Ego-States eingesetzt wird, dann muss sie in der Arbeit mit wenigen Worten benannt werden können.

Zu 3) Kurze Vorbesprechung der Arbeit

In diesem Punkt geht es zum einen um edukative Aspekte, zum anderen um eine Erhöhung der Stabilität durch Transparenz und Kontrolle. Ich erkläre die Intervention und ihre einzelnen Schritte ausführlich und vergewissere mich, dass die Patienten einverstanden sind. Ich erinnere die Patienten daran, dass ich mit Ihnen in Kontakt bin, dass sie mit einem Teil ihrer Aufmerksamkeit die gesamte Zeit über hier in der Gegenwart und im Behandlungsraum sein werden und dass wir jederzeit Pausen einlegen oder die Intervention abbrechen können, wenn sie es wünschen.

Zu 4) Induktion eines Entspannungszustandes

Falls der Belastungsgrad der Patientinnen zu Beginn bereits hoch ist, biete ich die Induktion eines Entspannungszustandes an. Ich erkläre dieses Vorgehen damit, dass die geplante Intervention besser funktionieren wird, wenn sich die Patientin in einem möglichst guten Zustand befindet; so gut, wie er unter den Umständen sein kann. Sind die Patientinnen stabil, motiviert und für die Intervention bereit, überspringe ich diesen Punkt.

Zu 5) Kontakt zu einem inneren sicheren Ort

Ich verwende unterschiedliche Orte mit entsprechend unterschiedlichen Bezeichnungen und Eigenschaften. Das Konzept des *sicheren Ortes* stammt aus der Traumatherapie. Die Betonung liegt hier auf *sicher:* Der Patient soll sich an diesem Ort vor allem sicher fühlen können. Allein dieser Schritt kann für Menschen, die noch nie eine zugewandte, haltgebende und Sicherheit bietende Umgebung erlebten, unmöglich erscheinen. Alternativ arbeite ich mit einem *Wohlfühlort*. Hier geht es weniger um traumatherapeutische Erwägungen bezüglich der Sicherheit. Hier liegt der Fokus mehr auf dem Erleben von Wohlbefinden. Natürlich wäre es am besten, wenn die sicheren Orte gleichzeitig Wohlfühlorte sein könnten. Das ist auch anzustreben. Es kann jedoch sein, dass die Sicherheit eines sicheren Ortes auf Kosten des Wohlfühlfaktors geht. Wohlfühlorte sollen selbstverständlich auch sicher sein. Der Fokus liegt aber nicht auf den Fragen der Sicherheit. Die dritte Variante besteht aus der Verwendung eines *Startpunktes* oder *Ausgangsortes* für eine innere Reise. Ich frage die Patienten in diesen Fällen, welchen Ort sie sich als Ausgangsort für eine innere Reise vorstellen oder wünschen würden. Die Patientinnen werden nun gebeten, sich innerlich an den ausgewählten Ort zu begeben. Das Erleben an diesem Ort wird möglichst gut verstärkt und verankert, bevor zum nächsten Schritt übergegangen werden kann.

Zu 6) Suche und Festlegung eines zweiten angenehmen Ortes, einer Art Arbeitsraum bzw. Treffpunkt

Der zweite Ort erfüllt eine sehr wichtige Funktion. An diesem Ort wird der Kontakt zu dem Ego-State initiiert, um den es in der Intervention geht. Der Ort unterscheidet sich in seiner Funktion deutlich von den erstgenannten. Bisher ging es um einen möglichst stabilen und positiven Ausgangszustand der Patienten für die folgenden therapeutischen Schritte. Am sogenannten Arbeitsort oder Treffpunkt kann die Belastung auch wieder deutlich ansteigen. An diesem Ort wird gearbeitet. Ich beschreibe es den Patienten häufig mithilfe von Metaphern, dass an diesem Ort *die Ärmel hochgekrempelt werden*, dass dort auch *mal die Fetzen fliegen* könnten, dass sie sich dort um ein wichtiges inneres Projekt kümmern und dass das auch sehr anstrengend und möglicherweise belastend oder schmerzhaft sein kann. Ich erkläre ihnen auch, dass sie den Arbeitsraum oder Treffpunkt jederzeit verlassen können. Der Vorteil der Arbeit mit den beiden Orten liegt darin, dass der Wohlfühlort nicht mit belastendem Material kontaminiert wird und dass der Arbeitsraum aktiv betreten und jederzeit wieder verlassen werden kann. Die Patientinnen werden eingeladen, sich einen entsprechenden Ort im Inneren auftauchen zu lassen oder ihn zu kreieren. Es soll ein sehr angenehmer Ort sein, und er soll in diesem Sinn gestaltet werden.

Zu 7) In dem Arbeitsraum bzw. an dem Treffpunkt nun Verbindung mit einem grundsätzlich ressourcenreichen Ego-State aufnehmen

Grundsätzlich ressourcenreiche Ego-States, zu denen in früheren Sitzungen Kontakt aufgebaut wurde, werden nun in den Arbeitsraum bzw. an den Treffpunkt eingeladen. Es kann sich dabei um einen Ego-State der inneren Stärke, einen inneren Helfer oder einen Beobachter handeln. Es können auch mehrere dieser Ego-States eingeladen werden. Sie werden in diesem Fall der Reihe nach begrüßt. Die Erfahrung wird dadurch verstärkt, dass der Therapeut in dieser Situation direkt mit dem Ego-State Kontakt aufnimmt, ihn anspricht. Der ressourcenreiche Ego-State antwortet mit der Stimme der Patientin. Da die Patientinnen dieses Vorgehen aus früheren Sitzungen bereits kennen, ist es ihnen vertraut.

Zu 8) Kurze Anamnese mit diesem Teil, um die Ressourcen zu verstärken bzw. zu aktivieren

Die jeweiligen Ressourcen, die mit dem Ego-State verbunden sind, sollen nun aktiviert werden. Zu diesem Zweck wird er befragt. Die Fragen zielen auf seine besonderen Fähigkeiten, darauf, was ihn auszeichnet, was er besonders gut kann, worin er Experte ist. Anschließend wird er bzw. werden die anwesenden ressourcenreichen Ego-States vom Grund des heutigen Treffens unterrichtet. Es wird ihnen das Ausgangsthema mitgeteilt sowie ein mögliches Treffen mit einem symptomassoziierten Ego-State in Aussicht gestellt. Sie werden auf das Treffen eingestimmt und darauf, dass ihre Unterstützung wichtig werden wird.

Zu 9) In dem Arbeitsraum bzw. an dem Treffpunkt nun Verbindung mit einem Ego-State aufnehmen, der mit dem Problem/ Konflikt assoziiert ist

Nun wird die Patientin eingeladen, sich vorzustellen, es gäbe einen Ego-State, der in irgendeiner Art und Weise mit dem Symptom zu tun hat, der damit verbunden ist, dafür zuständig ist oder der es trägt. Für diesen Schritt muss genügend Zeit gelassen werden. Der Schritt stellt einen Schlüsselmoment der Intervention dar. Teilweise sind die Patienten aufgeregt, teilweise fürchten sie sich, teilweise fühlen sie sich unter Erfolgsdruck und erwarten von sich, dass sich sofort ein absolut konkreter und kooperationsbreiter Ego-State meldet. Die Reaktionen verlaufen sehr unterschiedlich. Sie reichen tatsächlich vom unmittelbaren Auftauchen eines kooperationsbereiten Ego-States in einer konkreten Gestalt bis hin zur Situation, dass gar nichts auftaucht und der Patient beginnt, unruhig zu werden. Zwischen diesen beiden Polen liegen viele Abstufungen. Symptomassoziierte Ego-States können alle möglichen Gestalten annehmen. Sie können sich in Menschengestalt zeigen oder als Tiere, als Figuren, als Gegenstände oder diffuse Gebilde. Sie können die Form von Steinen, schwarzen Löchern, Nebelschwaden oder Schatten haben. Häufig kristallisiert sich ein symptomassoziierter Ego-State erst mit der Zeit heraus. Für die Arbeit sind zwei Varianten interessant:

a) Es wird mit allem weitergearbeitet, was auftaucht. Dann würde zum Beispiel mit einem Nebel gesprochen, oder es würde ein Stein befragt etc. Die Erscheinungsform ist in dieser Variante zweitrangig.
b) Es wird eine weitere Betrachtungsebene eingeführt, indem die Patientin gebeten wird, sich vorzustellen, dass es wiederum einen Ego-State gibt, der für den Nebel verantwortlich ist oder der den Stein geschickt hat etc. In vielen Fällen verändern sich die Gestalten der aufgetauchten Ego-States zu Beginn und nehmen erst mit der Zeit eine Form an, die über eine bestimmte Zeit bestehen bleibt. Letztlich wird der Kontakt zu einem symptomassoziierten Ego-State gebahnt.

Zu 10) Anamnese mit diesem Ego-State

In diesem Schritt erfolgt die Anamnese mit dem symptomassoziierten Ego-State. Die hier vorgestellte Variante der Intervention stellt den ersten Kontakt dar. Insofern kann man auch von einer anfänglichen Anamnese sprechen, die im weiteren Behandlungsverlauf vervollständigt wird. Zu Beginn wird versucht, den aktuellen Zustand des symptomassoziierten Ego-States sowie seine Zuständigkeit zu klären. Ist er tatsächlich für das Symptom bzw. Ausgangsthema verantwortlich? Anschließend soll möglichst etwas aus seiner Geschichte deutlich werden; zum Beispiel, seit wann er bei der Patientin ist und welche Umstände zu seiner Entstehung führten. Weiterhin sollen Informationen zu den Bedürfnissen erhoben werden, die derzeit im Vordergrund stehen. Und schließlich sind Antworten auf die Frage nach seiner Funktion zu suchen. Es geht hier um das Zusammentragen von wichtigen Informationen. Die Reihenfolge der Fragen spielt dabei eine untergeordnete Rolle. Je nachdem, um welchen Ego-State es sich handelt, kann es unter Umständen hilfreich sein, das Gespräch mit völlig anderen Inhalten zu beginnen und erst nach und nach die relevanten Fragen anzubringen. Insbesondere bei jugendlichen Ego-States ist ein sehr direktes Fragen ohne Small Talk ungünstig.

Zu 11) Unter dem Verweis auf die geschützte und förderliche Atmosphäre des Arbeitsraumes bzw. Treffpunkts die beiden Ego-States miteinander in Kontakt bringen

In diesem Schritt werden nun die ressourcenreichen Ego-States zur Unterstützung eingebunden. Es wird eine Begegnung ermöglicht, die eine starke heilsame Wirkung aufweist. Die Patienten erleben eine emotional korrigierende Erfahrung. Es geht darum, sich mit einer dysfunktionalen Bewältigungsstrategie des symptomassoziierten Ego-States und dem Leiden, das sie für den Patienten bedeutet, auseinanderzusetzen. Der Patient soll diese Begegnung aufmerksam mitverfolgen. Er darf sich natürlich auch aktiv daran beteiligen und kann beispielsweise nachfragen, wenn er etwas nicht verstanden hat. Er soll sich jedoch etwas im Hintergrund halten und eher den Akteuren zuschauen. An dieser Stelle entstehen innere kreative Veränderungsprozesse. Der große Gewinn dieses Vorgehens ist, dass die Lösung oder der Lösungsweg nicht bekannt sein muss. Es geht darum, den Raum für Lösungsschritte zu schaffen, möglicherweise von außen etwas zu unterstützen, zu moderieren, aber nicht darum, die Lösung schon zu kennen. Für viele Psychotherapeutinnen und Psychotherapeuten verursacht eine Lösungssuche Stress. Sie sind der Ansicht, dass sie die Lösung schon vorher oder spätestens in dem Moment wissen müssten. Sie geraten zunehmend in eine innere Spannung, wenn ihnen nichts einfällt. Daraus kann sich im ungünstigen Fall ein Teufelskreis entwickeln. In der Ego-State-Therapie wird ein anderer Weg verfolgt. Es wird eine Begegnung eines ressourcenreichen und eines symptomassoziierten Ego-States ermöglicht. Damit werden neue Erfahrungen und neue Wege eröffnet. Die ressourcenreichen Ego-States können sich einbringen. Es entstehen spontane Unterstützungsangebote. Wichtige Botschaften werden ausgetauscht. Es entsteht im günstigen Fall bereits ein Gemeinschaftsgefühl, das ein deutliches Zeichen für einen Integrationsprozess darstellt. Es werden Verständnis und Anteilnahme gezeigt, es werden Vorschläge unterbreitet, Ideen produziert, Hilfen angeboten.

Zu 12) Nachfragen, ob etwas Hilfreiches entsteht

Die Therapeutenrolle ist hier eine Nebenrolle. Sie besteht darin, der Begegnung und dem Prozess, der sich daraus ergibt, zu folgen, den

Prozess schützend zu begleiten. Hier geht es darum, auch kleine Schritte zu würdigen, die Aufmerksamkeit auf alle förderlichen Aspekte zu richten, zu ermuntern oder zu bekräftigen. Teilweise kann es notwendig sein, Übersetzungshilfen anzubieten, wenn missverständliche Informationen zutage treten. In diesem Fall überlege ich mit der Patientin gemeinsam, was gemeint gewesen sein könnte, bitte Sie, sich vorzustellen, wie nachgefragt wird oder wie sie selbst nachfragt, oder ich biete ihr an, ihr mitzuteilen, was ich verstanden zu haben glaube.

Zu 13) Positive und verstärkende Suggestionen zum Abschluss

Die Begegnung, der Austausch und die Unterstützung sollen möglichst positiv verstärkt und damit geschützt werden. An dieser Stelle kann es zu einer sehr unterschiedlichen Wahrnehmung von Therapeutin und Patientin kommen. Die Therapeutin kann sehr zufrieden mit der Arbeit sein und sich über die wichtigen Schritte freuen, die gerade vollzogen wurden. Die Patientin kann jedoch sehr unzufrieden sein, weil sie zahlreichere oder andere Schritte erwartete und die Intervention als einen Misserfolg erlebt. Sie kann Äußerungen machen, wie: »Bei mir geht das alles nicht.« Oder: »Das ist doch ein heilloses Durcheinander, da wird niemals etwas draus.« Hier ist es wichtig, sie für die kleinen Schritte zu sensibilisieren, sie dafür zu loben und zum Weiterarbeiten zu motivieren. Es ist auch wichtig, sie daran zu erinnern, dass das therapeutische Arbeiten kein Sportwettkampf ist, sondern sein eigenes Tempo benötigt. Allein die Begegnung mit einem ressourcenreichen und einem symptomassoziierten Ego-State kann ein großer Erfolg sein. Es geht nicht um spektakuläre Lösungen.

Zu 14) Verabschiedung der Ego-States

Am Ende der Sitzung werden die Ego-States wieder verabschiedet. Das Treffen wird für heute beendet. Häufig ist es notwendig, sich zuvor für eine erneute Zusammenkunft zu verabreden. Das wird an dieser Stelle getan. Die nächste Sitzung bietet sich dafür an. Bei Patienten, die mit der Arbeit bereits viele Erfahrungen sammeln konnten, können auch entsprechende Hausaufgaben vereinbart werden.

Zu 15) Reorientierung und Abschluss

Der Therapeut muss auf eine vollständige Reorientierung des Patienten achten. Dieser Punkt ist nicht zu unterschätzen und für die Stabilität der Patienten unerlässlich. Sie müssen am Ende der Sitzung vollständig in der Gegenwart verankert sein. Fällt ihnen dies schwer, müssen dafür genügend Zeit sowie geeignete Interventionen eingeplant werden.

12.2.2 Nachträgliches Nähren

Interventionen zum *nachträglichen Nähren* folgen auf die Aufnahme des Kontakts mit verletzten Ego-States. Der Kontakt kann spontan oder geplant zustande gekommen sein. Es geht nun darum, den betreffenden Ego-State zu versorgen und zu begleiten. Es geht nicht vorrangig darum, Lösungen zu suchen, sondern darum, neue Erfahrungen machen zu können, neue Entwicklungsschritte und neue Beziehungsangebote zu erleben. Die Intervention, die ich im Folgenden vorstelle, kann als eine vertiefende Intervention zu der Arbeit mit ressourcenreichen und symptomassoziierten Ego-States angesehen werden. Sie kann auch als einzelne Strategie angewendet werden. Die Intervention zum nachträglichen Nähren unterscheidet sich in mehreren Punkten von der Intervention zur Arbeit mit ressourcenreichen und symptomassoziierten Ego-States:

- Der Fokus ist eindeutig auf einen verletzten Ego-State gerichtet und erst in zweiter Linie auf ein inneres Team. Die Arbeit erinnert eher an eine Einzelarbeit, obwohl weitere Ego-States sowie die Patientin als Gesamtperson eingebunden werden.
- Es geht nicht um Lösungsvorschläge, die innerhalb des inneren Teams entwickelt werden, sondern um die Bereitstellung förderlicher Entwicklungsbedingungen und das Erleben der positiven Auswirkungen, die sie mit sich bringen.
- Es geht um einen längeren Begleitungsprozess. Die Richtung, der zeitliche Umfang sowie die Umwege, die notwendig werden können, stehen nicht fest. Sie ergeben sich erst unmittelbar aus dem Prozess.
- Es geht konkret um das Erleben einer neuen Bindungserfahrung eines einzelnen Ego-States.
- Es geht konkret um die Entwicklung spezifischer Fertigkeiten, um Lernen und um eine qualitative (Erreichung eines höheren Entwicklungsniveaus) und quantitative (Erhöhung der Zahl möglicher Bewältigungsstrategien) Erweiterung des Handlungsrepertoires eines einzelnen Ego-States.

Übersicht 19 gibt einen Überblick über die einzelnen Schritte der Intervention. Ich stelle hier ein hypnotherapeutisches Vorgehen vor.

Anschließend erläutere ich die einzelnen Schritte, indem ich die Kommentare zu jeden Punkt anfüge.

Übersicht 19: *Nachträgliches Nähren*

(Die hier veranschaulichte Strategie stellt die Struktur für einen möglichen Prozess und kein festes Manual dar.)

1. Sicherer Ort als Ausgangspunkt.
2. Arbeitsort als Erfahrungsort (hier beginnt die Übung).
3. Kontakt mit einem bedürftigen Anteil (über Affektbrücke, über eine Regression, anhand einer spezifischen Erinnerung etc.).
4. Erfassen der Bedürftigkeit, der inneren Verfassung, der Dringlichkeit. Was braucht sie/er in der Situation? Je nach Belastungsgrad den Fokus mehr auf die Beobachterperspektive bzw. auf das assoziierte Erleben richten (Beobachterperspektive kann mit Bildschirmtechnik verstärkt werden).
5. Auswahl einer nährenden Person/eines nährenden Wesens/eines nährenden Persönlichkeitsanteils: Imagination einer fürsorglichen Person, eines fürsorglichen Wesens bzw. eines fürsorglichen Persönlichkeitsanteils der Patientin/des Patienten.
   Wer könnte in der Situation helfend, schützend bzw. *nährend* sein?

   a) Eine innere Helferin/ein innerer Helfer.
   b) Eine Expertin/ein Experte für Fürsorge und Nähren.
   c) Ein ressourcenreicher erwachsener oder jugendlicher Anteil der Patientin/des Patienten.
   d) Die Therapeutin/der Therapeut.

(Für den weiteren Verlauf beachten: je nach Belastungsgrad den Fokus mehr auf die Beobachterperspektive bzw. auf das assoziierte Erleben richten; bei hoher Belastung immer mit der Beobachterperspektive beginnen; dann schrittweise assoziiertes Erleben fördern.)

6. Imagination der Aufnahme des Kontakts einer fürsorglichen Person/eines fürsorglichen Wesens mit dem bedürftigen Anteil.
7. Imagination der Fürsorge; sie unterstützen, gestalten, vertiefen; die Patientin/den Patienten in diesen Prozess einbinden.
8. Kreation des nachträglichen Nährens entsprechend der Situation, der Alters- und Entwicklungsstufe und der Bedürftigkeit; dazu können auch Szenen imaginiert werden, wie gemeinsame Ausflüge, miteinander sprechen, Dinge erklären, gemeinsam spielen (das, was gerade am meisten gebraucht wird).
9. Stärken der Patienten bzw. weitere unterstützende Aspekte in die imaginierte Fürsorge einbinden (z. B. Erfahrungen in der Mutter-/Vaterrolle, bestimmte Charakteristika wie Sensibilität, bestimmte Fertigkeiten etc.).

Übersicht 19: *Nachträgliches Nähren* (Forstsetzung)
10. Betonung der Selbstverständlichkeit und Bedingungslosigkeit (Fürsorge ohne Vorleistung). 11. Gegebenenfalls spezifische Lebensphasen, Entwicklungsaufgaben durchlaufen und dabei neue Erfahrungen machen. 12. Beide Perspektiven fokussieren (die fürsorgegebende und die fürsorgeerhaltende): a) Fokus auf denjenigen, der/die die Fürsorge erfährt: Wie ist das für sie/ihn? Was macht das im Körper? Wie wäre es, sie/er zu sein? b) Fokus auf denjenigen, der/die die Fürsorge gibt: Wie ist das für sie/ihn? Was macht das im Körper? Wie wäre es, sie/er zu sein? c) Fokus darauf, Fürsorge zu erfahren: Wie ist das für Sie? Was macht das im Körper? d) Fokus darauf, fürsorglich zu sein: Wie ist das für Sie? Was macht das im Körper? 13. Vereinbarung für den weiteren Kontakt und einen weiteren Prozess der Fürsorge. 14. Beenden der Übung am Arbeitsort. 15. Rückkehr an den sicheren Ort und Zeit zum Nachwirken. 16. Reorientierung.

Erläuterungen zu Übersicht 19

Zu 1) Sicherer Ort als Ausgangspunkt

Die Hinweise für die Arbeit mit verschiedenen Orten finden sich unter den Erläuterungen der Intervention zur Arbeit mit ressourcenreichen und symptomassoziierten Ego-States (siehe Punkt 5, S. 252).

Zu 2) Arbeitsort als Erfahrungsort (siehe Punkt 6, S. 253).

Zu 3) Kontakt mit einem bedürftigen Anteil

Der Kontakt kann spontan oder geplant zustande gekommen sein. Die Vorgehensweisen der unterschiedlichen Varianten der Kontaktaufnahme wurden in Abschnitt 9.1 erläutert. Wie bereits im Zusammenhang mit der Arbeit mit symptomassoziierten und traumatisierten Ego-States hervorgehoben wurde, muss bei diesem Schritt berücksichtigt werden, dass sich eine Assoziation mit traumatischem Material vollziehen kann, die zu einem starken Belastungsanstieg führt. Eine entsprechende Vorbereitung der Arbeit ermöglicht es, die Stabilität des Patienten im Verlauf der Intervention aufrechtzuerhalten. Bereits an dieser Stelle können grundsätzlich ressourcenreiche Ego-States eingebunden werden. Ego-States der inneren Stärke können für wichtige Fertigkeiten sorgen, innere Helferinnen und Helfer können Beistand leisten und die Kontaktaufnahme begleiten, innere Beobachterinnen und Beobachter können wichtige Hinweise geben und auf mögliche Schwierigkeiten verweisen.

Zu 4) Erfassen der Bedürftigkeit, der inneren Verfassung, der Dringlichkeit: Was braucht sie/er in der Situation?

In diesem Schritt wird erfasst, in welchem Zustand sich der verletzte Ego-State befindet und was er am dringendsten benötigt. Hier steht die Soforthilfe im Vordergrund. Häufig handelt es sich darum, einen Ego-State aus einer traumatisierenden Situation herauszuholen oder herausholen zu lassen. Konzepte für die Arbeit des Herausholens bzw. Rettens finden sich u. a. bei Reddemann (2011a) und Kahn (2010). Traumatisierte Ego-States müssen aus den traumatisierenden Situationen herausgeholt werden, damit sie anschließend nachträglich genährt werden können. Das Herausholen stellt einen eigenen therapeutischen Schritt dar. Es kann nicht vorausgesetzt oder als Routine angesehen werden. Einerseits besteht die Gefahr der Dekompensation, andererseits können die Ego-States mit den in der Situation beteiligten Menschen verstrickt und somit gebunden sein.

Nachträgliches Nähren ist keine spezifische Intervention der Traumabearbeitung. In der Behandlungsplanung muss klar zwischen Interventionen des nachträglichen Nährens und der Traumabearbeitung unterschieden werden. Im Rahmen des nachträglichen Nährens geht es an dieser Stelle um die Erfassung der Bedürftigkeit des verletzten Ego-States. Wenn die Belastung in dieser Phase zu hoch ansteigt, können mehrere Distanzierungsstufen eingefügt werden.

a) *Geringe Distanz/Assoziation:* In diesem Fall stellt sich der Patient vor, als erwachsener Mann zu dem verletzten kindlichen Ego-State zu reisen. Ich erinnere die Patienten stets daran, dass sie als Erwachsene dorthin gelangen, und erfrage die Auswirkungen, die dies in diesem Moment hat. Sie sind dem traumatisierenden Geschehen sehr nahe. Aus diesem Grund ist diese Variante nicht für alle Patienten geeignet. Bei entsprechender Vorbereitung konnte ich jedoch sehr gute Erfahrungen damit sammeln. Assoziative Prozesse spielen im weiteren Verlauf eine wichtige Rolle. Die Assoziation entsteht durch die Nähe. Das Erleben des verletzten Ego-States wird spürbar. Es besteht die Möglichkeit des Wechsels der Positionen. Insbesondere in Fällen, in denen es nicht primär um traumatisierende Ereignisse geht, kann es von großer Bedeutung für den Behandlungsprozess sein, sich – für einen klar umrissenen Moment – in der Position des verletzten Ego-States zu erleben, sich so zu fühlen.

b) *Distanzierungsstufe I:* In diesem Fall stieg die Belastung bereits im Zusammenhang mit der Aufnahme des Kontakts mit einem verletzten Ego-State an. Damit eine Dekompensation vermieden wird, wird mit einer größeren Distanz weitergearbeitet. Der Patient betrachtet die Situation, in der sich der Ego-State befindet, und den Zustand, in dem er aktuell ist, aus der Ferne. Aus der Ferne zu betrachten kann bedeuten, sich die Situation von oben, wie aus der Luft, anzusehen, sich vorzustellen, sie aus großer Distanz wie durch ein Fernrohr zu betrachten oder sie vom Behandlungsraum aus anzuschauen, ohne dorthin reisen zu müssen. Die *Bildschirmtechnik* bietet sich für diese Distanzierungsstufe sehr gut an. Der Bildschirm kann im Behandlungsraum oder an einem Arbeitsort imaginiert werden. Der Patient hat die Kontrolle über das Material, das auf dem Bildschirm zu sehen ist. Er kann den Film mit einer Fernbedienung jederzeit stoppen oder seine Modalitäten wie Farbe, Kontrast, Ton etc. verändern. Assoziative Prozesse sollen hier unterbunden werden.

c) *Distanzierungsstufe II:* Ist die Belastung trotz Distanzierungsstufe I noch zu hoch, wird eine weitere Distanzierungsstufe eingefügt. Auf dieser Stufe wird die Wahrnehmung der traumatisierenden Situation umgangen. Es wird mit einer *Stellvertretermethode* gearbeitet. Der Patient stellt sich vor, dass der traumatisierte Ego-State von einer Helferin, einem Helfer oder einem Helferteam aus der traumatisierenden Situation herausgeholt und an einen sicheren Ort gebracht wurde. Sämtliche Schritte des *nachträglichen Nährens* beginnen erst an diesem Ort. Die Situation, aus der der Ego-State herausgeholt wurde, spielt eine untergeordnete Rolle. Die Situation und das Geschehen bestimmen natürlich die Bedürftigkeit des Ego-States. Es geht jedoch nicht darum, die Ereignisse zu realisieren. Die Erfassung des Zustandes des Ego-States und seiner Bedürftigkeit kann ebenfalls von den Helfern, also in Stellvertretung, durchgeführt werden.

Zu 5) Auswahl einer nährenden Person/eines nährenden Wesens/eines nährenden Persönlichkeitsanteils

Nachdem die Bedürftigkeit des verletzten Ego-States erfasst wurde, beginnt die konkrete Zuwendung. Der Ego-State wird mit dem versorgt, was er benötigt. Zunächst muss entschieden werden, wer ihn versorgen kann. Die Entscheidung fällt häufig nicht leicht. Optimal wäre es, wenn der erwachsene Patient die Versorgung realisieren könnte. Die Patienten fühlen sich jedoch in vielen Fällen aus zwei Gründen nicht dazu in der Lage.

Erstens kann dem Versorgen ein Erleben widersprechen, das sich dadurch auszeichnet, sich selbst als dem Ego-State gegenüber unzumutbar zu fühlen. Der Patient bricht beispielsweise die Intervention verzweifelt mit den Worten ab: »Ich kann mich dem kleinen Jungen doch nicht in diesem miserablen Zustand zuwenden. Ich bin ja selbst völlig kaputt und abstoßend. Er muss doch einen Schock erleiden, wenn er mich so wahrnimmt.«

Zweitens kann es an entsprechenden Erfahrungen und Fertigkeiten mangeln. Der Patient stellt zum Beispiel deprimiert fest, dass er – wenn er ehrlich ist – gar nicht weiß, was er jetzt mit dem verletzten Jungen anfangen soll. Er wisse nicht, wie er Fürsorge realisieren könne. Er habe es nicht erlebt und habe es nicht lernen können.

An dieser Stelle möchte ich daran erinnern, dass auch die erwachsenen Patienten Unterstützung im Erlernen neuer Fertigkeiten, Strategien und Handlungsmuster benötigen. Dies betrifft bei Weitem nicht nur die kindlichen Ego-States. Im Behandlungsplan müssen entsprechende Bemühungen für die Erwachsenen in Form von eigenen Interventionen Berücksichtigung finden. Da die Unterstützung der Erwachsenen hinsichtlich der Versorgung bedürftiger Ego-States eine gewisse Zeit in Anspruch nimmt, muss für das nachträgliche Nähren übergangsweise jemand anderes gefunden werden. Innere Helferinnen und Helfer bieten hier eine sehr gute Möglichkeit. Sie können versorgen, Mitgefühl zeigen und trösten. Sie können unterstützen, begleiten, anregen, aufmuntern, zuhören, annehmen, präsent sein. Mit manchen Patienten suche ich nach sogenannten *Experten für Fürsorge und Nähren*. Die Frage lautet: »Fällt Ihnen jemand ein, der oder die Fürsorge und Nähren besonders gut kann?« Wir suchen nach jemandem, der oder die diese Fähigkeiten geradezu verkörpert. Es können reale Menschen aus dem Leben der Patientin oder auch Menschen sein, die die Patientin nicht persönlich kennt. Es können weiterhin Tiere oder Fantasiewesen sein. Wichtig ist die Ausstrahlung einer fürsorglichen und nährenden Grundhaltung.

Inwieweit der Therapeut in die Arbeit einbezogen werden kann, wird nicht nur unter den Psychotherapieexpertinnen viel diskutiert.

Als Therapeuten dürfen wir aus meiner Sicht nicht der Überzeugung verfallen, wir könnten *das alles alleine regeln*, wir könnten das Nähren übernehmen und hätten damit alles im Griff. Gerade, da wir doch über so viele Erfahrungen verfügen, könnten wir das Nähren »eben mal schnell selbst übernehmen« und brauchten nicht so lange nach Helfern oder kompetenten erwachsenen Ego-States der Patienten zu suchen. Es könnte nach einer eleganten Lösung aussehen. Wir würden uns damit jedoch ziemlich überhöhen, möglicherweise auch Grenzen verletzten und irgendwann entsprechend ernüchtert werden. Der Patient benötigt unsere Unterstützung dabei, selbst fürsorglich und nährend sein zu können. Er benötigt Anleitung für die Entwicklung einer inneren fürsorglichen und nährenden Atmosphäre, für den Aufbau entsprechender Beziehungen im inneren System und für den Transfer der inneren Prozesse in seine Lebensumwelt. Unsere fürsorgliche und damit auch nährende Haltung spielt in der Behandlung eine große Rolle. Sie ist jedoch nicht der Schlüssel für *diesen* Entwicklungsschritt.

Ich möchte hier zwei Beispiele aufführen, die die Einbeziehung des Therapeuten an dieser Stelle als sinnvoll erscheinen lassen. Das erste Beispiel ist die Arbeit mit einem inneren Team, das die Fürsorge übernimmt. Wenn es in einem inneren Team verschiedene Helferinnen und Helfer gibt und sich die Patientin explizit wünscht, dass ich ein Teammitglied sein soll, kann ich dem zustimmen. Ich betone in diesem Fall, dass ich nur einer von mehreren Teammitgliedern bin, und sehe mich eher als Moderator in unterstützender Funktion. Ich kann in dieser Funktion möglicherweise Vorschläge machen, kann Anregungen geben, kann den Fokus auf die kleinen Schritte lenken und kann mich um Störungen kümmern, die während der Arbeit auftreten. Ich erfülle nährende Aufgaben nur indirekt.

Das zweite Beispiel betrifft meine Modellfunktion. Diese Funktion kommt beispielsweise dann zustande, wenn die Patientin mit dem Versorgen nicht zurechtkommt, sich als hilflos und unfähig erlebt und die Arbeit mit inneren Helfern nicht funktioniert. In diesem Fall kann ich mich als Modell anbieten. Wenn die Patientin nicht weiß, was sie sagen soll, kann ich ihr eine Formulierung anbieten und sie probehalber an den verletzten Ego-State richten. Ich frage die Patientin, ob ich einmal etwas sagen dürfte. Nach ihrer Zustimmung sage ich vielleicht zu ihm: »Ich sehe, dass du Angst hast.« Oder: »Ich verstehe, wie einsam du dich fühlst.« Oder: »Ich weiß, wie schwer es ist.« Ich warte dann die Reaktion des Ego-States ab und frage die Patientin, wie sie diese Interaktion erlebte. Ich bin in diesem Moment ein Modell für eine fürsorgliche und nährende Begegnung. In einem nächsten Schritt ermuntere ich die Patientin, sich jetzt selbst an den Ego-State zu wenden. Ich bitte sie, die gleichen Sätze mit ihren eigenen Worten an den Ego-State zu richten. Teilweise ergibt sich daraus ein Prozess, in dem ich anfangs aktiver bin und mich mit der Zeit immer mehr zurücknehme. Ich übergebe die Fürsorge fließend an die Patientin und war nur zu Beginn eine Art Initiator.

(Für den weiteren Verlauf beachten: je nach Belastungsgrad den Fokus mehr auf die Beobachterperspektive bzw. auf das assoziierte Erleben richten; bei hoher Belastung immer mit der Beobachterperspektive beginnen; dann schrittweise assoziiertes Erleben fördern.)

Da es sich bei der Intervention des nachträglichen Nährens nicht um eine Methode der Traumabearbeitung handelt, ist hier assoziatives Erleben wichtig und anzustreben. Das Ausmaß der Assoziation ist vom Belastungsgrad anhängig. Je nach Belastungsgrad leite ich die Patienten an, sich in den Ego-State einzufühlen und genau zu erleben, wie sich die fürsorgliche und nährende Begegnung anfühlt. Dies wird durch ein schrittweises Annähern realisiert. In den Fällen, in denen zu Beginn mit der Distanzierungsstufe I oder II gearbeitet wurde, wird der Annäherungsprozess erst dann begonnen, wenn der traumatisierte Ego-State an einen sicheren Ort gebracht wurde und Unterstützung durch entsprechende Helfer hat.

Zu 6) Imagination der Aufnahme des Kontakts einer fürsorglichen Person/eines fürsorglichen Wesens mit dem bedürftigen Anteil

Der Patient wird angeleitet, sich die konkrete Aufnahme des Kontakts mit dem verletzten Ego-State vorzustellen. Wer den Kontakt aufnimmt, wurde im vorherigen Schritt festgelegt.

Zu 7) Imagination der Fürsorge

Die Patientin wird angeleitet, sich vorzustellen, wie die Fürsorge weiter ausgestaltet wird, was alles dazugehört, wie sie vertieft und weitergeführt werden kann. Sie soll schrittweise in die Fürsorge eingebunden werden (falls sie nicht von Beginn an bereits eine aktive Rolle spielte). Die Patientin kann beispielsweise gebeten werden, bestimmte Angebote an den verletzten Ego-State zu machen, einfach zuzuhören, Präsenz zu zeigen, Anteil zu nehmen etc.

Zu 8) Kreation des nachträglichen Nährens

An dieser Stelle geht es um konkrete neue Erfahrungen des verletzten Ego-States. Die Möglichkeiten sind von der Situation und der Entwicklungsstufe des Ego-States abhängig. Ein Säugling benötigt andere Beziehungsangebote als ein jugendlicher Ego-State. Für den Säugling kann es elementar sein, im Arm gehalten zu werden, den Köper der haltenden Person zu spüren, ihren Herzschlag wahrzunehmen und die Wärme, die von ihr ausgeht, ihren Atemrhythmus. Für einen jugendlichen Ego-State kann es sehr wichtig sein, auf einen Gleichgesinnten zu stoßen, einen Verbündeten zu erleben, mit dem später einmal Dinge ausgetauscht werden können, die sonst tabu sind. Die Fürsorge richtet sich nach dem Alter und Entwicklungsstand. Wir arbeiten hier wie mit einer realen Person in dem betreffenden Alter. Für diese Arbeit müssen wir über entsprechende Interventionen der Kinder- und Jugendlichenpsychotherapie verfügen. Wir müssen uns auf das Alter und den Entwicklungsstand einstellen können. Wir müssen nicht jeden Schritt vorwegnehmen, müssen vieles nicht selbst wissen und entscheiden. Wir können größtenteils begleiten. Aber wir müssen realisieren, mit wem wir es gerade zu tun haben, den Patienten dabei helfen, dies ebenfalls zu realisieren, und dafür sorgen, dass angemessene Angebote gemacht werden.

Zu 9) Stärken der Patienten bzw. weitere unterstützende Aspekte in die imaginierte Fürsorge einbinden

Ressourcenreiche Erfahrungen des Patienten werden in die Arbeit des nachträglichen Nährens eingebunden. Dies können spezifische Fähigkeiten sein, wie das Beherrschen verschiedener Sportarten, künstlerische oder musikalische Talente, Hobbys, besondere Interessen, Erfahrungen aus der Bewältigung von Entwicklungsaufgaben, Erfahrungen aus der Elternschaft oder bestimmte Charaktereigenschaften. Die Suche richtet sich auf Dinge, die der Patient gut kann und die sich im Zusammenhang mit dem nachträglichen Nähren eignen. Ein Patient könnte mit einem verletzten Ego-State Fußball spielen oder ein leckeres Essen zubereiten. Eine Patientin könnte dem verletzten Ego-State die Vielfalt und Schönheit der Natur nahebringen, einen Ausflug machen, ihm ein Tier schenken oder ein Märchen vorlesen. Es gibt unzählige Möglichkeiten.

Zu 10) Betonung der Selbstverständlichkeit und Bedingungslosigkeit (Fürsorge ohne Vorleistung)

Die Intervention soll von einer Atmosphäre der Bedingungslosigkeit getragen werden. Bedingungslosigkeit ist den verletzten Ego-States unbekannt. Häufig hält sich eine diesbezügliche Skepsis sehr hartnäckig. Sie sind der Überzeugung, dass *die Rechnung am Ende noch kommt*, dass sie *dafür zahlen müssen*. Bedingungslose Fürsorge lässt sich nicht »per Ansage« verständlich machen. Sie muss erlebt werden. Dieser Prozess benötigt seinen eigenen Zeitrahmen. Crashkurse helfen hier nicht unbedingt weiter.

Zu 11) Spezifische Lebensphasen, Entwicklungsaufgaben durchlaufen und dabei neue Erfahrungen machen

Zum nachträglichen Nähren gehört das Durchlaufen wichtiger Entwicklungsaufgaben bzw. Lebenssituationen. Entsprechende Situationen werden als neuartig erlebt. Es werden neue Erfahrungen gesammelt. Beispielsweise kann der kleine Junge nun angstfrei seinen ersten Schultag erleben und Freude an der Schule entwickeln. Das kleine Mädchen kann ihrer Trauer über den Verlust des Vaters Ausdruck verleihen. Die Jugendliche kann sich selbst annehmen, sodass es ihr möglich wird, sich mit einem Jungen zu verabreden, den sie schon lange verehrt. Der Junge erfährt wichtige Hintergründe zu den Umständen der Trennung der Eltern, die ihn sehr entlasten. Es können Prüfungen bestanden, Auszüge vollzogen, tiefe Begegnungen erlebt werden. Ich bin mir nicht sicher, ob sich jetzt bei Ihnen während des Lesens leise Widerstände bemerkbar machen. Bei meinen Patienten ist dies häufig der Fall. Sie fragen sich, wozu das alles gut sein soll, weil es doch im wahren Leben nicht so war. Es erinnere eher an Theater, an Fantasiewelten oder an das Schlaraffenland. Es mache sie eher traurig, da die Diskrepanz zu ihrer realen Biografie so groß sei. Man könne sich doch nicht einfach alles so toll vorstellen. Solche Vorbehalte stellen einen wichtigen Moment der Behandlung dar. Wir werden tatsächlich nicht die Vergangenheit neu schreiben und am Ende so tun, als wäre alles ganz anders gewesen, als hätten paradiesische Verhältnisse geherrscht. Der entscheidende Punkt besteht im aktuellen Erleben des verletzten Ego-States. Er fühlt sich jetzt gerade hilflos, überfordert, verlassen, schwach, unwürdig, unzumutbar etc. Er soll dementsprechend auch jetzt neue Erfahrungen machen können. Er macht diese Erfahrungen nicht früher, sondern jetzt, in diesem Moment. Die Patienten erleben es auch, dass in diesem Moment etwas stattfindet. Ich frage sie einfach, wie es sich jetzt anfühlt, wenn beispielsweise der kleine Junge aufgrund der Zuwendung, die er im Zusammenhang mit dem nachträglichen Nähren erfahren hat, angstfrei in die Schule gehen kann. Der Patient antwortet darauf, dass es sich gut anfühlt. Dieses Gefühl, dieses Erleben ist die Erklärung für die Wirkung des nachträglichen Nährens. Der Ego-State befindet sich in der Gegenwart in Not, er erfährt in der Gegenwart Fürsorge, und er kann in der Gegenwart aufgrund dieser Fürsorge neue Erfahrungen machen, die dem Patienten wiederum neue Erfahrungen ermöglichen.

Streng genommen ist der Begriff »nachträglich« unscharf. ***Es wird nicht nachträglich, sondern in diesem Moment genährt. Der Ego-State erfährt in diesem Moment Fürsorge.*** Die Bezeichnung *nachträglich* verweist auf den Umstand, dass die Fürsorge zu der Zeit, in der sie angemessen gewesen wäre, nicht erfolgte und dass sich daraus verschiedene negative Konsequenzen ergeben haben, so zum Beispiel Ego-States, die spezifische Bewältigungsstrategien entwickelten, um die Mangelzustände bzw. traumatisierenden Umstände zu kompensieren. Die Bewältigungsstrategien waren damals die wirkungsvollsten zur Verfügung stehenden Mittel. Sie erschienen funktional. Langfristig erwiesen sie sich als dysfunktional.

Die Erfahrung des Nährens spielt eine ebenso wichtige Rolle wie die des Genährtwerdens. Für die Patienten ist das Erleben, nähren zu können, eine heilsame Erfahrung. Sie verändert ihr inneres Geschehen nachhaltig und muss in der Arbeit in gleicher Weise hervorgehoben werden und Berücksichtigung finden wie die Erfahrungen, Fürsorge zu erhalten.

Zu 12) Beide Perspektiven fokussieren (die fürsorgegebende und die fürsorgeerhaltende)

In diesem Schritt soll auf die Verstärkung der Erfahrung nachträglichen Nährens sowie auf die Verankerung auf mehreren Erlebensebenen eingegangen werden. Vergleichbar einem Pendelprozess wird der Fokus immer wieder von der Person, die Fürsorge gibt, zu der, die sie erfährt, gewechselt. Wenn Helferinnen und Helfer beteiligt sind, werden sie in den Pendelprozess einbezogen. Der Fokus wechselt in diesem Fall zwischen der Helferin, die Fürsorge gibt, dem verletzten Ego-State, der sie erfährt, und der Patientin, die dies unmittelbar miterlebt. Zusätzlich wird zwischen der Betrachtung von außen (in der dritten Person) und dem Modus, es selbst zu erleben (in der ersten Person), gewechselt. Die Erfahrung soll weiterhin auf mehreren Ebenen verankert werden. Der Fokus richtet sich hier auf die Reaktionen des Körpers, auf emotionale Reaktionen, neue Gedanken oder Überzeugungen und neue Handlungsimpulse. Es geht um eine ganzheitliche Erfahrung.

Zu 13) Vereinbarung für den weiteren Kontakt und einen weiteren Prozess der Fürsorge

Die Intervention zum nachträglichen Nähren erstreckt sich immer über einen längeren Zeitraum als nur über eine 50-minütige Sitzung. Sie muss in einem Rahmen untergebracht werden, der es ermöglicht, die Arbeit am Sitzungsende gut verpacken und in einer weiteren Sitzung wieder aufgreifen und fortführen zu können. Wenn eine gut funktionierende Variante des Ein- und Wiederauspackens gefunden wurde, können beispielsweise problemlos Sitzungen zu anderen Themen dazwischengeschoben werden. Als Therapeuten tragen wir die Verantwortung, den Prozess angemessen fortzuführen und ihn transparent in den Behandlungsablauf einzubetten. Das ist eine Form unserer Fürsorge.

Zu 14), 15) und 16) Beenden der Übung am Arbeitsort

Die Hinweise zum Beenden der Intervention bis hin zur Reorientierung wurden mit den Erläuterungen zur Arbeit mit ressourcenreichen und symptomassoziierten Ego-States gegeben (siehe 257).

12.2.3 Nichthypnotische Technik mithilfe von Stühlen

Das Konzept der nichthypnotischen Technik mithilfe von Stühlen wurde von Helen Watkins entwickelt (Watkins u. Watkins 2003, S. 173–178). Sie konzipierte diese Technik insbesondere für die Arbeit mit Patienten, bei denen die Anwendung klinischer Hypnose nicht indiziert ist, und setzte sie vor allem im Zusammenhang mit Fragestellungen ein, bei denen gemischte Gefühle im Vordergrund stehen. Die Intervention der nichthypnotischen Technik mithilfe von Stühlen sowie ihre Weiterentwicklungen gehören zu den wichtigsten Ansätzen der Ego-State-Therapie. Bevor ich das Vorgehen anhand eines Arbeitsblattes ausführlich erläutere, möchte ich auf die grundlegenden Aspekte der Konzeption eingehen.

12.2.3.1 Die nichthypnotische Technik mithilfe von Stühlen zur Arbeit mit verletzten Ego-States

Die nichthypnotische Technik mithilfe von Stühlen, ihre Weiterentwicklungen sowie die Adaption der Konzeption für die Arbeit mit klinischer Hypnose (siehe Abschn. 12.2.4) eignen sich besonders für die Arbeit mit verletzten Ego-States. Aus diesem Grund werden sie in diesem Kapitel vorgestellt. Mittels dieser Technik lassen sich der Zugang zu verletzten Ego-States sowie ihre Versorgung unter Einbeziehung weiterer Ego-States hervorragend realisieren.

Die Interventionen lassen sich jedoch ebenso zur Arbeit mit grundsätzlich ressourcenreichen sowie zur Arbeit mit verletzenden Ego-States einsetzen, sie sind nicht auf einen Anwendungsbereich beschränkt.

12.2.3.2 Adaptionen der nichthypnotischen Technik mithilfe von Stühlen

Die Konzeption der Ursprungsintervention lässt sich auf mehrere psychotherapeutische Vorgehensweisen übertragen. In diesem Abschnitt wird die nichthypnotische Technik mithilfe von Stühlen erläutert. Im anschließenden Abschnitt 12.2.4 wird die Konzeption unter Anwendung von klinischer Hypnose mittels Metaphern vorgestellt. Weiterhin lässt sich die Konzeption auf die Arbeit mit Symbolen, Figuren, Fotos, Texten und gestalterischen Mitteln übertragen. Die Grundkonzeption kann mit verschiedenen Arbeitstechniken umgesetzt werden.

12.2.3.3 Differenzielle Indikation

Die nichthypnotische Technik mithilfe von Stühlen und ihre Weiterentwicklungen lassen sich in allen Phasen des SARI-Modells einsetzen. Den häufigsten Indikationsbereich bilden die Phasen II und III des SARI-Modells. Kombinationen und Überschneidungen bilden eher die Regel als die Ausnahme.

Phase I: Ressourcenreiche Ego-States werden einerseits in die nichthypnotische Technik mithilfe von Stühlen eingebunden. Die entsprechenden Ego-States sind wichtige Mitglieder des inneren Teams, mit dem gearbeitet wird. Die Intervention kann man andererseits explizit für den Zugang zu ressourcenreichen Ego-States einsetzen, um die Stabilität der Patientin zu erhöhen. Die Fragestellungen der Intervention werden entsprechend modifiziert, zum Beispiel: »Welche hilfreichen Dinge tauchen im Zusammenhang mit dem Ausgangsthema auf?«

Phase II: Mithilfe der Intervention wird ein Zugang zu Ego-States geschaffen. Sie sind in diesem Fall noch nicht bekannt. Möglicherweise zeigen sich Ego-States, die in früheren Interventionen bereits herausgearbeitet wurden. Wurde zum Beispiel zu Beginn der Behandlung der Zugang zu einer inneren Helferin hergestellt, kann sie sich in der nichthypnotischen Technik mithilfe von Stühlen zeigen. Der Fokus liegt jedoch auf dem Zugang zu bisher nicht zugänglichen bzw. nicht ernst genommenen Ego-States.

Phase III: Die nichthypnotische Technik mithilfe von Stühlen bietet ebenso einen Ausgangspunkt für die intensive Arbeit mit den Ego-States. Es geht nicht mehr um den Zugang zu, sondern um die Beziehungsarbeit mit den Ego-States, um die Versorgung von Ego-States, möglicherweise um Traumabearbeitung sowie um Prozesse des Verhandelns und der Entwicklung neuer Strategien.

Phase IV: Hier sind zwei Aspekte von Bedeutung: Integrative Prozesse sowie Prozesse einer Neuorientierung begleiten die gesamte Arbeit. Jede neue Erfahrung im Zusammenhang mit den Ego-States, zu denen ein Zugang geschaffen und mit denen gearbeitet wurde, weist integrative Aspekte auf bzw. lässt sich für integrative Schritte nutzen. Die Fragen der Phase IV begleiten den gesamten Interventionsprozess.

Die nichthypnotische Technik kann man zusätzlich auch einsetzen, um speziell die in Phase IV des SARI-Modells anstehenden Aufgaben zu bearbeiten. Sie wird damit als eine Technik zur Integration und Neuorientierung angewandt. In dem Fall geht es nicht mehr um die Aspekte des Zugangs oder der Arbeit mit Ego-States, sondern um Fragen der Teamarbeit unter den neuen Bedingungen, die sich durch die psychotherapeutischen Veränderungen ergeben haben. Die Frage der zukünftigen Zusammenarbeit des inneren Teams steht im Vordergrund.

12.2.3.4 Spezifische Intervention oder Rahmen der Behandlung?

Die nichthypnotische Technik mithilfe von Stühlen kann als eine spezifische Intervention der Ego-State-Therapie innerhalb des individuellen Behandlungsplanes eingesetzt werden, der weitere Interventionen vorsieht. Sie reiht sich in eine Auswahl von Interventionen ein. Sie lässt sich von den weiteren Interventionen abgrenzen. Beispielsweise können zuvor Interventionen im Zusammenhang mit Ego-States der inneren Stärke durchgeführt werden. Anschließend wird die nichthypnotische Technik mithilfe von Stühlen für die Arbeit an einem zentralen Thema ausgewählt. Für weitere Themen bzw. weitere Behandlungsabschnitte können dann andere Interventionen geplant sein. Die nichthypnotische Arbeit mit Stühlen ist in diesem Fall eine Intervention unter vielen.

Sie kann auch als ein *Rahmenkonzept* für den gesamten Behandlungsplan eingesetzt werden. Hier wird sie als zentrale Intervention angewendet. Sie reiht sich nicht in eine Auswahl ein, sondern sie bildet die Grundlage des Behandlungsplanes. Zu den Besonderheiten der Konzeption dieser Intervention gehört, dass mit ihr alle vier Phasen des SARI-Modells sowie alle sieben prozessorientierten Ziele der Ego-State-Therapie bearbeitet und durchlaufen werden können. In diesem Fall wird die Arbeit nach der Anamnese, Diagnostik und Edukation mit der nichthypnotischen Technik mithilfe von Stühlen begonnen und beibehalten. Sollen weitere Interventionen angewendet werden, werden sie in die nichthypnotische Technik mithilfe von Stühlen integriert. Sie stellen Exkurse dar, ohne dass der rote Faden der Grundintervention aufgegeben wird. Zum Beispiel kann nachträgliches Nähren oder das Entwickeln neuer Strategien für einen destruktiv wirkenden Ego-State in die nichthypnotische Technik mithilfe von Stühlen integriert werden.

12.2.3.5 Gruppen- oder Einzelarbeit?

Die nichthypnotische Technik mithilfe von Stühlen stellt eine Gruppenintervention dar. Es wird mit einer Gruppe von Ego-States gearbeitet. Gruppenprozesse werden ebenso fokussiert wie die aktuellen Zustände, in denen sich die Gruppenmitglieder befinden, sowie die Funktion, die sie haben, und die Strategien, mit denen sie ihre Funktion erfüllen. In das Interventionskonzept kann jedoch eine Einzelarbeit mit einem Ego-State integriert werden. Für eine gewisse Zeit wird eine *Einzelarbeit in der Gruppe* realisiert, wobei die weiteren Gruppenmitglieder wichtige Unterstützungsaufgaben übernehmen können. Hier werden auch die Kombinationsmöglichkeiten sichtbar. Weitere Interventionen der Ego-State-Therapie lassen sich integrieren. Zum Beispiel kann ein Gruppenmitglied – ein verletzter Ego-State – mittels des nachträglichen Nährens versorgt werden und erhält für die entsprechende Zeit die volle Aufmerksamkeit. Die weiteren Ego-States können ihn dabei unterstützen, der Versorgung eher passiv beiwohnen oder gar keine Rolle spielen, als wären sie überhaupt nicht anwesend. Der verletzte Ego-State steht für diese Zeit im Zentrum der Bemühungen.

Übersicht 20: Nichthypnotische Technik mithilfe von Stühlen
(nach Fritzsche u. Hartman 2010, S. 108–112)

1. Exploration des Problems/Konfliktes.
2. Festlegen eines Arbeitstitels.
3. Kurze Vorbesprechung der Arbeit (Ego-State-Modell, Verwendung von Stühlen etc.).
4. Die Patientin/den Patienten auf den ersten Stuhl setzen, bitten, den Gefühls- oder Körperzustand auszudrücken, den sie/er jetzt auf diesem Stuhl erlebt, wenn sie/er mit dem Problem assoziiert ist. Der Satz soll beginnen mit »Ich habe das Gefühl …« oder »Hier fühle ich …«
5. Die Antwort wird stichpunktartig auf einen Zettel geschrieben, der Zettel auf den Stuhl gelegt.
6. Die Patientin/der Patient wird nun gebeten, sich auf einen anderen Stuhl zu setzen und nun auf diesem Stuhl zu spüren, welches Gefühl oder welcher Körperzustand im Zusammenhang mit dem Ausgangsproblem jetzt auftaucht. Die Antwort wieder auf einen Zettel schreiben und ihn auf den zweiten Stuhl legen. Auf diese Art entsteht ein Stuhlkreis. Dieser Kreis kann auch vor der Arbeit mit beispielsweise vier oder fünf Stühlen hingestellt werden. Später würden dann gegebenenfalls Stühle dazu gestellt.
7. Diese Prozedur weiterführen – meistens werden vier bis acht Stühle benötigt. Wichtig ist die Formulierung: »Wenn Sie jetzt hier auf diesem Stuhl sitzen, gibt es noch einen Gefühls- oder Köperzustand im Zusammenhang mit dem Ausgangsproblem, der bisher noch nicht aufgetaucht ist?« Manchmal werden Gefühls- oder Körperzustände genannt, die eigentlich Präzisierungen von bereits zuvor genannten Zuständen sind. In einem solchen Fall ist es wichtig, dafür keinen neuen Stuhl zu besetzen, sondern gegebenenfalls Vorheriges zu präzisieren.
8. In diesem ersten Durchlauf soll auch darauf geachtet werden, ob es ein hilfreiches oder ressourcenreiches Gefühl bzw. einen entsprechenden Körperzustand gibt – falls dies zuvor noch nicht von selbst angesprochen wurde, kann eine spezielle Frage dazu eingebunden werden.
9. Wenn kein weiterer Zustand/Anteil auftaucht, wird die Patientin/der Patient gebeten, sich mit der Therapeutin/dem Therapeuten vor den ersten Stuhl zu stellen und verschiedene Fragen zu bearbeiten. Die Therapeutin/der Therapeut liest nun den Zettel vor und erfragt folgende Aspekte:

   a) Wie geht es diesem Zustand/Anteil? Wonach ist ihm?
   b) Welchen Namen oder Titel könnte dieser Zustand/Anteil bekommen?
   c) Erscheint er Ihnen älter, jünger oder gleich alt? (Wie alt ungefähr?)
   d) Welche Geschichte hat der Ego-State, wann ist er entstanden?
   e) Welche Aufgabe (Funktion) hat er, und mit welchen Strategien verfolgt er sie? [Siehe auch Punkt 12.]

Übersicht 20: Nichthypnotische Technik mithilfe von Stühlen
(Fortsetzung)

(Die Antworten werden auf den jeweiligen Zetteln stichpunktartig hinzugefügt und am Ende für die Patientin/den Patienten zusammengefasst.)

10. Diese Prozedur wird nun mit allen Stühlen, d. h. mit allen Zuständen/Anteilen, durchgeführt.
11. Nun wird die Patientin/der Patient gebeten, die Stühle im Raum so zu positionieren, wie es sich im Moment für sie/ihn anfühlt bzw. wie es im Moment am besten passt (nicht, wie es sein sollte, sondern wie es jetzt gerade ist!). Aus dem Arrangement der Stühle werden meist schon Konflikte, Probleme – aber auch Ressourcen – sichtbar.
12. Nun wird die Patientin/der Patient gebeten, sich auf einen bestimmten Stuhl zu setzen. Dabei gibt es verschiedene Möglichkeiten:

    a) Die Patientin/den Patienten fragen, mit welchem Zustand/Anteil sie/er beginnen würde.
    b) Beginn mit einem sehr ressourcevollen Zustand/Anteil.
    c) Beginn mit einem sehr hilfsbedürftigen oder einsamen Zustand/Anteil.
    d) Beginn mit einem verbietenden Zustand/Anteil.

    Es wird eine Exploration mit diesem Zustand/Anteil begonnen:

    - Wie geht es ihm hier?
    - Warum ist dieses Erleben so? (Welche Idee gibt es zu diesem Erleben?)
    - Welche Aufgabe hat er (welche Funktion)? (Falls diese Frage nicht bereits in Punkt 9 geklärt wurde.)
    - Wie erlebt er die anderen?

13. Nun beginnt eine Beziehungsarbeit, ein Prozess, in dem die verschiedenen Zustände miteinander in Beziehung treten. Das Ziel dieses Prozesses ist die Verbesserung der Beziehung zwischen den Zuständen/Anteilen. Die Patientin/der Patient setzt sich dazu jeweils auf die Stühle, um die es gerade geht:

    - Es geht um Interaktion, Respekt, Verständnis und um verschiedene Bedürfnisse.
    - Es geht um hilfreiche und hilfsbedürftige Anteile, um fordernde, strafende, verängstigte, einsame, ausgeschlossene etc. Anteile.
    - Es geht um die Akzeptanz der bisherigen Aufgaben und das Finden von neuen Aufgaben (z. B. bei Schutzfunktionen).
    - Es geht um Lösungsschritte, die aus dem inneren System heraus entstehen.

Übersicht 20: Nichthypnotische Technik mithilfe von Stühlen
(Fortsetzung)

- Es geht um Verantwortung, Hilfe und Schutz.
- Es geht um Wachsen.

Wichtig dabei ist, dass der Therapeut/die Therapeutin nicht zu aktiv ist, sondern diesem Prozess genügend Raum gibt. Durch die Arbeit entsteht so etwas wie eine spontane Lösungstendenz. Ideen können eingebracht werden – sollten aber jeweils zuvor bestätigt, d. h. von dem jeweiligen Zustand/Anteil, um den es geht, erlaubt werden (z. B.: »Wie wäre es, den ressourcenvollen Zustand ›X‹ einmal dazuzuholen und um Unterstützung zu bitten?«). Der Therapeut/die Therapeutin ist mehr dafür da, den Prozess zu fördern, als dafür, konkrete Lösungen anzubieten (z. B. dafür einen Zustand/Anteil zu fragen, was er jetzt am meisten brauche, um dann zu versuchen, dies mit einzelnen oder mehreren anderen Zuständen/Anteilen umzusetzen).

14. Im Laufe des Prozesses werden die jeweiligen Stühle immer wieder umgestellt. Dadurch verändert sich die Konstellation ständig. Am Ende entsteht ein Bild, welches einer inneren respektvollen und harmonischen Kommunikation und Kooperation entspricht. Die Patientin/der Patient setzt sich noch einmal in beliebiger Reihenfolge auf alle Stühle und überprüft das Ergebnis bzw. den Zwischenstand.

Teilweise wird es notwendig, eine Reihenfolge der Aufmerksamkeit festzulegen. Zum Beispiel benötigen ein verletzter und ein blockierender Ego-State besonders viel Aufmerksamkeit. In diesem Fall muss geklärt werden, dass erst mit dem einen und danach mit dem anderen intensiver gearbeitet wird, weil sich dies nicht gleichzeitig realisieren lässt. Im Allgemeinen richtet sich der therapeutische Fokus zu Beginn häufig auf einzelne Ego-States und wechselt im Laufe der Arbeit mehr zur Gruppenperspektive. Die Einzelarbeit beinhaltet jedoch immer die Einbeziehung möglichst vieler Mitglieder des inneren Teams. Im letzten Teil der nichthypnotischen Technik mithilfe von Stühlen liegt die volle Aufmerksamkeit auf dem kompletten inneren Team. Es geht um Fragen der gegenseitigen Unterstützung, der Kooperation, der Anwendung neuer Strategien auf der Grundlage eines neu entwickelten Zusammenlebens. Es geht darum, mithilfe eines neuartigen Zusammenwirkens des inneren Teams die Anforderungen, die die Prozesse des Austauschs mit der Umwelt an den Patienten stellen, besser erfüllen zu können, es geht um eine Befähigung in der Auseinandersetzung mit der Umwelt.

Übersicht 20 gibt einen Überblick über die einzelnen Schritte der Intervention. Im Folgenden erläutere ich die einzelnen Schritte, indem ich die Kommentare zu jedem Punkt anfüge.

Erläuterungen zu Übersicht 20

1) Exploration des Problems/Konfliktes

Die Erläuterungen zu den ersten drei Punkten findet sich auf den Seiten 251–252.

2) Festlegen eines Arbeitstitels

3) Kurze Vorbesprechung der Arbeit

4) Die Patientin/den Patienten auf den ersten Stuhl setzen

In der Vorbesprechung der nichthypnotischen Technik mithilfe von Stühlen wurde dieser Schritt bereits angekündigt. Manche Patienten sind etwas irritiert und erklären, dass sie auf dem ersten Stuhl »doch dasselbe erleben« wie auf dem Stuhl, auf dem sie während der Vorbesprechung saßen. Ich bestärke sie dann und lasse sie ihr Erleben differenziert beschreiben. Es kommt auch vor, dass die Patientin äußert, sie erlebe »hier gar nichts«. Die Frage des Umgangs mit einer solchen Reaktion wird mir häufig in Supervisionen gestellt: »Was mache ich, wenn gar nichts kommt?« »Gar nichts« ist auch eine Reaktion und kann exploriert und beschrieben werden. Ist es eher leer oder taub oder wie abgeschaltet oder wie gestresst aufgrund eines inneren Erwartungsdrucks oder etwa ruhig? Das »Gar nichts« kann zu einem wichtigen Bestandteil des inneren Teams führen. Es kann auch ein Hinweis auf eine Vorbedingung der Arbeit sein, die nicht erfüllt wurde. Es stellt dann eher eine Erinnerung an einen bisher übersehenen Schritt dar.

5) Die Antwort wird stichpunktartig auf einen Zettel geschrieben, der Zettel auf den Stuhl gelegt

Die wichtigsten Punkte, die aus der Exploration des Zustandes entstehen, werden auf einen Zettel geschrieben. Dieser Zettel erfüllt mehrere Aufgaben. Erstens bietet er die Möglichkeit, später den Überblick über die verschiedenen Zustände, Ego-States und Stühle zu behalten. Zweitens wird er im Laufe der Arbeit vervollständigt, sodass er eine Informationssammlung zu einem Ego-State darstellt. Drittens lassen sich die Mitschriften den Patientinnen sehr gut für mögliche Hausaufgaben oder als Erinnerungen im Anschluss an die Arbeit mitgeben. Sie sind wichtige Dokumente des Prozesses. Viertens werden sie benötigt, falls sich die Intervention über mehrere Sitzungen zieht. Sie werden dann wiederverwendet und gegebenenfalls aktualisiert oder modifiziert.

6) Die Patientin/der Patient wird nun gebeten, sich auf einen anderen Stuhl zu setzen und nun auf diesem Stuhl zu spüren, welches Gefühl oder welcher Körperzustand im Zusammenhang mit dem Ausgangsproblem jetzt auftaucht

Die Stühle können nach und nach hinzugestellt werden oder als ein Stuhlkreis vorbereitet sein. An dieser Stelle wird dem Patienten deutlich, dass er zum Ausgangsthema unterschiedliche Zustände erlebt. Er erhält dadurch einen tieferen Zugang zu dem zugrunde liegenden Konzept. Erst beim zweiten Stuhl und dann ebenso bei den folgenden Stühlen erfahren die Patienten die innere Vielfalt. Teilweise benötigen sie für diesen Schritt der Intervention mehr Zeit und etwas Unterstützung. Ich frage sie, ob sie hier vielleicht etwas anderes spüren als auf dem Stuhl zuvor. Die Betonung liegt auf »hier«. Ich frage sie, wie es sich hier anfühlt, wenn sie mit ihrem Ausgangsthema assoziiert sind. Teilweise fällt es ihnen schwer, auf die Unterschiede zu achten. Sie sagen zum Beispiel: »Hier ist es noch genauso traurig wie dort« (und meinen damit den vorherigen Stuhl). Dann schlage ich vor, dass wir die Traurigkeit tatsächlich dem ersten Stuhl zuschreiben, und bitte sie, einmal zu spüren, ob sich hier noch etwas anderes zeigt. Das kann Erschöpfung, Wut, Sehnsucht, Liebe, Resignation oder Skepsis sein. Den neu aufgetretenen Zustand exploriere ich nun.

7) Diese Prozedur weiterführen – meistens werden vier bis acht Stühle benötigt

Teilweise berichten die Patienten von inneren Zuständen, die den bereits genannten sehr ähneln. Hier ist es wichtig, sich Zeit zu nehmen, um festzustellen, ob es sich tatsächlich um einen qualitativ neuen, also bisher noch nicht genannten Zustand handelt. Ich frage sie dann, ob das, was sie jetzt erleben, eher zu einem der bisherigen Stühle gehört oder ob dafür ein neuer Stuhl verwendet werden sollte. Es können von den Patientinnen beispielsweise zwei Qualitäten eines Gefühls auch zwei Stühlen zugeordnet werden, wie eine Befürchtung auf einem und eine panikartige Angst auf dem anderen oder das Kritische auf dem einen und das vernichtend Abwertende auf dem anderen Stuhl. Durch das Nachfragen wird meistens sehr deutlich, ob eine Differenzierung notwendig ist oder nicht.

Die Patienten spüren in den meisten Fällen sehr genau, wenn sich nichts Neues mehr meldet. Einerseits kann es sein, dass sich nur noch Varianten der bisherigen Zustände zeigen. Anderseits meldet sich einfach gar nichts mehr. Teilweise verwende ich eine Art Teststuhl. Ich schlage dann vor, dass wir noch einen Stuhl ausprobieren, dass sich der Patient daraufsetzt und einfach kontrolliert, ob innerlich noch etwas Neues erscheint. Ich mache diesen Vorschlag beispielsweise, wenn ich vermute, dass es noch weitere wichtige Aspekte gibt, wenn bisher nur sehr wenige Zustände differenziert wurden oder wenn ich dem Patienten demonstrieren möchte, dass es deutlich spürbar ist, wenn sich nichts mehr zeigt, dass sich nicht automatisch immer mehr Zustände zeigen.

8) In diesem ersten Durchlauf soll auch darauf geachtet werden, ob es ein hilfreiches oder ressourcenreiches Gefühl bzw. einen entsprechenden Körperzustand gibt

Häufig tauchen unter den Zuständen, die die Patienten erleben und die exploriert werden, auch ressourcenreiche auf. Sie können sich in Stärke, Zuversicht, Freude, Verbundenheit, Kreativität, Mut und vielem anderen mehr zeigen. Je mehr ressourcenreiche Dinge auftauchen, desto besser. Sie werden anschließend für die Arbeit mit den Ego-States dringend benötigt. Falls sich nichts zeigt, was einen ressourcenreichen Anschein hat, muss es aktiv durch den Therapeuten angeregt werden. Ich frage dann explizit, ob sich auch irgendetwas Positives im Zusammenhang mit dem Ausgangsthema zeigt und ob die Patientin dies jetzt hier auf diesem Stuhl spüren kann. Hier ist ebenfalls eine feinfühlige und kleinschrittige Arbeit geboten. Viele Patienten bewerten ein spezifisches Erleben rein negativ und können das positive Potenzial nicht erleben.

Ein häufiges Beispiel ist die Fantasie. Viele früh traumatisierte Menschen waren gezwungen, sich in eigene Fantasiewelten zu flüchten. Dies geschah aus der Not heraus und stellt für sie selten etwas Ressourcenreiches dar. Sie möchten vielleicht nicht einmal gerne darüber reden. Dass sie jedoch besondere Fähigkeiten haben, sich etwas vorzustellen und sich dort hineinzubegeben, fällt ihnen nicht auf.

Erst nachdem ich kurz verschiedene Fragen zum Bereich der Fantasie und Fantasiefähigkeit mit ihnen besprochen habe, erhalten sie einen Zugang zum positiven Potenzial dieser ursprünglichen Bewältigungsstrategie. Ich fokussiere in diesem Fall auf die wichtigen, tatsächlich ressourcenreichen Aspekte des Eintauchens in eigene Fantasiewelten.

9) *Wenn kein weiterer Zustand/Anteil auftaucht, wird die Patientin/der Patient gebeten, sich mit der Therapeutin/dem Therapeuten vor den ersten Stuhl zu stellen und verschiedene Fragen zu bearbeiten*

In diesem Schritt der Intervention wird eine wichtige neue therapeutische Ebene eingeführt. Die Patientinnen erleben die Auseinandersetzung mit ihren Ego-States in der Position von außen, sie erleben sie als *Gegenüber*, sie sind nicht mehr mit ihnen assoziiert. Sie betrachten sie von außen. Auf dem Stuhl sitzend, waren sie mit dem Zustand und dem dazugehörigen Ego-State assoziiert. Sie *spürten* ihn. Sie sahen die Welt mit seinen Augen. Jetzt geht es um eine Betrachtung von außen. Sie stehen ihm gegenüber und sprechen über ihn bzw. von ihm. Ich stelle mich gemeinsam mit der Patientin vor einen der Stühle und befrage sie zu dem Zustand bzw. dem Ego-State. Sie kann selbst bestimmen, mit welchem Stuhl sie beginnen möchte.

Dies bietet erhebliche Vorteile hinsichtlich der Regulierung des Belastungsgrades, der mit der Arbeit an dieser Stelle verbunden sein kann. Wenn die Patientin von der Geschichte eines Ego-States berichtet und diese Geschichte mit belastenden Erinnerungen verbunden ist, erinnere ich sie sofort daran, dass sie jetzt nicht auf dem Stuhl sitzt, also nicht mit dem Zustand assoziiert ist, sondern dass wir von außen daraufschauen. Teilweise trete ich dann mit ihr tatsächlich weiter von dem Stuhl zurück, um den Abstand zu erhöhen. Ich mache ihr deutlich, dass sie gerade den Zustand erlebe, als ob sie auf dem Stuhl säße, dass sie ihn jetzt aber von außen betrachte, also ihm gegenüberstehe. In manchen Fällen ist es notwendig, die Patientin immer wieder an diesen Unterschied zu erinnern. Ich beschreibe das Geschehen mit »rein« und »raus« oder »drinnen« und »draußen«. Die Unterscheidung wird in der weiteren Arbeit sehr wichtig. Wenn wir zu einem späteren Zeitpunkt mit den Stühlen arbeiten, sie dann auf einem der Stühle mit dem entsprechenden Zustand assoziiert ist und die Belastung zu stark ansteigen sollte, veranlasse ich sie, von dem Stuhl aufzustehen und aus dem Erleben »rauszugehen«. Der Unterschied zwischen *drinnen* (auf dem Stuhl sitzen) und *draußen* (davorstehen) ist ihr dann bereits vertraut. Die Patientin verfügt somit über eine weitere Strategie der Symptomkontrolle.

10) *Diese Prozedur wird nun mit allen Stühlen, d. h. mit allen Zuständen/Anteilen durchgeführt*

11) *Nun wird die Patientin/der Patient gebeten, die Stühle im Raum so zu positionieren, wie es sich im Moment für sie/ihn anfühlt, bzw. wie es im Moment am besten passt (nicht, wie es sein sollte, sondern wie es jetzt gerade ist)*

In diesem Schritt geht es um die Darstellung einer inneren Landschaft. Es wird sozusagen eine innere Landkarte erstellt, auf der die Ego-States eingezeichnet werden. Neben der Metapher der Landkarte bietet sich das Bild der inneren Bühne an. Ich bitte den Patienten, die Stühle in der Art zu positionieren, wie er die Ego-States aktuell in seinem Inneren erlebt. Ich beschreibe als Einstieg in die Arbeit typische, allgemein gehaltene Konstellationen und berichte davon, dass es sein kann, dass sich Koalitionen von Ego-States bilden, dass Ego-States isoliert sein können, dass es als zentral und peripher erlebte Ego-States gibt, dass Verstrickungen auftreten können usw. Ich ermuntere den Patienten, indem ich ihm versichere, dass sich all dies in der Position der Stühle darstellen lässt. Ich versichere ihm ebenfalls, dass es nicht darum geht, ihn mit den Positionen festzunageln, sondern dass es um einen Ausgangspunkt für die weitere Arbeit geht. Den Ausgangspunkt wird die Konstellation bilden, die er jetzt gerade erlebt und mithilfe der Positionierung der Stühle sichtbar macht. Die Stühle werden nun vom Patienten in dem zur Verfügung stehenden Raum positioniert.

12) *Nun wird die Patientin/der Patient gebeten, sich auf einen bestimmten Stuhl zu setzen. Dabei gibt es verschiedene Möglichkeiten*

Häufig ergibt sich der nächste Schritt aus der Konstellation der Stühle. Eine Möglichkeit besteht darin, dass die Patienten selbst bestimmen, mit welchem Ego-State die Arbeit begonnen werden sollte (siehe 12a). Sie weisen zum Beispiel auf einen isoliert erscheinenden Ego-State und stellen fest, dass er als Erstes Unterstützung braucht oder sie erkennen die Hindernisse, die durch einen verbietenden Ego-State entstehen, und überlegen, ob sie mit ihm zuerst arbeiten sollten.

Falls die Patienten keinen Schritt vorschlagen können oder wollen, müssen die Anregungen von der Therapeutin kommen. Die Punkte 12b–12d bilden die Einstiegsvarianten an dieser Stelle ab. Eine Strategie kann darin bestehen, für mehr Stabilisierung zu sorgen und weitere Ressourcen zu mobilisieren. Der Fokus liegt hier auf den ressourcenreichen Ego-States (12b). Eine weitere Strategie besteht in der Versorgung eines verletzten Ego-States, der möglicherweise isoliert ist und bisher nicht gesehen wurde (12c). Ebenso kann es notwendig sein, mit einem verletzenden Ego-State zu beginnen, also einem inneren Kritiker oder einem destruktiv erscheinendem bzw. täternahen Ego-State (12d). Der Einstieg kann in eine intensivere Arbeit mit dem entsprechenden Ego-State münden oder einen Übergang darstellen und auf weitere Themen deuten. In diesem Moment lassen sich der Umfang sowie die Bedeutung des ersten Schrittes für den Behandlungsprozess meistens noch nicht genau abschätzen. Die prozessorientierten Ziele der Ego-State-Therapie dienen dabei als Anleitung.

Der Patient wird gebeten, sich auf den Stuhl des Ego-States zu setzen, der für den ersten Schritt ausgewählt wurde. Er ist nun mit dem Erleben des Ego-States assoziiert. Die Assoziation stellt einen Kontakt mit dem Ego-State her. Es folgt eine Exploration. Die Exploration kann auf unterschiedlichen Wegen erfolgen. Am einfachsten verläuft die Arbeit durch das direkte Ansprechen des Ego-States, also des Patienten auf dem Stuhl, und seine Antworten. Ist dieses Vorgehen nicht möglich, müssen weitere Kommunikationswege gesucht werden (siehe Abschn. 9.2).

Die Exploration dient ebenfalls dem Aufbau der Beziehung von Therapeutin und Ego-State. Je nach spezifischer Situation stehen die Wahrnehmung des Ego-States (Gesehenwerden), seine Würdigung, Mitgefühl und Trost und Zeugenschaft für ihn und seine Bestätigung im Vordergrund. Die therapeutische Haltung sollte dem Validierungskonzept von Marsha Linehan folgen (1993).

13) Nun beginnt eine Beziehungsarbeit, ein Prozess, in dem die verschiedenen Zustände miteinander in Beziehung treten. Die Patientin/der Patient setzt sich dazu jeweils auf die Stühle, um die es gerade geht

Das Augenmerk bei diesem Schritt liegt auf den Unterstützungsmöglichkeiten durch das innere System. Welcher Ego-State könnte welche Art von Unterstützung anbieten oder einbringen? Die Impulse, die aus dem inneren System kommen, sollen wahrgenommen und aufgegriffen werden. Beispielsweise können die Ego-States gefragt werden, was aus ihrer Sicht als Nächstes zu tun sei. Teilweise befinden sich Ego-States in der Gruppe, die einen guten Überblick haben und wichtige Hinweise geben können, teilweise liefern sie einen annähernd kompletten Behandlungsplan. Zum Beispiel könnten sie die Versorgung eines verletzten Ego-States oder die Auseinandersetzung mit einem destruktiv wirkenden Ego-State anmahnen.

14) Im Laufe des Prozesses werden die jeweiligen Stühle immer wieder umgestellt

Die einzelnen Behandlungsschritte folgen dem Ziel der Kooperation im inneren System. Sie schlagen eine integrative Richtung ein. Während der Arbeit mit den Ego-States werden zentrale Themen und Konflikte deutlich. Sie bestimmen die Etappen des Behandlungsprozesses. Die Therapeutin übernimmt dabei mehrere Aufgaben:

- Sie moderiert den inneren Prozess.
- Sie bindet Ego-States aktiv in den Prozess ein.
- Sie ergreift gegebenenfalls für einzelne Ego-States Partei.
- Sie ergreift für die Patientin als Gesamtperson Partei.
- Sie überprüft die Wirkung der einzelnen Behandlungsschritte, einschließlich der Wirkung auf die Alltagsstabilität und den Lebensalltag der Patientin.
- Sie überwacht den Belastungsgrad, der sich aus der Arbeit ergibt, bzw. weist die Patientin an, dies selbst zu tun.
- Sie ermöglicht das Erleben einer emotional korrigierenden Erfahrung. Beispielsweise lädt sie den Patienten ein, auf das entsprechende Erleben zu fokussieren. Sie verhindert in diesem Fall ein zu schnelles Weitergehen. Sie sorgt für eine Zeitlupe, durch die der Patient einen bestimmten Behandlungsschritt deutlicher spüren, ihn aufmerksamer erleben kann.
- Sie behält den Überblick über die einzelnen Schritte. Sie muss nicht die Lösungen wissen. Sie muss jedoch überblicken, woran bereits gearbeitet wurde und wohin die Arbeit führte. Dies wird relevant, wenn eine Patientin die Themen häufig wechselt.
- Sie unterstützt die Patientin durch Zusammenfassungen, durch die Anregung von Hausaufgaben, durch Raumgeben für Trauer sowie durch ihre Offenheit für die Dinge, die sich im Behandlungsprozess ergeben.

12.2.4 Arbeit mithilfe von Metaphern

Die Arbeit anhand von Metaphern kann einerseits als eine Weiterentwicklung der nichthypnotischen Technik mithilfe von Stühlen betrachtet werden. Sie stellt andererseits einen eigenen Interventionsbereich dar, der sich dadurch auszeichnet, dass die Arbeit mit den Ego-States mittels hypnotherapeutischer Methoden auf eine innere Bühne verlegt wird. Es wird ein innerer Prozess gestaltet, der der nichthypnotischen Technik mithilfe von Stühlen sehr ähnelt. Hier soll nicht der Eindruck entstehen, dass die Interventionen dieses Bereiches *reine Sparmaßnahmen* darstellen, da für die Arbeit keine Stühle benötigt werden. Die Interventionen sind keine »Stühlearbeit light«! Sie bieten eine Reihe von Vorteilen und weisen wichtige Besonderheiten auf. In diesem Buch wurden bereits mehrere hypnotherapeutische Interventionen beschrieben. Ich möchte an dieser Stelle die Gelegenheit nutzen, um einige Vorteile der Arbeit mit hypnotherapeutischen Interventionen zu nennen. Die aufgeführten Aspekte stellen nur ein minimales Anreißen der Thematik des hypnotherapeutischen Arbeitens dar. Die klinische Hypnose nach Milton H. Erickson stellt ein etabliertes, fundiertes und in seiner Wirksamkeit wissenschaftlich evaluiertes psychotherapeutisches Verfahren dar. Zum Einsatz von klinischer Hypnose in Psychotherapie, Psychosomatik und Medizin liegen zahllose Publikationen vor. Die Anwendung klinischer Hypnose erfordert eine gründliche Fortbildung und Supervision. Mit den folgenden Punkten gehe ich nur auf einige praxisrelevante Fragen ein. Für eine vertiefende Beschäftigung empfehle ich besonders das *Manual für die Praxis* von Dirk Revenstorf und Burkhard Peter (2009).

12.2.4.1 Nutzung von Trancelogik

Die Arbeit mit Metaphern wird in einem leichten Trancezustand durchgeführt, der eine Vielzahl an förderlichen Eigenschaften aufweist. Zum Beispiel kann der scheinbare Widerspruch, sich gleichzeitig an mehreren Orten aufhalten zu können, problemlos überwunden werden. Weiterhin können die inneren Bilder der Patientinnen unmittelbar aufgegriffen und eingebunden werden. Sie bilden den Nährboden für die therapeutischen Schritte. Die Arbeit in Trance ermöglicht zusätzlich einen flexibleren Umgang mit der Zeit. Die Zeit kann beliebig beschleunigt, verlangsamt, vor- oder zurückgedreht werden. Innere Orte, innere Zustände, Fähigkeiten, Helfer und vieles Weitere mehr können leicht verändert und positiv gestaltet werden. Trancezustände ermöglichen eine sehr gute Wahrnehmung des inneren Geschehens und der inneren Veränderungsschritte. Sie sind insbesondere hinsichtlich der Verankerung auf der Körperebene sehr wertvoll.

12.2.4.2 Nutzung weiterer innerer Bilder

In die Arbeit können die aktuell auftauchenden inneren Bilder sowie die bisher im Behandlungsverlauf aufgetauchten oder entwickelten eingebunden werden. Dazu gehören Bilder von verschiedenen Orten sowie vom Zugang zu Ego-States. Häufig bilden innere Bilder einen sehr guten Zugang zu Ego-States. Sie stellen die Brücken zu ihnen dar. Werden diese Bilder *aufgerufen*, kann sehr schnell ein Kontakt zu dem jeweiligen Ego-State hergestellt werden. Insgesamt lässt sich eine sehr große Vielfalt von Bildern und Metaphern nutzen, die das Maßschneidern der Intervention weiter verfeinern. Die inneren Bilder der Patienten ermöglichen eine differenzierte Arbeit an Veränderungsprozessen auf einer bildhaften und kreativen Ebene. Häufig stellt die Arbeit mit diesen Bildern die einzige Möglichkeit dar, Einfluss auf bisher als unwillkürlich erlebtes inneres Geschehen zu erlangen.

12.2.4.3 Visuelle Ebene

Besonders für Patienten, die sich bevorzugt auf einer visuellen Ebene bewegen, ist die Intervention der Arbeit mithilfe von bildhaften Metaphern geeignet. Dieser Kanal ist ihnen vertraut. Sie können den Prozess leicht in Bilder übersetzen, sich in die Bilder hineinbegeben und mit den Bildern arbeiten. Für viele Patientinnen sind die inneren Bilder, die im Zusammenhang mit der Intervention auftauchen, sehr eindrücklich und nachhaltig wirksam. Sie eignen sich hervorragend zum Aktivieren und Reaktivieren emotional korrigierender Erfahrungen sowie der damit assoziierten Fertigkeiten. Ich konnte gute Erfahrungen auch bei den Patientinnen sammeln, die von sich behaupteten, nichts mit der visuellen Ebene anfangen zu können. Möglicherweise haben sie Schwierigkeiten mit der visuellen Wahrnehmung inneren Geschehens. Meistens können sie jedoch sehr gut in Geschichten einsteigen und sich in ihnen bewegen. Möglicherweise sind in diesem Fall die Ideen und Impulse den Bildern vorrangig. Dies spricht nicht gegen die Arbeit mithilfe von Metaphern.

12.2.4.4 Fokussierung

Ebenso, wie sich manche Patienten nicht für den Einsatz klinischer Hypnose eignen, erscheint es für andere Patienten vorteilhafter, in

Trance zu arbeiten. In der Arbeit mit Trance ist eine sehr starke Fokussierung möglich. Sie lässt sich durch die nichthypnotische Technik mithilfe von Stühlen ebenfalls herstellen. Dort findet jedoch eine höhere Handlungsaktivität im Außen statt; man setzt sich auf die Stühle, geht herum, steht davor, positioniert die Stühle im Raum usw. Diese Aktivitäten werden in Trance ausschließlich im Inneren realisiert. Besonders durch die Beeinflussung des Zeiterlebens können minimale Veränderungen deutlicher erlebbar gemacht werden. Ein Sekundenbruchteil kann zeitlich ausgedehnt als minutenlang erlebt, dadurch weiter verstärkt und letztlich besser verankert werden.

12.2.4.5 Nutzung des Unbewussten

Unser Unbewusstes ist eine unschätzbare Unterstützung innerer Veränderungsprozesse. Ich erachte es für den Heilungsweg als unerlässlich. Die psychotherapeutische Arbeit in Trance bietet die Möglichkeit, die unbewusste Ebene für die einzelnen Behandlungsschritte zu nutzen. Der Hauptgrund des Einsatzes klinischer Hypnose besteht darin, das Potenzial und die unbegrenzte Reichhaltigkeit der unbewussten Erlebensebene in den Behandlungsprozess einzubeziehen. Die einfachsten Fragen lauten jeweils: »Was geschieht im Inneren? Was taucht auf?« Die Antwort kann mit der Einladung verbunden werden: »Folgen Sie dem!« Patient und Therapeut folgen einem inneren Geschehen, das sich aus den Impulsen des Unbewussten speist. Sie unternehmen tatsächlich eine Entdeckungsreise.

12.2.4.6 Überwindung von Hindernissen

In einem Trancezustand können Hindernisse, die sich während eines Prozesses möglicherweise aufbauen, leichter überwunden werden. Ängste, Skepsis, Scham, Verbote und weitere Phänomene lassen sich günstiger bearbeiten.

12.2.4.7 Setting

Es gibt tatsächlich Settingvorteile. Zusätzliche Stühle werden für die Intervention nicht benötigt. Der Behandlungsraum muss nicht groß sein. Die Intervention lässt sich in jedem Behandlungsraum durchführen, der die Anforderung an einen Raum für psychotherapeutisches Arbeiten erfüllt. Die Arbeit kann auch nicht dadurch behindert werden, dass ein Gegenstand (Figur oder Symbol) fehlt, der in diesem Moment am besten passen würde. Die Kolleginnen, die mit Figuren arbeiten, kennen die Situation: Der feuerspeiende Drache, der in der aktuellen Behandlungssituation so dringend benötigt wird, ist ausgerechnet nicht im Sortiment der Figuren enthalten. Aber alles andere als ein solcher Drache kommt gerade nicht infrage. In der Arbeit mit Trance lässt er sich problemlos hinzuziehen.

12.2.4.8 Indikation

Die Arbeit in Trance zeichnet sich durch einen sehr breiten Indikationsbereich aus. Viele der Aspekte der nichthypnotischen Technik mithilfe von Stühlen sowie weiterer Interventionen lassen sich ebenfalls bei dieser Methode finden. Sie lässt sich sehr gut kombinieren, adaptieren und ergänzen. Die spezifische Indikation muss in der Behandlungssituation – wie für jede psychotherapeutische Intervention – verantwortungsvoll gestellt werden.

12.2.4.9 Nutzung der »Schlossmetapher«

Die Nutzung von Metaphern stellt nur einen Interventionsbereich aus der Vielzahl hypnotherapeutischer Vorgehensweisen dar. In der Ego-State-Therapie gehört die Arbeit mit Metaphern zu den zentralen Interventionen. In der Arbeit mit Ego-States lassen sich zwei Stränge von Metaphern unterscheiden:

1. Der *erste Strang* fokussiert auf den *Kontakt der Ego-States.* Die Metaphern stehen in Zusammenhang mit dem Treffen der Ego-States an einem bestimmten Ort sowie mit der Auseinandersetzung, die dort stattfindet. Hier finden sich Metaphern wie: »Der Konferenzraum«, »Die Schlossmetapher«, »Die aktuelle Stunde« oder »Die innere Bibliothek«.
2. Der *zweite Strang* fokussiert auf den *Prozess,* der durch die Auseinandersetzung initiiert wird. Hier kommen Metaphern von Reisen, Expeditionen oder Hilfseinsätzen zum Tragen. Es lassen sich auch Metaphern finden, die beide Stränge vereinen.

Die Arbeit mithilfe von Metaphern wird am Beispiel der *Schlossmetapher* vorgestellt. Die Schlossmetapher konzentriert sich auf den Kontakt mit Ego-States, die mit einer spezifischen Thematik assoziiert sind. Sie bietet die Möglichkeit, im Anschluss an die Aufnahme des Kontakts mit den Ego-States weiterzuarbeiten. Ähnlich der nichthypnotischen Technik mithilfe von Stühlen kann sie in allen Phasen des SARI-Modells und im Zusammenhang mit allen prozessorientierten Zielen der Ego-State-Therapie eingesetzt werden. Sie kann als eine spezifische Behandlung in den Behandlungsplan integriert werden und sich in eine Reihe weiterer Interventionen einfügen. Sie kann aber auch den Rahmen des Behandlungsplanes bilden, sodass alle Schritte in die Metapher eingebettet werden. Die im Abschnitt über die nichthypnotischen Techniken mithilfe von Stühlen vorgestellten grundlegenden Aspekte finden bei der Arbeit mittels Metaphern gleichfalls Anwendung (s. o.).

Das Bild eines Schlosses oder einer Burg stellt den Rahmen der Intervention dar. Der Kontakt mit den Ego-States wird in einem Schloss oder einer Burg realisiert, an einem angenehmen und positiven Ort. Das Schloss oder die Burg dient als Treffpunkt. Das Treffen findet in einem Raum des Schlosses oder der Burg statt. Weitere Räume oder Gebäudeteile lassen sich sehr gut nutzen. Beispielsweise kann den Ego-States, die noch nicht bereit sind, zu dem Treffen zu erscheinen, ein eigener Raum (Extraraum) oder ein eigener Gebäudeteil angeboten werden. Architektonische Besonderheiten können genutzt werden. Zum Beispiel kann sich oben auf einem Turm der innere Beobachter befinden, der den Prozess überblickt. Das Bild des Schlosses oder der Burg kann an den individuellen Prozess angepasst werden. In die Arbeit mithilfe der Schlossmetapher lassen sich ebenfalls Geschichten oder Märchen integrieren. Es findet sich eine Vielzahl von Möglichkeiten, die einzelnen Behandlungsschritte der Ego-State-Therapie kreativ umzusetzen.

Übersicht 21 gibt einen Überblick über die einzelnen Schritte der Intervention. Anschließend erläutere ich die einzelnen Schritte, indem ich die Kommentare zu jeden Punkt anfüge.

Erläuterungen zu Übersicht 21

1) Sicherer Ort (siehe S. 252).

2) Die Arbeit an einem inneren Projekt mit einer Reise beginnen

Die Betonung liegt hier auf einem *positiven inneren Bild.* Es soll ein Schloss oder eine Burg auftauchen oder kreiert werden, das oder die mit positiven Assoziationen verbunden ist. Tauchen bei einer Patientin ausschließlich negative Assoziationen dazu auf, muss mit einer

Übersicht 21: *Treffen mit dem inneren Team* – Schlossmetapher
(Die hier veranschaulichte Strategie stellt die Struktur für einen möglichen Prozess und kein festes Manual dar.)

1. Sicherer Ort.
2. Die Arbeit an einem inneren Projekt mit einer Reise beginnen (Einladung zu einer inneren Reise): Die Reise geht zu einem sehr schönen Schloss oder einer sehr schönen Burg.
3. Das Schloss/die Burg erkunden (einschließlich der Landschaft).
4. In dem Schloss/der Burg gibt es einen besonders angenehmen Raum/Ort/Saal/Treffpunkt.
5. An der Tür befindet sich ein Schild, auf dem Schild steht das Thema.
6. Die Patientin/den Patienten bitten, sich in dem Raum umzusehen.
7. Die Patientin/den Patienten bitten, nun ganz bestimmte Persönlichkeitsanteile einzuladen, die mit dem Thema zu tun haben:

   a) eine innere *Helferin*/einen inneren *Helfer*
   b) einen Ego-State im Sinne der *inneren Stärke*
   c) eine innere *Beobachterin*
   d) einen *weisen Ego-State:* »Stellen Sie sich vor, es würde auch jemand kommen, der über eine gewisse Weisheit verfügt ...«
   e) einen *verantwortlichen* (symptomassoziierten) *Ego-State* (der/die für das Thema verantwortlich/zuständig ist), es können auch mehrere sein: »Der Anteil von Ihnen oder die Anteile, die für (das Thema) verantwortlich sind oder in irgendeiner Form damit zu tun haben, dürfen jetzt zu diesem Raum kommen ...«
   f) einen *kindlichen Ego-State:* »Vielleicht gibt es auch einen kindlichen Anteil, der damit zu tun hat?« (... falls der verantwortliche Ego- State nicht bereits ein kindlicher Ego-State ist ...)
   g) eventuell *verletzende Ego-States, destruktiv wirkende Ego-States,* die ebenfalls eingeladen werden sollen.

8. Die Fragen nach konkreten Ego-States sind jeweils als Angebote zu verstehen. Nicht darauf bestehen, dass genau diese bzw. alle Ego-States erscheinen müssen. Genügend Raum geben für einen inneren Prozess und zu einer offenen Haltung ermuntern (gelassen, aber interessiert).
9. Alle Anteile willkommen heißen und sich für das Erscheinen bedanken.

Übersicht 21: *Treffen mit dem inneren Team* – Schlossmetapher (Fortsetzung)
10. Ankündigen, dass es nun um das Ausgangsthema geht und dass ein weiterer Schritt in Richtung Lösung getan werden soll (selbst wenn es nur ein winziger wäre). Betonen, dass alle Anteile dazu sprechen sollen. 11. Exploration der einzelnen Anteile. 12. Die Funktionalität des verantwortlichen Anteils/der verantwortlichen Anteile klären. 13. Einen Austausch der Anteile zum Thema moderieren; die vorhandenen Ressourcen nutzen (Helfer, Beobachter, den weisen Anteil, die innere Stärke); Bedenken, Befürchtungen und Einwände respektieren; für neue Ideen sensibel sein; dafür sorgen, dass niemand ausgegrenzt wird; auf eingeschränkte und unflexible Haltungen achten. 14. Die Therapeutin/der Therapeut muss nicht die Lösung wissen, sondern soll helfen, den Prozess aufrechtzuerhalten. 15. Die Therapeutin/der Therapeut kann selbst mit den Anteilen sprechen oder die Patientin/den Patienten ermuntern, dies zu tun. 16. Die prozessorientierten Ziele der Ego-State-Therapie beachten, d. h., es kann vorerst eher um Anerkennen und Akzeptieren unterschiedlicher Standpunkte gehen als sofort um eine Einigung. 17. Zum Ende den derzeitigen Stand zusammenfassen und möglichst positiv verstärken. 18. Eine Verabschiedung anleiten. 19. Rückkehr zum sicheren Ort. 20. Reorientierung und Abschluss.

anderen Metapher oder einer anderen Intervention gearbeitet werden. Anhaltspunkte für die Einladung sind reale Erfahrungen der Patienten. Es können Erinnerungen an ein schönes Schloss oder eine schöne Burg aktiviert werden. Gibt es keine derartigen Erinnerungen, besteht die Einladung darin, sich ein entsprechendes Schloss oder eine Burg zu kreieren. Die Patientin kann sich dann vorstellen, wie es am besten aussehen würde. Es kann innerlich entstehen und nach den Wünschen der Patientin weiter modifiziert werden. Generell soll möglichst wenig vom Therapeuten vorgegeben werden. Teilweise können Angebote als Impulse helfen. Die Angebote sollten immer eine Wahlmöglichkeit enthalten. Ich kann die Patientin beispielsweise fragen, ob sie lieber ein sehr prunkvolles oder ein schlichtes Schloss bevorzugt, ob sie es weitläufig oder kompakt mag. Die Fragen stellen eher Anregungen innerhalb des Prozesses dar. Die Patientin spürt, was zu ihr passt und was ihr angenehm ist.

3) Das Schloss/die Burg erkunden (einschließlich der Landschaft)

Der nächste Schritt besteht im Erkunden des Schlosses oder der Burg sowie der Landschaft ringsum. In den meisten Fällen lade ich die Patienten ein, sich wie ein Besucher dem Schloss aus der Ferne zu nähern. Ich beziehe die Landschaft mit in den Prozess ein und rege sie an, sich vorzustellen, dass sich das Schloss in einer besonders schönen Landschaft befindet. Ich lasse mir die Landschaft und die Atmosphäre, die von ihr ausgeht, genau beschreiben. Der Weg zum Schloss stellt eine Annäherung an die bevorstehende innere Arbeit dar. Gleichzeitig kann je nach Bedarf eine Erwartungshaltung oder auch ein gewisser Spannungsbogen aufgebaut werden.

Als Nächstes erfolgt die Ankunft im Schloss. Vielleicht gibt es einen Schlosshof, einen Schlossgarten oder Ähnliches. Die Patientinnen können die Schlossanlage erkunden, bevor sie in eines der Gebäude hineingehen. Nachdem sie die Anlage erkundet haben, bitte ich sie, sich das Schloss innen anzusehen, die Gänge, Treppen, Säle, Zimmer, Türmchen, Verließe, Balkone und vieles mehr.

4) In dem Schloss/der Burg gibt es einen besonders angenehmen Raum/Ort/Saal/Treffpunkt

Die Arbeit mit der Schlossmetapher gleicht dem *Zoomen* beim Fotografieren. Begonnen wird mit der Landschaft, der Umgebung des Schlosses, die wie durch ein Weitwinkelobjektiv betrachtet werden. Anschließend wird *herangezoomt*. Das Schloss wird von der Nähe betrachtet und erlebt. Nun wird weiter herangezoomt. Es geht um einen einzelnen Raum des Schlosses, in dem das Treffen der Ego-States stattfinden wird. Es muss ein besonders angenehmer Raum sein. Hier tritt häufig die erste Überraschung auf. Die Patientin, die ein belastendes Thema bearbeiten möchte, rechnet auch mit einem belastenden Raum in dem Schloss, an dem das Treffen stattfinden wird. Sie geht vielleicht davon aus, dass es sich um einen dunklen, engen und entlegenen Ort handelt. Es ist sehr wichtig, darauf zu achten, dass es ein angenehmer Ort ist, an dem man sich sehr gerne trifft. Teilweise beziehe ich die entsprechende Erwartung eines angsteinflößenden Raumes von vornherein mit ein, indem ich sage: »Irgendwo in dem Schloss stoßen Sie nun auf einen sehr angenehmen Raum. Ich weiß nicht, ob es ein großer, festlicher Saal oder ein kleiner, angenehmer, schlichter Ort ist. Jedenfalls wird das Treffen in einem besonderen Raum stattfinden. Ich weiß nicht, welche Vorstellungen Sie hatten. Sie dachten vielleicht, dass es ein dunkler oder angsteinflößender Raum sein muss. Aber es ist ein Raum, in den man gerne hineingeht und in dem man sich gerne aufhält. Stellen Sie sich vor, Sie stehen jetzt vor diesem Raum und warten einen Moment, bevor Sie eintreten.«

5) An der Tür befindet sich ein Schild, auf dem Schild steht das Thema

Hier wird die nächste *Zoomstufe* eingeführt. Erst an dieser Stelle wird der Patient an sein Ausgangsthema erinnert. Die Erinnerung stellt eine Konfrontation dar. Der Patient soll mit seinem Thema assoziiert sein. Es findet eine Problemaktualisierung statt. Hier kommt der Arbeitstitel zum Einsatz. Der Patient wird auf eine Art Türschild aufmerksam gemacht, auf dem das Thema steht. Er soll vor dem Raum stehen bleiben und zuerst einmal nur das Schild wahrnehmen. Der Belastungsgrad kann dadurch reguliert werden, dass mehr oder weniger auf das Ausgangsthema eingegangen wird. Das Thema kann, außer dass der Arbeitstitel genannt wird, auch ausführlich beschrieben werden. Die Assoziation wird verstärkt. Der Patient kann beispielsweise an relevante Situationen und an mehrere Erlebensebenen im Zusammenhang mit dem Ausgangsthema erinnert werden. Es kann jedoch auch nur sehr kurz und distanziert erwähnt werden. Die Assoziation wird geschwächt. Eine distanzierte Variante könnte folgendermaßen lauten:

»Stellen Sie sich vor, dass Sie nun vor diesem angenehmen Raum stehen und ein Schild betrachten, das an der Tür angebracht ist. Sie wissen, dass es um ein belastendes Thema geht, und Sie spüren, dass Sie gut vorbereitet sind, sich mit diesem Thema auseinanderzusetzen. Auch wenn das Wort auf dem Schild sehr klein geschrieben steht und kaum lesbar ist, kennen Sie es bereits. Dort steht: ›Missbrauch‹. Sie sind jetzt hier in diesem Schloss, um sich um die Folgen des Missbrauchs zu kümmern. Es geht darum, dass diejenigen Ego-States eingeladen werden, die dafür notwendig sind. Es findet sozusagen ein Expertinnentreffen statt. Das ist ein sehr wichtiges Projekt. Und Sie haben auf Ihrem Weg bereits wichtige Schritte gemeistert und wichtige Unterstützung erlebt.«

Ich weise hier darauf hin, dass es in diesem Schritt der Intervention nicht um eine Traumabearbeitung geht. Es geht darum, die für eine Thematik relevanten Ego-States anzusprechen, miteinander in Beziehung zu bringen und mit ihnen zu arbeiten. Die Thematik kann ein traumatisierendes Ereignis sein. Dies wird hier jedoch nicht durchgearbeitet. Im Laufe des Behandlungsprozesses kann eine Traumabearbeitung indiziert sein und in die Arbeit integriert werden. Dafür müssen dann zunächst die erforderlichen Voraussetzungen erfüllt sein.

6) Die Patientin/den Patienten bitten, sich in dem Raum umzusehen

Die Patientin wird aktiv in den Prozess eingebunden. Sie wird nun eingeladen, in den Raum hineinzugehen, sich umzusehen und ihn möglicherweise noch zu verändern. Ich biete immer an, den Raum nach Belieben zu gestalten. Vielleicht fehlt Licht. Dann könnte er größere Fenster haben. Vielleicht werden andere Einrichtungsgegenstände benötigt. Dann kann sich die Patientin vorstellen, dass sie herbeigebracht werden. Durch diesen Schritt wird nun tatsächlich die innere Bühne bereitet. Aus hypnotherapeutischer Sicht weist das Vorgehen an dieser Stelle Ähnlichkeiten mit einer Verschachtelung einer Geschichte auf (Trenkle 1997, S. 54 ff.). Bisher lag die Aufmerksamkeit auf dem Schloss, der Landschaft, in der es sich befindet, seiner Architektur und den räumlichen Begebenheiten. Nun wird eine neue Ebene eröffnet, die Ebene der Ego-States, die im Zusammenhang mit der festgelegten Thematik stehen. Die Einbettung der Kontaktaufnahme in Form einer Verschachtelung weist verschiedene Vorteile auf. Ein wichtiger Aspekt besteht darin, dass die Aufmerksamkeit zunächst von der Thematik weg auf das Bild des Schlosses gelenkt wurde. Dadurch können Schwierigkeiten überwunden werden, die durch hohen Erwartungsdruck, Skepsis, Ängste oder weitere Stressoren entstehen. Erst mit diesem Schritt wird eine neue Ebene, die der relevanten Ego-States, betreten.

7) Die Patientin/den Patienten bitten, nun ganz bestimmte Persönlichkeitsanteile einzuladen, die mit dem Thema zu tun haben

Dieser Schritt stellt einen entscheidenden Moment der Intervention dar. Es muss dafür genügend Zeit eingeräumt werden. Möglicherweise entsteht durch die im Punkt 6 genannten Stressoren ein Belastungsanstieg. Auf der Therapeutenseite ist es wichtig, eine offene und erlaubende Atmosphäre zu schaffen. Die innere Bühne ist eröffnet. Die Ego-States können sich zeigen. Aber selbst wenn sich kein einziger Ego-State zeigen sollte, kann damit weitergearbeitet werden. Dies stellt kein Versagen dar, sondern ein inneres Feedback. Es ist ebenfalls wichtig, die Patientinnen dafür zu sensibilisieren, dass sich Ego-States in allen möglichen Gestalten zeigen können. Sie können sogar in abstrakten Formen oder undefinierbaren Gebilden erscheinen. Vielleicht formen sie sich erst im Laufe der weiteren Arbeit zu klaren Gestalten.

Falls sich auch nach längerem Abwarten nichts zeigt, ist es sinnvoll, als Einstieg verschiedene Ego-States speziell anzusprechen, also einzuladen. Im Folgenden sind dafür Anhaltspunkte aufgeführt. Einen sehr guten Einstieg bieten innere Helferinnen und Helfer, die bereits bekannt sind. Sie können sehr leicht eingeladen werden und erscheinen mit hoher Wahrscheinlichkeit. Sie werden gebeten, sich im Raum umzusehen und sich einen angenehmen Platz zu suchen. Die Einladung der inneren Helferinnen und Helfer erfüllt zwei Funktionen: Erstens wird ihre Hilfe in dem bevorstehenden Prozess benötigt. Sie stellen somit wichtige Ressourcen dar. Zweitens wird den Patienten das Prinzip des Interventionsschrittes deutlich. Sie erleben, wie die Einladung vonstattengeht, wie die innere Helferin oder der Helfer erscheint und wie sie oder er sich in dem Raum einen Platz sucht.

Die weiteren Einladungen betreffen die Ego-States, die höchstwahrscheinlich an der Arbeit zum Ausgangsthema beteiligt sind. Dazu gehören Ego-States aus allen drei Kategorien. Es werden neben den inneren Helferinnen und Helfern andere grundsätzlich ressourcenreiche Ego-States eingeladen, wie Ego-States der inneren Stärke, innere Beobachterinnen oder Beobachter oder Ego-States der inneren Weisheit. Weiterhin werden verantwortliche, also symptomassoziierte Ego-States eingeladen. Teilweise sind dies kindliche Ego-States. Falls nicht, kann zumindest nach kindlichen Ego-States gefragt werden. Nicht zuletzt werden auch verletzende, destruktiv wirkende Ego-States eingeladen. Ihr Erscheinen ist mit bestimmten Besonderheiten verbunden. Einerseits kann es sein, dass sich alle Anwesenden vor ihnen fürchten. Andererseits kann es sein, dass sie sich nicht bereit erklären, an dem Treffen teilzunehmen. In beiden Fällen ist eine entsprechende Intervention erforderlich. Zum Beispiel kann hier der bereits angesprochene Extraraum zur Geltung kommen. Der destruktiv erscheinende Ego-State könnte zum Beispiel im Nebenraum Platz nehmen oder in einem angrenzenden Gebäudeteil oder vielleicht auch in einem Schloss, das sich sehr weit entfernt befindet. Es besteht dann die Frage, wie dieser Ego-State trotz der Entfernung in den Prozess mit eingebunden und die Distanz schrittweise reduziert werden kann.

Folgende Ego-States können direkt eingeladen werden:

a) eine innere *Helferin*/ein innerer Helfer
b) ein Ego-State im Sinne der *inneren Stärke*
c) eine innere *Beobachterin*
d) ein *weiser Ego-State*
e) ein *verantwortlicher* (symptomassoziierter) *Ego-State*
f) ein *kindlicher Ego-State*
g) ein *verletzender,* destruktiv wirkender *Ego-State.*

8) Die Fragen nach konkreten Ego-States sind jeweils als Angebote zu verstehen

Es geht hier nicht darum, das Vorhandensein spezifischer Ego-States vorauszusetzen. Die Fragen sollen in der Art formuliert werden, dass die Möglichkeit besteht, diesen oder jenen Ego-State einzuladen. Die als Fragen formulierten Angebote können einen inneren Suchprozess initiieren und fördern. Die Gesamtheit der aufgeführten Ego-States wird jedoch nicht bei allen Patienten eine Rolle spielen.

9) Alle Anteile willkommen heißen und sich für das Erscheinen bedanken

Zu einer offenen und wertschätzenden Haltung gehört, die Ego-States willkommen zu heißen und sich für ihr Erscheinen zu bedanken. Besonders hinsichtlich der von den Patienten abgelehnten Ego-States stellt dies eine Herausforderung dar. An dieser Stelle benötigen sie therapeutische Unterstützung. Sie benötigen Beistand, Zuspruch und Aufmunterung. Nicht selten erscheinen ihnen die Schritte der Intervention als unmöglich. Sie brauchen unsere Hilfe bei der Überwindung der von ihnen erlebten Schwierigkeiten, bei ihrer Skepsis, ihren Ängsten und möglicherweise bei ihrer Hoffnungslosigkeit.

10) Ankündigen, dass es nun um das Ausgangsthema geht und dass ein weiterer Schritt in Richtung Lösung getan werden soll

Mit den anwesenden Ego-States wird nun das Vorgehen besprochen. Das ähnelt der Lagebesprechung eines Teams, das unmittelbar vor einem wichtigen Einsatz steht. Die Ego-States werden daran erinnert, dass sie alle für die weiteren Schritte wichtig sind, dass es darum geht,

Schritte in Richtung einer Lösung oder Entwicklung zu unternehmen und dass alle ihren Anteil daran haben sollen. Es wird hier bereits an die Gruppenzugehörigkeit appelliert.

11) *Exploration der einzelnen Anteile*

Zunächst werden die Ego-States exploriert. Umfang und Aufwand der Exploration sind stark situationsabhängig. Sind Ego-States beispielsweise aus früheren Interventionen bekannt, können sie kurz gehalten werden. Hinsichtlich der neu aufgetauchten Ego-States sollen sie ausführlicher ausfallen, damit möglichst die relevanten Informationen gesammelt werden können. Die Reihenfolge legt meistens der Patient fest.

12) *Die Funktionalität des verantwortlichen Anteils/ der verantwortlichen Anteile klären*

Zu den wichtigsten Punkten der Exploration gehören Informationen über ihre Funktion: Für welche Aufgaben sind sie entstanden, und mit welchen Strategien arbeiten sie? Insbesondere ist die Rolle der destruktiv erscheinenden Ego-States zu klären. In vielen Fällen spielen destruktiv wirkende Ego-States eine sehr wichtige, wenn nicht sogar vorrangige Rolle. Ihnen muss viel Aufmerksamkeit entgegengebracht werden. Die an dieser Stelle notwendigen Behandlungsschritte können einen großen Umfang einnehmen und eine eigene Behandlungsphase darstellen.

13) *Einen Austausch der Anteile zum Thema moderieren; die vorhandenen Ressourcen nutzen (Helfer, Beobachter, den weisen Anteil, die innere Stärke); Bedenken, Befürchtungen und Einwände respektieren; für neue Ideen sensibel sein; dafür sorgen, dass niemand ausgegrenzt wird; auf eingeschränkte und unflexible Haltungen achten*

Bei diesem Schritt werden die Ego-States miteinander in Beziehung gebracht. Es wird explizit ein Gruppenprozess initiiert. Die Therapeutin und die Patientin übernehmen dabei Moderatorinnenfunktionen. Die Ego-States werden ermuntert, sich zum Ausgangsthema auszutauschen. Hier kommen mitunter erstmalig wichtige Vorbehalte, Vorurteile, Wünsche und vor allem Missverständnisse zum Vorschein. Sehr häufig sind sich die einzelnen Ego-States nicht darüber im Klaren, welche Auswirkungen ihre Strategien für die anderen Ego-States haben und welches Leiden damit auch für die Patientin verbunden ist. Nun hören sie die Schattenseite der Medaille, werden mit den Strategien und Ansichten der anderen konfrontiert und letztlich angehalten, Kompromisse zu finden. Der erste Entwicklungsschritt kann bereits darin bestehen, dass sie erleben, nicht die Einzigen zu sein, die sich um ein bestimmtes Ziel bemühen, und dass es weitere Ego-States gibt, die andere Ziele verfolgen und trotzdem dazugehören. Diese Feststellung kann Erleichterung, aber auch große Befürchtungen und aggressives Abgrenzungs- oder Rückzugsverhalten auslösen. Alle Ego-States müssen im Blick behalten werden. Besonders wichtig ist es hier, die ressourcenreichen Ego-States als Unterstützung einzubinden. Sie können wertvolle Hinweise geben oder für eine ausgleichende Atmosphäre sorgen. Sie besitzen häufig deutlich mehr Ansehen und Autorität als die Therapeutin oder Patientin. Extreme und unflexible Haltungen von Ego-States sollen nicht verurteilt werden. Sie sind eher zu erwarten. Wie in Teil I des Buches beschrieben wurde, erledigen die Ego-States meist ihre Aufgaben wie mit Scheuklappen, ohne Rücksicht auf Verluste. Dies gehört zu ihrer Geschichte. Es standen ihnen damals keine Wahlmöglichkeiten zur Verfügung. Sie mussten auf absolut wirkungsvolle Strategien zurückgreifen und konnten sich den Sinn für die Feinheiten nicht erlauben. Dies darf ihnen nun nicht zum Vorwurf gemacht werden. Die Ego-States benötigen meist eine Würdigung. Sie müssen trotzdem angemessen mit den Grenzen ihres Handelns konfrontiert werden. Hier bietet es sich sehr gut an, betroffene Ego-States selbst zu Wort kommen zu lassen. Ich könnte einen Ego-State fragen, ob er sich für einen Moment von einem anderen Ego-State anhören wolle, welche Folgen seine Strategien für diesen haben. Je nachdem, in welchem Stadium sich das innere Team befindet, kann hier der Weg zu neuen Strategien bereitet werden, die einen breiteren inneren Konsens finden.

14) *Die Therapeutin/der Therapeut muss nicht die Lösung wissen, sondern soll helfen, den Prozess aufrechtzuhalten*

Auf diesen Aspekt habe ich bei den Erläuterungen zu den weiteren Interventionen bereits hingewiesen. Der Therapeut muss nicht die Lösung wissen. Seine Aufgabe besteht darin, den Prozess aufrechtzuerhalten, der zu einer Lösung führen kann. Der Begriff »Lösung« kann hier auch zu Missverständnissen führen. Unter einer Lösung verstehe ich jeden Schritt im Behandlungsverlauf. In diesem Sinne könnte eine Lösung auch darin bestehen anzuerkennen, dass es jetzt keine schnelle Lösung gibt. An dieser Stelle wird erneut deutlich, dass wir als Therapeuten nicht den Takt angeben. Wir versuchen, einen Raum zu schaffen, in dem ein Klingen möglich wird. Den Takt bestimmt das innere System der Patientin.

15) Die Therapeutin/der Therapeut kann selbst mit den Anteilen sprechen oder die Patientin/den Patienten ermuntern, dies zu tun

Hier geht es um eine methodische Frage: Wer spricht mit den Ego-States? Wie bereits erwähnt, gibt es drei Varianten: (A) Der Therapeut spricht mit den Ego-States. (B) Die Patientin spricht mit den Ego-States. (C) Eine Mischform von (A) und (B) wird angewandt, indem beide Varianten kombiniert werden. Die Patientin kann aktiv in die Auseinandersetzung der Ego-States eingebunden werden. Sie wird in diesem Fall wie ein Gruppenmitglied behandelt. Sie kann beispielsweise ihr Erleben schildern oder eigene Vorschläge und Wünsche einbringen. Sie kann andererseits während des gesamten Prozesses in einer Moderatorinnenrolle bleiben, ohne ein Gruppenmitglied zu sein.

16) Die prozessorientierten Ziele der Ego-State-Therapie beachten

In der Beziehungsarbeit mit den Ego-States müssen die prozessorientierten Ziele beachtet werden. Sie dienen zur Orientierung und Planung des nächsten Schrittes (siehe Kap. 9).

17) Zum Ende den derzeitigen Stand zusammenfassen und möglichst positiv verstärken

Für diesen Schritt der Intervention ist eine positive und optimistische Haltung wichtig. Wie an verschiedenen Stellen bereits hervorgehoben wurde, kann das Erleben und Bewerten der Erfahrungen aus der Intervention stark variieren. Patienten können sehr unzufrieden sein, weil sie zum Beispiel vor dem Hintergrund eines sehr hohen Anspruchs mehr erwartet hätten. Andere sind möglicherweise völlig darauf fokussiert, was ihrer Ansicht nach alles nicht funktionierte, und sehen die Intervention als weiteren Beweis dafür an, dass sie unfähig und nicht in der Lage sind, von einer solchen Behandlung zu profitieren. Es geht hier darum, die kleinen Schritte hervorzuheben und wertzuschätzen. Es geht um die Sensibilisierung für das innere Geschehen und die Achtsamkeit für emotional korrigierende Erfahrungen.

18) Eine Verabschiedung anleiten

In den meisten Fällen erstreckt sich die Arbeit mithilfe von Metaphern über mehrere Sitzungen. Zu jedem Sitzungsende muss eine Verabschiedung realisiert werden, die die Voraussetzung für eine vollständige Reorientierung darstellt. Die Verabschiedung läutet das Ende der Sitzung ein. Sie weist darauf hin, dass sich der Patient in Kürze wieder anderen Dingen zuwenden wird. In der Verabschiedung kann eine Verabredung enthalten sein, sich an gleicher Stelle wiederzutreffen und weiterzuarbeiten. Im Rahmen der Zusammenfassung sowie der Verabschiedung können auch Hausaufgaben entwickelt werden.

19) Rückkehr zum sicheren Ort

Der Patient wird nach der Verabschiedung aufgefordert, sich innerlich wieder zurück an den sicheren Ort zu begeben, von dem aus er gestartet ist. Der sichere Ort erfüllt somit gleichzeitig die Funktion eines inneren Rahmens. Die Reise verlief vom Behandlungsraum aus zum sicheren Ort. Von dort aus ging sie weiter zu einem Schloss oder einer Burg. Die Rückreise verläuft nun über denselben Weg, also von dem Schloss oder der Burg zuerst zurück zum sicheren Ort und anschließend zurück in den Behandlungsraum. Der Zwischenstopp am sicheren Ort auf dem Rückweg bietet u. a. die Möglichkeiten, sich die Erlebnisse der Arbeit einzuprägen, sie noch einmal wirken zu lassen oder sich einfach von der Reise etwas auszuruhen. Hier können auch posthypnotische Suggestionen oder Zeitprogressionen eingefügt werden.

20) Reorientierung und Abschluss

13 Arbeit mit verletzenden, destruktiv wirkenden Ego-States

Obwohl es nicht beabsichtigt war, hat dieses Kapitel die Nummer 13. Es stimmt. Verletzende und destruktiv wirkende Ego-States bringen kein Glück, den Patientinnen nicht und den Therapeutinnen auch nicht. Ihre Bedeutung für die Bewältigung von Ereignissen und Lebensbedingungen zu verstehen stellt einen der wichtigsten Schritte der Arbeit mit dieser Gruppe von Ego-States dar. Sie gehören zu den anspruchsvollsten und herausforderndsten Aufgaben der psychotherapeutischen Behandlung. Sie sind von Psychotherapeuten viel gefürchtet und werden heftig und heterogen diskutiert. Es würde auch nicht helfen, wie zum Beispiel bei der Deutschen Bahn, die Nummer 13 einfach zu überspringen, es würde nicht helfen, die Augen vor diesen Ego-States zu verschließen. Wir sind in unserer täglichen Arbeit mit ihnen konfrontiert, auch wenn wir uns nicht mit ihnen auseinandersetzen wollen. Wir können sie nicht ignorieren.

Das Vorhandensein von Ego-States dieser Kategorie ist mit erheblichem Leiden verbunden. Wenn wir unsere Patientinnen erleben, die mit den betreffenden Ego-States konfrontiert sind, und unsere gemischten Gefühle spüren, die in der Arbeit mit diesen Ego-States aufkommen, können wir vielleicht das Ausmaß dieses inneren Geschehens erahnen, das sich bei den betroffenen Menschen ausgebreitet hat. Sie hatten wenig Glück, viele würden sagen: *gar kein Glück.* Unsere Patienten und Patientinnen müssen mit diesen Ego-States leben. Das Leben ist in Abhängigkeit vom Schweregrad deutlich eingeschränkt und mit vielen Entbehrungen verbunden. Das Spektrum verletzender, destruktiv wirkender Ego-States ist riesig. Damit melden sich schon die ersten Möglichkeiten für Missverständnisse. Wenn wir uns mit der Arbeit mit den Ego-States aus dieser Gruppe beschäftigen, dürfen wir zwei Punkte nicht vergessen:

1) Wir müssen die Patientinnen und ihre jeweilige psychische Störung, d. h. den Schweregrad sowie die diagnostische Einordnung, beachten. Wir müssen uns klar darüber sein, welche Patienten wir meinen, wenn wir über die Problematik destruktiv wirkender Ego-States diskutieren, und für wen die jeweilige Intervention gedacht und umsetzbar ist.

2) Wir müssen von unseren Patienten lernen, genauso wie sie von uns lernen können. Die Erkenntnisse, die wir sammeln, und die Konzepte, die wir daraus ableiten, basieren auf den Erfahrungen unserer Patienten. Teilweise scheinen ihre Erfahrungen nicht zu unseren Modellen zu passen. Damit werden die Grenzen der Modelle, nicht etwa die Grenzen der Erfahrungen unserer Patienten deutlich.

Mit diesem Kapitel möchte ich eine Annäherung an die Thematik erreichen und Wege der Ego-State-Therapie aufzeigen, die sich in der Arbeit mit verletzenden, destruktiv wirkenden Ego-States bewährten. In der traumatherapeutischen Landschaft findet sich eine Reihe von Konzepten und Ansätzen für diesen Bereich der psychotherapeutischen Arbeit. An dieser Stelle wird mir in besonderem Maße die Vorläufigkeit bewusst, die mein jetziger Wissens- und Erfahrungsschatz aufweist. Die Entwicklung verläuft rasant. Wir können auf neue Konzepte gespannt sein, die weitere hilfreiche und praktikable Interventionen auf den Weg bringen.

Eines der wichtigsten Unterscheidungskriterien bei der Betrachtung verletzender Ego-States besteht aus dem Vorhandensein und der Ausprägung dissoziativer Symptome. Die Arbeit mit einem inneren Kritiker eines stabilen Patienten, der die Kriterien einer sozialen Phobie erfüllt, unterscheidet sich natürlich beträchtlich von der Arbeit mit einem sogenannten Programm-State (siehe Abschn. 5.3.5) eines Folteropfers, das unter einer komplexen dissoziativen Störung leidet. Insbesondere die Arbeit mit täternahen Anteilen bildet einen eigenen psychotherapeutischen Bereich, der spezifische konzeptionelle Grundlagen und davon abgeleitete Interventionen aufweist, die hier nur angerissen werden können. Viele der aktuellen Überlegungen und Konzepte stammen aus dem Bereich der Behandlung von Menschen mit Traumafolgestörungen.

Die Ego-State-Therapie weist keine Interventionen auf, die ausschließlich für die Arbeit mit verletzenden, destruktiv wirkenden Ego-States konzipiert wurden. Die Arbeit bringt jedoch Besonderheiten mit sich, die beachtet werden müssen. Im Folgenden stelle ich die Besonderheiten sowie vier Vorgehensweisen der Arbeit mit destruktiv wirkenden Ego-States vor. Jede der Vorgehensweisen ist abhängig vom Schweregrad der Störung sowie vom Vorhandensein und der Ausprägung einer dissoziativen Symptomatik. Um es vorwegzunehmen: Sie werden für jede Vorgehensweise Beispiele finden, für die die jeweilige

Intervention nicht möglich ist. Ich gebe hier Anregungen zu Interventionen, die sich in der Arbeit mit diesen Ego-States eignen und die als Grundlage eines individualisierten Behandlungsangebotes dienen.

Ich weise an dieser Stelle noch einmal darauf hin, dass sich die vorgestellten Interventionsansätze im Praxisalltag über längere Zeiträume und eine große Zahl an Sitzungen erstrecken. Sie müssen in Etappen bearbeitet werden. Zur Arbeit in Etappen gehören das *Verpacken* am Ende einer Sitzung sowie das Aufgreifen der Arbeit in der folgenden Sitzung. Zum Teil stellt uns das Einteilen der Intervention in einzelne Etappen vor große Herausforderungen. Mit zunehmender Erfahrung gelingt es jedoch gut. Die im zusammenfassenden Abschnitt 13.6 vorgestellten Punkte des Behandlungskonzeptes für die Arbeit mit verletzenden, destruktiv wirkenden Ego-States lassen sich leicht auf eine große Sitzungszahl verteilen und bilden eine Orientierung für einen längeren Behandlungsprozess.

13.1 Besonderheiten und allgemeine Hinweise zur Arbeit mit verletzenden, destruktiv wirkenden Ego-States

- Ein Großteil der verletzenden, destruktiv wirkenden Ego-States ist aufgrund belastender und gewalttätiger Einflüsse entstanden.
- In der Arbeit mit verletzenden, destruktiv wirkenden Ego-States sind wir überwiegend mit Fragen der Behandlung von Traumafolgestörungen konfrontiert. Je nach Schweregrad kann auf eine spezialisierte Psychotraumatherapie nicht verzichtet werden, wenn erfolgreich mit diesen Ego-States gearbeitet werden soll.
- Verletzende, destruktiv wirkende Ego-States haben wichtige Funktionen, sie dienen der Erhöhung der inneren Konsistenz, der Verbesserung der Anpassungsfähigkeit an äußere Bedingungen sowie dem Überleben.
- Verletzende, destruktiv wirkende Ego-States können bewusst erlebt und zugänglich sein, sie können jedoch auch unbewusst und unzugänglich bleiben. Dazu gehört, dass sie differenzierbar sein können, sich also von anderen Ego-States unterscheiden lassen. Mit zunehmendem Schweregrad geht die Differenzierbarkeit verloren. Im Extremfall können sie sich im inneren System auflösen, womit sie nicht verschwinden, sondern in die Persönlichkeitsstruktur *einsickern* bzw. sie *übernehmen*. Wahr-

nehmung, Distanz, Kontakt, Kommunikation, Rekonstruktion sowie Beeinflussbarkeit sind dann erheblich eingeschränkt. Teilweise erscheinen sie unmöglich.

- Die Entwicklung von Differenzierungs- und Distanzierungsfähigkeit spielt eine besondere Rolle in der Arbeit mit verletzenden Ego-States. Dazu gehören die Entwicklung der Wahrnehmung der Ego-States, der Aufbau von Kontakt und Kommunikation, die Zuordnung zu Personen und Ereignissen, also die Rekonstruierbarkeit, die Entwicklung von Verständnis ihrer Funktion sowie der Aufbau neuer Strategien und die Integration in das innere System.
- In der Arbeit mit verletzenden Ego-States gibt es nicht selten paradox erscheinende Reaktionen auf die Behandlung. Behandlungsfortschritte können beispielsweise zu massivem selbstschädigendem oder therapiegefährdendem Verhalten führen.
- Die Schuldthematik tritt im Verlauf der Auseinandersetzung sehr häufig auf.
- Die Arbeit mit einem *vermittelten Kontakt*, das *Festlegen von Gesprächsregeln* sowie das *Verhandeln* stellen spezifische Aspekte der Interventionen in diesem Bereich dar (s. u.).
- Das Ausmaß der Vernetzung der Helferinnen und Helfer (Psychotherapeutin, Psychiaterin, Sozialtherapeutin, Mitarbeiter von Beratungsstellen, Behandler in Kliniken zwecks Intervallbehandlung, gegebenenfalls Betreuerin, gegebenenfalls Einzelfallhelferin etc.) muss mit dem Anstieg des Schweregrades zunehmen. Eine angemessene Behandlung bei hohem Schweregrad erscheint mir ohne eine solche Vernetzung kaum möglich.
- Nicht erst an dieser Stelle sollten für die Psychotherapeutinnen und Psychotherapeuten Fragen der Burn-out-Prophylaxe, der sekundären Traumatisierung, des Selbstschutzes und der eigenen Grenzen thematisiert werden.

13.2 Arbeit mit den bisher vorgestellten Interventionen der Ego-State-Therapie

In einem nicht unerheblichen Teilbereich der Arbeit mit verletzenden, destruktiv wirkenden Ego-States können alle bisher vorgestellten Interventionen der Ego-State-Therapie eingesetzt werden. Grundsätzlich orientiert sich die Arbeit an den sieben prozessorientierten Zielen der

Ego-State-Therapie (siehe Kap. 9). Die Kontaktaufnahme stellt das erste prozessorientierte Ziel und gleichzeitig bereits eine Herausforderung dar. Die Ego-States, mit denen wir in diesem Bereich arbeiten möchten, zeigen sich nur sehr selten von Beginn an kooperativ. Die Intervention zur Kontaktaufnahme kann auf verschiedenen Ebenen kreiert und realisiert werden (siehe Kap. 11). Eine weitere wichtige Rolle spielt die Reaktion der Patienten auf die Ego-States dieser Kategorie. Zu realisieren, dass ein solcher Ego-State ebenfalls zum inneren System, zum inneren Team, zur eigenen Persönlichkeit gehört, bedeutet für viele Patientinnen einen sehr schwierigen Schritt.

13.2.1 Einzel- oder Gruppensetting in der Arbeit mit verletzenden, destruktiv wirkenden Ego-States

Die Interventionen lassen sich grob in *Einzel- und Gruppenarbeit* einteilen. Im Rahmen der Einzelarbeit ist die therapeutische Aufmerksamkeit hauptsächlich auf den verletzenden, destruktiv wirkenden Ego-State gerichtet. Es wird das Setting einer *Triade* realisiert: Patientin, verletzender, destruktiv wirkender Ego-State, Therapeutin. Je nach Behandlungssituation kann sich die Patientin oder die Therapeutin mit dem Ego-State auseinandersetzen.

In dem Fall, in dem die Patientin mit dem Ego-State arbeitet, fungiert die Therapeutin als Helferin der Patientin. Sie unterstützt und moderiert. Sie hilft beim Beziehungsaufbau und der Beziehungsklärung. Sie regt eine Auseinandersetzung von Patientin und Ego-State an und hält sich selbst eher im Hintergrund.

Ich empfehle jedoch, in dieser Arbeit zunächst den direkten Kontakt zwischen Therapeutin und destruktiv wirkendem Ego-States aufzubauen und zu nutzen, während die Patientin *nicht beteiligt ist.* Dies hat mehrere Gründe:

1. Wenn die Therapeutin mit dem Ego-State arbeitet, kann die Patientin vorerst aus der Auseinandersetzung herausgehalten werden. Dies bedeutet einen höheren Schutz und stellt eine Distanzierungsstufe dar.
2. Da sich viele Patienten diesen Ego-States hilflos ausgeliefert fühlen, kann die vom Therapeuten durchgeführte Auseinandersetzung eine wichtige Modellfunktion besitzen.
3. Die Beziehung der Patientin zu diesem Ego-State kann derart gestört sein, dass eine konstruktive Auseinandersetzung gar

nicht möglich wäre. Hier bietet es sich an, dass die Therapeutin zumindest den Beginn der Auseinandersetzung übernimmt. Die Patientin kann zu einem späteren Zeitpunkt sehr leicht mit eingebunden werden.

Zusätzlich besteht die Möglichkeit, dass sich die Patientin und die Therapeutin in der Arbeit abwechseln. In diesem Fall stellen sie gleichberechtigte Gesprächspartnerinnen dar. Es findet ein Gespräch zu dritt statt.

Die Gruppenarbeit ergibt sich aus den Interventionen der Ego-State-Therapie, die mehrere Ego-States einbeziehen. Hier seien besonders die nichthypnotische Technik mithilfe von Stühlen (Abschn. 12.2.3), die Arbeit mit ressourcenreichen und (in diesem Fall) verletzenden, destruktiv wirkenden Ego-States (Abschn. 12.2.1) sowie die Arbeit mit Metaphern (Abschn. 12.2.4) genannt. Innerhalb der nichthypnotischen Technik mithilfe von Stühlen sowie im Rahmen der Arbeit mit Metaphern können verletzende, destruktiv wirkende Ego-States auftreten. Sie werden als gleichberechtigte Mitglieder eines inneren Teams angesehen. Sie weisen jedoch Besonderheiten auf. Die Besonderheiten sind Reaktionen der weiteren Ego-States und eine häufig fehlende Kooperationsbereitschaft. Es können sich in der Therapie zwei verschiedene Konstellationen ergeben, denen mit entsprechenden Interventionen begegnet werden muss:

1. Im ersten Fall würden fast alle anderen anwesenden Ego-States am liebsten sofort die Flucht ergreifen. Der Patient kann phobisch auf das Auftauchen und den Kontakt reagieren. Beispielsweise kann der Kontakt zu den meisten anderen Ego-States verloren gehen, sobald ein verletzender, destruktiv wirkender Ego-State auftaucht.
2. Im zweiten Fall verweigert der verletzende, destruktiv wirkende Ego-State die Mitarbeit. Teilweise zeigt er sich noch, kommuniziert jedoch nicht bzw. nur extrem eingeschränkt.

Das Hauptaugenmerk der therapeutischen Arbeit liegt darauf, möglichst gute Voraussetzungen für eine Kontaktaufnahme und Kooperation zu schaffen und die auf diesem Wege auftretenden Schwierigkeiten zu überwinden. Die Schwierigkeiten müssen ernst genommen und in die Interventionsplanung einbezogen werden. Für die Überwindung der Schwierigkeiten lassen sich viele Vorgehensweisen der Ego-State-Therapie nutzen, wie die Einbeziehung von Helfern, die Verwendung von Metaphern oder die Arbeit mit verschiedenen Orten.

Häufig wird aus der Einzelarbeit im Behandlungsverlauf eine Gruppenarbeit. In die Beziehungsarbeit eines Patienten mit dem verletzenden Ego-State wird ein weiterer Ego-State eingebunden, beispielsweise ein Ego-State der inneren Stärke, eine innere Helferin oder auch ein symptomassoziierter oder traumatisierter Ego-State. Die Einzelarbeit wird von dem Setting der Dyade oder, je nach der Rolle der Therapeutin, auch der Triade zum Setting der Gruppenarbeit erweitert. Dies ermöglicht die Nutzung von deutlich mehr Ressourcen, Erfahrungswerten und Fertigkeiten und bietet eine Reihe von Vorteilen.

13.2.2 Würdigung

Wie in früheren Kapiteln bereits erwähnt wurde, spielt in der Arbeit mit verletzenden, destruktiv wirkenden Ego-States die Würdigung eine Sonderrolle. Diese Rolle ergibt sich aus der weitverbreiteten ablehnenden Haltung der entsprechenden Ego-States. Sie gehen davon aus, unerwünscht und abgelehnt zu sein bzw. ausgeschlossen zu werden. Eine angemessene Würdigung irritiert ihre Sicht auf die Welt erheblich und schafft Möglichkeiten für neue Wege. Die Würdigung betrifft die Funktion der verletzenden, destruktiv wirkenden Ego-States und ist mit der Anerkennung der schwierigen Aufgaben verbunden, die sie erfüllten. Sie trugen einen ebenso wichtigen Beitrag zur Bewältigung von kritischen Lebensereignissen, belastendem Beziehungsgeschehen oder Traumatisierungen bei wie alle anderen Ego-States auch. Ihre Rolle darf ihnen nicht zum Vorwurf gemacht werden. Das Ego-State-Modell geht davon aus, dass *es einer machen musste*. Ebenso, wie aufgrund einer Traumatisierung ein traumatisierter kindlicher Ego-State entstand (oder mehrere), entstand auch ein verletzender, destruktiv wirkender Ego-State (oder mehrere). Die Würdigung und Anerkennung verbessert den Kontakt erheblich und eröffnet in vielen Fällen einen Begegnungsraum, der die Voraussetzung für die weiteren therapeutischen Schritte darstellt.

13.2.3 Verhandeln und vermittelter Kontakt

Verhandlungen stellen eine weitere Besonderheit der Arbeit mit diesen Ego-States dar. Nach meiner Erfahrung können Verhandlungen sehr sinnvoll eingesetzt werden, wenn es darum geht, einen Zeitrahmen für den Beziehungsaufbau zu gewährleisten. Das Konzept des Verhandelns ist mit dem Erscheinungsbild der verletzenden, destruktiv wirkenden Ego-States verbunden. Sie erscheinen zunächst sehr häufig erwachsen. Sie wirken meist älter, als sie sind. Insofern kann ihnen mit einem erwachsenen Beziehungsangebot begegnet werden. Wenn es um frühe Traumatisierungen geht, stellen sich erst im Behandlungsverlauf ihr eigentliches Alter und Entwicklungsniveau heraus.

Es kann beispielsweise darüber verhandelt werden, wie viel Zeit ein verletzender, destruktiv wirkender Ego-State der Psychotherapie, die gerade begonnen hat, als Chance gibt, damit sie sich bewähren kann. Normalerweise würde er unverzüglich dafür sorgen, dass sie zum Scheitern kommt. Nun könnte mit ihm eine Zeitspanne verhandelt werden, nach deren Ablauf Vor- und Nachteile der Behandlung von ihm überprüft werden. Ich könnte zum Beispiel vorschlagen, dass diese Frage genau in drei Monaten nochmals gestellt und beantwortet wird und dass er sich bereit erklärt, die Psychotherapie in dieser Zeit nicht zu boykottieren. In vielen Fällen übt dieses Verhandlungsangebot eine enorm positive Wirkung aus. Der Ego-State erlebt ein respektvolles Gegenüber, fühlt sich ernst genommen, behält Kontrolle und kann sich daher leichter auf ein Angebot einlassen, das einiges von ihm abverlangt, da er möglicherweise seine gewohnten Strategien für diese Zeit aussetzt oder deutlich einschränkt.

Verhandlungen können alle möglichen Aspekte der psychotherapeutischen Behandlung betreffen. Vorrangig geht es um Fragen der Kontaktaufnahme, der Offenlegung von Informationen, des therapiegefährdenden bzw. selbstschädigenden Verhaltens, der Kooperation oder des Einsatzes neu entwickelter Strategien. Verhandlungen können jedoch auch in ausgiebige Auseinandersetzungen mit Überzeugungen und Werten des Ego-States münden. Ein inhaltliches Feld wird betreten, auf dem es um Sichtweisen und ihre Ursachen geht. Teilweise können die Verhandlungen nicht direkt mit dem verletzenden, destruktiv wirkenden Ego-State geführt werden. Es werden Vermittler eingesetzt. Die Verhandlung wird indirekt geführt.

Generell spielen ein *vermittelter* Kontakt sowie eine *vermittelte* Kommunikation in der Arbeit mit verletzenden, destruktiv wirkenden Ego-States eine besondere Rolle. Häufig lässt sich ein direkter Kontakt nur sehr begrenzt oder gar nicht herstellen. In diesen Fällen kann auf vermittelten Kontakt zurückgegriffen werden. Dabei übernehmen weitere Ego-States eine Vermittlerrolle. Die Rollenzuteilung ergibt sich daraus, welcher Ego-State eine Möglichkeit hat, mit dem jeweiligen verletzenden, destruktiv wirkenden Ego-State in Kontakt zu treten. Beispielsweise könnte ein neutraler innerer Beobachter diese Aufgabe übernehmen.

Zum Bereich der Verhandlungen gehört das Thema »Gesprächsregeln«. Einerseits ist es eine wichtige Voraussetzung, dem verletzenden, destruktiv wirkenden Ego-State respektvoll gegenüberzutreten. Anderseits kann es notwendig werden, ihn an gewisse Grundregeln der Begegnung zu erinnern und ihn zu ermahnen, sie einzuhalten. Es kann notwendig werden, von ihm Respekt einzufordern. Der Kontakt und die Auseinandersetzung können nicht *um jeden Preis* stattfinden. Es müssen Mindestanforderungen erfüllt sein. Die Grenzen weiterer Ego-States, der Gesamtpersönlichkeit der Patientin sowie der Therapeutin müssen klar kommuniziert und eingehalten werden. Hier findet wieder eine Gratwanderung statt. Ein traumatisierter Ego-State kann es bereits als einen Verrat ansehen, dass überhaupt mit einem täternahen Ego-State gesprochen wird, selbst wenn es darum geht, dass der die Grenzen einhalten soll. Die Reaktion der weiteren Ego-States sowie der Patientin als Gesamtperson muss immer im Auge behalten werden. Teilweise erfordert die Arbeit mit verletzenden, destruktiv wirkenden Ego-States eine eigene Vorbereitungsphase. Sie dient der Stabilisierung des inneren Systems. Dazu kann gehören, dass traumatisierte Ego-States zuvor an einen sicheren Ort gebracht werden und ein direkter Kontakt zwischen ihnen und den verletzenden, destruktiv wirkenden Ego-States zurückgestellt wird. Es kann ebenfalls dazugehören, mit der Patientin hinsichtlich der Bedeutung zu arbeiten, die das Vorhandensein eines solchen Ego-States für sie hat. Ein spezifischer edukativer Exkurs ist häufig unerlässlich. Dabei geht es um die Fragen der Entstehung und Einteilung verletzender, destruktiv wirkender Ego-States sowie um die psychotherapeutischen Möglichkeiten der Arbeit.

13.2.4 Neue Informationen und neue Strategien

Ähnlich dem Vorgehen hinsichtlich symptomassoziierter und traumatisierter Ego-States benötigen auch verletzende, destruktiv wirkende Ego-States dringend elementare Informationen, für die sie bisher nicht zugänglich waren. Die wichtigste Information lautet: »Es ist vorbei.« Die Ego-States erleben die Welt und handeln so, als ob *es* nicht vorbei wäre. Aus ihrer Perspektive besteht kein Grund, ihre Strategien infrage zu stellen oder gar zu verändern. Die Strategien haben sich bewährt. Bessere standen nicht zur Verfügung. Änderungen haben für sie keinen Sinn. Änderungen ergeben nur dann Sinn, wenn die Ego-States die neuen Informationen realisieren können, wenn ihnen klar wird, dass die Person heute ein anderes Alter aufweist, über eine größere Zahl von Fähigkeiten verfügt und sich in einer völlig anderen Situation befindet. Dies zu realisieren ist nicht selbstverständlich und kann eine mühevolle therapeutische Aufgabe bedeuten. Die verletzenden, destruktiv wirkenden Ego-States benötigen Informationen hinsichtlich der Zeitperspektive. Wie viel Zeit ist seit der Ausgangssituation vergangen? Sie benötigen Informationen zu den Umständen ihrer Entstehung, zum Beispiel darüber, in wessen Auftrag sie eigentlich arbeiten (s. u.). Sie benötigen Informationen zur Entwicklung der Patientin sowie zu deren heutiger Lebenssituation. Nicht zuletzt benötigen sie die wichtige Information, dass sie nicht einfach rausgeworfen werden sollen, sondern dass es darum geht, auf einer selbstbestimmten Grundlage neue Strategien zu entwickeln.

Außer um die Konzentration auf die Vermittlung dieser elementaren Informationen geht es um die Entwicklung der neuen Strategien. Die Arbeit folgt dem bereits bekannten Muster: Kontakt-, Kommunikations- und Beziehungsaufbau, Entwicklung von Akzeptanz und Verständnis einschließlich einer Würdigung; dazu gehören die Klärung der Funktion, Unterstützung in Form von Vermittlung neuer Informationen sowie in Form von Ermöglichung des Erlebens stabilisierender innerer Prozesse und der Entwicklung neuer Strategien. Hier werden weitere Fragen relevant: Auf welche Weise kann die Patientin in Zukunft geschützt sein? Wie kann sie ihre Grenzen wahren? Wie kann sie sich mit traumatisierenden Ereignissen auseinandersetzen? Wie kann sie ihre eigenen Vorstellungen und Ansichten, ihre eigenen Werte vertreten? Es gilt, entsprechend der spezifischen Funktion des Ego-States neue Strategien zu entwickeln, die der gegenwärtigen Lebenssituation, dem Entwicklungsstand und den Bedürfnissen der Patientin entsprechen. Die Entwicklung bezieht sich auf mehrere Ebenen, auf die Wahrnehmungsebene, die Handlungsebene, die Ebene der Überzeugungen und Werte, die Beziehungsebene.

Ein hilfreicher Zugang ergibt sich aus einer möglichen Erschöpfung von verletzenden, destruktiv wirkenden Ego-States. Unter Umständen sind sie von ihrer langjährigen Aktivität müde und erschöpft. Teilweise haben sie die Lust an ihrer Arbeit verloren und möchten irgendwie erlöst werden. Sie sind überzeugt, dass es keine Alternativen für ihre Strategien gibt. Aber sie würden die Arbeit am liebsten an jemand anders abgeben und sich zur Ruhe setzen. Sie zeigen dies nie gleich zu Beginn der Arbeit, sondern erst nachdem ein gewisser Beziehungsaufbau stattgefunden hat. Die Erschöpfung kann sehr gut als Grundlage für die Entwicklung neuer Strategien und einer neuen Rolle genutzt werden.

Besonders für die verletzenden, destruktiv wirkenden Ego-States stellt es einen großen Entwicklungsschritt dar, sich nicht mehr als Einzelkämpfer, sondern als ein gleichberechtigtes Mitglied eines inneren Teams zu erleben. Häufig fällt es ihnen extrem schwer, Erfahrungen mit anderen Ego-States zu teilen. Es fällt ihnen schwer, zu akzeptieren, dass sie nicht allein für das Bewältigen belastender oder traumatisierender Ereignisse verantwortlich sind. Sie können Verantwortung nur schwer abgeben. Sie erleben dies fast als eine Art Scheitern, so als hätten sie es nicht allein geschafft und müssten nun doch Unterstützung annehmen. Auch wenn sich ihre Haltungen nicht verallgemeinern lassen, gelingt es häufig im Behandlungsverlauf sehr gut, sich auf sie einzustellen und ihre Position zu berücksichtigen.

Die im Folgenden vorgestellten Interventionen erfordern eine gewisse Differenzierungs- und Rekonstruktionsfähigkeit. Sie sind von dem Ausmaß dieser Fähigkeiten abhängig. Mit zunehmendem Schweregrad der Gewalt oder Deprivation müssen sie als Erstes verbessert werden, bevor die weiteren Interventionen infrage kommen.

13.3 Interventionen zum Trennen von Funktion und Inhalt

In der Arbeit mit verletzenden, destruktiv wirkenden Ego-States stellen Interventionen zum Trennen von Funktion und Inhalt einen wichtigen Baustein dar. Die Trennung bezieht sich auf die Anerkennung der Funktion des Ego-States und auf das kritische Betrachten der Strategien, mit denen die Funktion erfüllt wird. Die Strategien stellen den Inhalt dar. Die Auseinandersetzung mit den Strategien schließt die Vermittlung neuer Informationen ein. Die Strategien, also die Mittel, mit denen der Ego-State arbeitet, werden als nicht mehr zeitgemäß betrachtetet. Die Funktionen hingegen werden nicht infrage gestellt. Die wichtigsten Funktionen werden im Folgenden zusammengefasst.

13.3.1 Die wichtigsten Funktionen

1) Überleben

Das Überleben stellt die grundsätzliche Funktion von verletzenden, destruktiv wirkenden Ego-States dar. Im Zusammenhang mit Spiegelneuronenphänomenen und den als *erzwungene* bzw. *automatisierte Empathie* beschriebenen Prozessen wird die Überlebensfunktion der entsprechenden Ego-States deutlich. Zu denken, zu fühlen und zu handeln wie der Täter erhöht die Wahrscheinlichkeit, zu überleben. Überleben ist ein basales Grundbedürfnis. Für das Überleben ist jedes Mittel recht. Wenn es ums Überleben geht, gibt es keine Entscheidungen mehr hinsichtlich der Angemessenheit von Strategien.

2) Bindung

In einem hierarchischen Konzept der Funktionen von verletzenden, destruktiv wirkenden Ego-States kommt kurz nach dem Überleben die Sicherung von Bindung. Der drohende Verlust von Bindung, der drohende Liebesverlust sowie der drohende Existenzverlust stellen für den Organismus ähnliche Extremstresssituationen dar, wie die drohende Gefährdung des Überlebens. Bindung wird ebenfalls um jeden Preis zu erhalten versucht. Wenn niemand anders mehr da ist als der Täter, dann richtet sich das Bindungsbedürfnis auf ihn.

3) Abwehr von Ohnmacht

Die Abwehr von Ohnmacht stellt eine weitere grundlegende Funktion von verletzenden, destruktiv wirkenden Ego-States dar. Hier zeigt sich besonders die Schuldthematik. Die Patientinnen erleben sehr starke Schuldgefühle. Sie geben sich die Schuld an den Traumatisierungen. Die Funktion der zugrunde liegenden, nicht bewussten Prozesse lässt sich mit der Formulierung beschreiben: »Lieber schuld als ohnmächtig.« Der Tat, die die Ohnmacht auslöste, wird ein Sinn gegeben: »Es ist recht so.« Es wird mit der Auffassung, dass »alles so seine Ordnung« hat, ein Minimum an erlebter Kontrolle aufrechterhalten. »Ich bin selbst schuld!« »Ich habe es verdient!« »Ich habe es nicht anders verdient!« Schuld zu haben impliziert für die Patientin, dass sie *es* ja auch hätte anders laufen lassen können, dass sie *es* hätte verhindern können. Alles andere hieße, der absoluten Ohnmacht ins Auge zu blicken, sie zu spüren, ihr ausgeliefert zu sein.

4) Abwehr von Hilflosigkeit

Die Prozesse der Abwehr von Hilflosigkeit sind mit denen der Abwehr der Ohnmacht vergleichbar. Hilflosigkeit soll ebenfalls mit allen Mitteln vermieden werden. Aggressive Aspekte des Täters sowie seine Werturteile über andere zu übernehmen stellt eine weitere unbewusste Strategie dar, Hilflosigkeit und Kontrollverlust zu begegnen. Es kann dabei zu einer Identifikation mit Aspekten des Täters kommen.

Während im Rahmen der Intervention die Funktionen der verletzenden, destruktiv wirkenden Ego-States eine Würdigung erfahren, werden ihre Strategien, also die Inhalte, infrage gestellt. Die Inhalte und Strategien lassen sich auf mehreren Ebenen beschreiben und in der Behandlung bearbeiten.

13.3.2 Inhalte und Strategien

1) Wahrnehmung

Die eigene Person und die Welt werden mit den Augen des Täters, eigene Bedürfnisse werden kaum bis gar nicht mehr wahrgenommen. Wir treffen auf eine Art fremde und selektive Wahrnehmung, die eine Distanzierung vom Täter, d. h. eine Differenzierung, zunehmend erschwert. Wird die Welt einmal mit den Augen des Täters wahrgenommen, finden sich unzählige Beweise für die Richtigkeit dieser Wahrnehmung. Alles andere wird ausgeblendet. Es sind starke negative Halluzinationsphänomene zu beobachten.

2) Verhalten/Handlungsmuster

Die Inhalte bzw. die Strategien der Ego-States lassen sich ebenfalls auf der Verhaltens- oder Handlungsebene beschreiben. Hier stehen selbstschädigende, selbstverletzende, therapiegefährdende oder aggressive Verhaltensweisen im Vordergrund. Entsprechende Verhaltensweisen erfüllen mehrere Aufgaben. Sie bedienen die Werturteile des Täters hinsichtlich des Opfers. Es kommt zu reinszenierendem Verhalten. Die Patientin verhält sich auf eine Art und Weise, dass die Sicht des Täters bestätigt wird. Sie wird zum Beispiel wiederholt zum Opfer, sie verhält sich weiterhin abhängig und unterwürfig, sie bringt sich in Risikosituationen, sie verunmöglicht Unabhängigkeits- und Heilungsprozesse, oder sie übt selbst ähnliche Taten gegen andere aus.

3) Kognitionen

Im Bereich der Kognitionen und Werte finden wir Abwertungen, negative Überzeugungen bezüglich der eigenen Person und der Welt sowie die Übernahme der Werturteile des Täters. Es finden eine Rechtfertigung der Gewalt oder Deprivation und eine Schuldzuschreibung an die eigene Person statt.

4) Spezifische Beziehungsmuster

Die Wahrnehmungen, Verhaltensweisen und Kognitionen prägen die Beziehungsgestaltung des Patienten. Sie erschweren beispielsweise den Aufbau einer tragfähigen therapeutischen Beziehung und verhindern die Entwicklung positiver Beziehungserfahrungen. Im Gegenteil, Beziehungen werden in der Art gestaltet, dass sie den Wahrnehmungen, Verhaltensweisen und Kognitionen des Täters entsprechen. Häufig sind wir mit einer schwer auszuhaltenden Destruktivität konfrontiert.

Die Interventionen richten sich nun darauf, die Funktion und die Inhalte, also die Strategien, voneinander zu trennen. Der therapeutische Weg der Ego-State-Therapie verläuft darüber, mit dem verletzenden, destruktiv wirkenden Ego-State in Beziehung zu treten, seine Funktion herauszuarbeiten und ihn zu würdigen. Anschließend können seine Strategien zunehmend thematisiert und hinterfragt werden. Der Grundgedanke besteht in der Frage, ob die Strategien zum heutigen Zeitpunkt noch notwendig, angemessen und hilfreich sind. In den meisten Fällen lassen sich die Ego-States erst dann auf eine solche Diskussion ein, wenn sie sicher sind, dass sie nicht aus dem inneren System verbannt werden. Sie benötigen in vielen Fällen eine entsprechende Zusicherung. Weiterhin muss ihnen zu einer neuen Wahrnehmung der Patientin, der Lebenssituation sowie des inneren Systems verholfen werden. Sie sollen ihre Scheuklappen absetzen können. Im Zusammenhang mit der Wahrnehmung der gegenwärtigen Lebenssituation wird klar, dass es aktuell nicht mehr ums Überleben geht, sondern dass weitere Bedürfnisse bestehen und berücksichtigt werden wollen. Es kann beispielsweise darum gehen, neue Strategien zu entwickeln, die heute für Bindungserfahrungen oder für Kontrolle sorgen.

Die Ego-States erhalten eine neue Rolle im inneren System. Sie kümmern sich mit neuen Strategien um wichtige Bedürfnisse des Patienten. Sie werden einbezogen und von anderen Ego-States sowie der Gesamtperson geschätzt.

13.4 Interventionen zum Trennen der Bedürfnisse des Täters und des Opfers

Neben dem Trennen von Funktion und Inhalt haben Interventionen zum Trennen der Bedürfnisse des Täters und des Opfers eine große Bedeutung. Das Erleben der Unterschiedlichkeit dieser Bedürfnisse öffnet neue Räume und ermöglicht neue Wege im Behandlungsprozess. Zum Teil erscheinen die Bedürfnisse sehr ähnlich. Sie lassen sich jedoch in vielen Fällen deutlich voneinander abgrenzen. Zu den vorrangigen *Bedürfnissen des Täters* zählen:

- Kontrolle
- Lustgewinn
- Macht
- Selbstwerterhöhung
- Bewältigung von eigenen Traumafolgestörungen
- Bewältigung eigener Defizite oder Konflikte.

Die wichtigsten *Bedürfnisse des Opfers* wurden bereits genannt. Zu ihnen gehören:

- Überleben
- Bindung
- Kontrolle
- Abwehr von Ohnmacht
- Abwehr von Hilflosigkeit.

Teilweise ähneln sich die Bedürfnisse auf den ersten Blick. Als ein Beispiel für die augenscheinliche Ähnlichkeit kann das Bedürfnis nach Kontrolle angeführt werden. Sowohl der Täter als auch das Opfer zeigen dieses Bedürfnis. Es speist sich jedoch aus vollkommen entgegengesetzten Motiven und ist insofern nicht dasselbe. Das Kontrollbedürfnis des Opfers stellt eine Überlebensstrategie dar. Das Kontrollbedürfnis des Täters ist u. a. mit Macht, Selbstwerterhöhung und dem Wunsch assoziiert, dass die Tat unerkannt bleibt. Die Interventionen zum Trennen der Bedürfnisse lassen sich insbesondere in der Kombination mit der in Abschnitt 13.5 erläuterten Vorgehensweise kombinieren. Die Bedürfnisse werden verschiedenen Personen und Ego-States zugeordnet. Der äußere Täter wird klar abgegrenzt. Im inneren System werden ein innerer Täter-Ego-State (ein verletzender, destruktiv wirkender Ego-State) sowie weitere Ego-States differenziert. Nun können für die verschiedenen Ego-States die Bedürfnisse und die Handlungsstrategien, die sich aus den Bedürfnissen ergaben, herausgearbeitet werden. Wer hatte welches Bedürfnis? Mit welcher Strategie wurde die Befriedigung dieses Bedürfnisses sichergestellt?

In diesem Zusammenhang bietet sich die *Metapher des Auftraggebers* sehr gut an. Verletzende, destruktiv wirkende Ego-States scheinen auf den ersten Blick im Auftrag des äußeren Täters zu handeln. Mit ansteigender Regulationsstufe nach Vogt (siehe Abschn. 5.3.5) scheint dies nicht nur so, sondern wurde bewusst vom Täter initiiert. Die Verwendung der Metapher des Auftraggebers ist – wie die weiteren Interventionen – von der vorliegenden Regulationsstufe abhängig.

Die Patientinnen erleben destruktiv wirkende Ego-States häufig im Zusammenhang mit der Macht, die der Täter immer noch über sie auszuüben vermag. Zum Beispiel sorgen destruktiv wirkende Ego-States dafür, dass keine Informationen in der Psychotherapie zutage treten. Es scheint so, als könnte der Täter immer noch dafür sorgen, dass nichts herauskommt. Die Patientin gerät in solch einem Fall in Panik, wenn sie nur daran denkt, relevante Informationen zu offenbaren. Möglicherweise lässt sich dieser Umstand sogar herausarbeiten. Sie kann die Motivation des Täters rational nachvollziehen. Sie erlebt den Ego-State als *ich-dyston*. Sie erlebt ihn als vom Täter gesteuert. Sie erlebt einen Teil des Täters in sich. Das Offenbaren von Informationen würde einen Verstoß gegen die Gesetze des Täters bedeuten. Sie fürchtet sich vor den Konsequenzen einer solchen Zuwiderhandlung und handelt im Sinne des Täters. Sie sorgt dafür, dass nichts herauskommt.

Andererseits kann sie diesen Anteil auch als *ich-synton* erleben. Sie bezieht die Panik nicht auf den Täter, sondern ist einfach absolut davon überzeugt, dass niemals irgendetwas herauskommen darf. Sie kann es vielleicht nicht erklären. Aber sie ist sich absolut sicher und fürchtet sich davor, dass es in ihrem System eine undichte Stelle geben könnte. Sie kann möglicherweise auch die befürchtete Konsequenz nicht klar benennen. Sie ist jedoch fest davon überzeugt, dass es die schlimmste Katastrophe wäre und ihren Untergang besiegeln würde.

Was sie in beiden Varianten nicht spürt, ist die Bewältigungsfunktion dieses inneren Anteils. Dafür zu sorgen, dass keine Informationen herauskommen, war für sie lange Zeit elementar wichtig. Wären Informationen durchgesickert, hätte sie sich in großer Gefahr befunden. So gesehen, kann man von einem *zweiten Auftraggeber* sprechen, vielleicht sogar von dem eigentlichen Auftraggeber. Der zweite oder eigentliche Auftraggeber ist ihr eigener Organismus. Sein Auftrag lautete: Überleben und Bewältigen der Situation. Dazu gehörte, sicherzustellen, dass keine Informationen durchsickern.

Über den Weg der Betrachtung der verschiedenen Auftraggeber lassen sich die verschiedenen Bedürfnisse differenzieren. Es ändert sich plötzlich die Sicht auf den destruktiv wirkenden Ego-State. Die Patientin kann ihn verstehen, annehmen, mit ihm auf einer neuen Ebene in Beziehung treten. Ist dies gelungen, kann auch besprochen werden, welche Informationen heute herauskommen dürfen und welche Konsequenzen dies hat. Der destruktiv wirkende Ego-State kann dabei die Rolle eines Helfers erhalten. Er ist Experte für belastendes Material. Er kann dabei helfen, dieses Material zu *verwalten*, zu *bergen*, also zugänglich zu machen.

13.5 Interventionen zur Arbeit mit mehreren Ego-States (destruktiv wirkenden, verletzten und ressourcenreicheren)

Die Interventionen in diesem Kapitel bauen auf dem häufig geschilderten Erleben auf, dass sich der Täter *in* den Patienten befindet. Die Patienten erleben den Täter oder Anteile des Täters in sich. Der Grundgedanke der Interventionen besteht darin, eine Unterscheidung zwischen dem Täter im Außen und dem Täter-Ego-State (dem verletzenden, destruktiv wirkenden Ego-State) im Inneren vorzunehmen sowie weitere Ego-States einzubeziehen, die in Reaktion auf den Täter-Ego-State entstanden sind. Im Rahmen von verschiedenen Interventionen der Ego-State-Therapie äußern Patientinnen häufig ein entsprechendes Erleben. Sie sagen, »dass die Mutter da drin ist«, »dass der Vater da innen auftaucht«, »dass sich der Täter als ein Ego-State meldet«. Die Intervention setzt an diesem Erleben an. Ich möchte an dieser Stelle betonen, dass es wichtig ist, diese von den Patienten geschilderten inneren Prozesse nicht sofort infrage zu stellen. Das Erleben muss zuerst bestätigt und angenommen werden. Der Patient erlebt es so. So ist es. Ich kann das Erleben auch kurz explorieren, um weitere Informationen zu sammeln. Ich nehme es ernst. Erst in einem weiteren Schritt beginne ich mit der Differenzierungsarbeit.

Im Folgenden verwende ich zur besseren Veranschaulichung die Begriffe »Täter-Ego-State« und »Opfer-Ego-State«. Täter-Ego-States sind verletzende, destruktiv wirkende Ego-States, die häufig als Täterintrojekte oder täternahe Ego-States beschrieben werden. Opfer-Ego-States sind verletzte, traumatisierte Ego-States.

13.5.1 Erster Schritt: äußerer Täter und Täter-Ego-State – »außen« und »innen«

Das Ziel besteht in der Trennung von außen und innen, äußerem Täter und innerem Täter-Ego-State. Die Patientin soll durch die Differenzierungsarbeit ein Verständnis dafür entwickeln, dass die Bewältigung der zugrunde liegenden Ereignisse oder der Lebensumstände mittels Entstehung eines inneren Anteils vollzogen wurde, der verschiedene Eigenschaften des äußeren Täters übernahm. Man könnte sagen, es entstand ein Abbild des Täters. Dieser Täter-Ego-State ist nicht der äußere Täter. Er besteht im inneren System des Opfers. Der äußere Täter befand sich im Außen. Der Täter-Ego-State, der häufig als *innerer Täter* beschrieben wird, entstand und befindet sich im Inneren. Seine Entstehungsbedingungen und seine Funktionen sind vor allem dadurch charakterisiert, das Überleben zu sichern, indem Wahrnehmen, Handeln und Denken des äußeren Täters nach innen übernommen wurden, sowie einen Rest an Kontrolle zu behalten. Sich in den Täter hineinzuversetzen erhöht die Überlebenswahrscheinlichkeit und die scheinbare und tatsächliche Kontrolle.

13.5.2 Zweiter Schritt: Täter-Ego-State und Opfer-Ego-State im inneren System

Nachdem in einem ersten Schritt die Differenzierung des äußeren Täters und des entsprechenden Täter-Ego-States im inneren System entwickelt wurde, wird im zweiten Schritt der Fokus auf einen oder mehrere weitere Opfer-Ego-States gerichtet. Es wird also mit einer Gruppe von Ego-States weitergearbeitet. Zwei Grundgedanken bilden die Basis des zweiten Schrittes:

1) Im inneren System entsteht ein Opfer-Ego-State (oder mehrere) in Reaktion auf den Täter-Ego-State mit dem Ziel, den Täter-Ego-State *zu managen*. Er erfüllt dessen Bedürfnisse, ist ihm Untertan, gibt ihm recht, ist extrem auf ihn bezogen.

2) Die Beziehung zwischen äußerem Täter und der Gesamtperson des Opfers wird auf die innere Bühne des Opfers verlagert. Auf dieser

Bühne befinden sich nun ein Täter-Ego-State und ein Opfer-Ego-State (oder mehrere). Die Traumatisierungen im Außen werden im Inneren fortgeführt. Der Täter-Ego-State verhält sich zum großen Teil wie der äußere Täter und übt seine Gewalt gegenüber dem Opfer-Ego-State aus. Die Täter-Opfer-Dynamik spielt sich nun auf der inneren Bühne ab.

Die Täter-Ego-States agieren jedoch nicht nur im inneren System, sondern auch nach außen.

13.5.3 Dritter Schritt: Würdigung der Rollen

Der dritte Schritt besteht darin, mit dem Patienten ein Verständnis dafür zu entwickeln, dass beide Ego-States, also sowohl der Täter- als auch der Opfer-Ego-State, gleichberechtigt behandelt werden müssen. Beide erfüllen eine wichtige Funktion. Beide waren für die Bewältigung der traumatisierenden Ereignisse notwendig. Man könnte sagen: *Es mussten beide Rollen besetzt werden.* Keinem Ego-State soll seine Rolle zum Vorwurf gemacht werden. Das bedeutet nicht, dass Taten des Täter-Ego-States im Außen gerechtfertigt werden sollen. In Teil I des Buches wurde auf das Thema der Verantwortlichkeit für das eigene Handeln hingewiesen. Die Rollenmetapher stellt keine Entbindung aus der Verantwortung dar. Beide Ego-States sind jedoch gleichberechtigt zu behandeln. Beide benötigen Anerkennung für ihre Arbeit. Beide benötigen ihre eigene Form der Unterstützung. Besonders, wenn eine massive Ablehnung gegenüber dem Täter-Ego-State besteht, weise ich darauf hin, dass *es einer machen musste, einer musste die Rolle übernehmen, musste den Job machen, keinen leichten Job.* Die Patienten benötigen ein Verständnis für diese innere Dynamik, die auch dazu führen kann, dass sie im Außen Taten gegen andere Menschen verüben. Zu dieser Dynamik gehören zum Beispiel innere Prozesse, die den Täter-Ego-State immer mehr darin stärken, die Wahrnehmung des Opfer-Ego-States zu vermeiden. Kurz gesagt: »Nie wieder Opfer!« Der Zugang zum Opfer-Ego-State kann in diesem Fall vollkommen verloren gegangen sein. Das Opfer wird zum Täter und führt dessen oder ähnliche Taten fort. Es findet eine Identifizierung mit den machtvollen Seiten des Täters statt. Auf Ohnmacht und Hilflosigkeit reagiert das innere System extrem phobisch.

Zu dem dritten Schritt gehört die Untersuchung der Strategien der Ego-States sowie der Folgen, die diese Strategien für sie selbst, für die weiteren Ego-States sowie für den Patienten hatten und haben. Die Untersuchung der Strategien und ihrer Folgen schließt das Erleben der dazugehörigen inneren Prozesse ein. Die therapeutische Arbeit ist an dieser Stelle mit erheblichen Belastungen verbunden. Sie muss gut vorbereitet, in ein sicheres Setting eingebunden und sollte im Rahmen des SARI-Modells angewendet werden. Die wichtigste Frage besteht darin, inwieweit der Opfer-Ego-State zunächst geschützt werden muss. Er kann die Arbeit mit dem Täter-Ego-State als extreme Bedrohung und als Verrat erleben. Aus diesem Grund erfordert die Intervention teilweise eine lange Vorarbeit, teilweise wird auf getrennten Pfaden gearbeitet. Das Grundkonzept wird beibehalten. Die Intervention wird jedoch für die Ego-States getrennt durchgeführt, da ein direkter Kontakt von Täter- und Opfer-Ego-States die Dekompensationsgefahr deutlich erhöht.

13.5.4 Vierter Schritt: Neue Rollen und Strategien

Der vierte Schritt erfolgt nach der Untersuchung und Würdigung der Strategien der Ego-States. Es geht darum, neue Ziele, Aufgaben und Strategien zu finden. Es geht um die Umwandlung der Rollen. Täter-Ego-States werden dadurch zu inneren Helfern, zu Experten, zu Supervisoren. Teilweise ziehen sie sich auch aus dem Alltagsgeschäft zurück. Damit dieser Schritt realisiert werden kann, ist eine intensive Beziehungsarbeit notwendig. Neue Informationen werden eingeflochten, die Differenzierungsfähigkeit wird weiterentwickelt. Die Bedürfnisse der Ego-States werden berücksichtigt. Dabei steht die Frage im Vordergrund: Was braucht der Ego-State jetzt für einen nächsten Schritt? Es werden Entscheidungsmöglichkeiten geschaffen, neue Ziele gesucht und letztlich neue Strategien entwickelt. Die neuen Strategien sind mit neuen Rollen assoziiert. Zu diesem Schritt gehört ebenfalls die Entwicklung von Vereinbarungen für die Zukunft. Verschiedene Fragen sollen geklärt werden: Wie lassen sich der Kontakt der Ego-States untereinander und der Kontakt der Patientin zu ihren Ego-States weiter gestalten? Wie können die neuen Strategien konkret angewendet und überprüft werden? Welche Kriterien für die gewünschte Wirkung lassen sich finden? Welche typischen Situationen können genutzt werden?

13.6 Zusammenfassung der Arbeit mit verletzenden, destruktiv wirkenden Ego-States

Im Folgenden wird ein zusammenfassendes Behandlungskonzept der Arbeit mit verletzenden, destruktiv wirkenden Ego-States vorgestellt. Es soll als Grundlage der Arbeit dienen und muss an die jeweilige Behandlungssituation angepasst werden. Im Rahmen des Behandlungskonzeptes kann sowohl die Einzelarbeit mit einem verletzenden, destruktiv wirkenden Ego-State (Täter-Ego-State) als auch die Gruppenarbeit mit Täter-Ego-States, Opfer-Ego-States sowie weiteren Ego-States im Vordergrund stehen. Das Behandlungskonzept basiert auf einer Schweregradorientierung: Die einzelnen Interventionen richten sich nach dem Schweregrad der erlebten Gewalt bzw. Deprivation und der Auswirkungen auf die Wahrnehmbarkeit der Ego-States sowie der zugrunde liegenden Prozesse, nach der Differenzierbarkeit und der Distanzierungsfähigkeit, nach der Rekonstruktionsfähigkeit sowie der Fähigkeit, inneres Geschehen, Personen und Ereignissen zuordnen zu können. Das Behandlungskonzept erfordert ein zirkuläres Arbeiten. Alle Schritte können zu verschiedenen Zeitpunkten im Behandlungsprozess erforderlich sein. Das Konzept orientiert sich an den prozessorientierten Zielen der Ego-State-Therapie (siehe Kap. 9) sowie am SARI-Modell (siehe Abschn. 10.1). Die Besonderheiten der Arbeit mit verletzenden, destruktiv wirkenden Ego-States (siehe Abschn. 13.1) werden dabei berücksichtigt. Einige Schritte der Konzeption werden ausführlich erläutert, andere nur erwähnt, da sie bereits zuvor beschrieben wurden.

- **Edukation im Rahmen der Ego-State-Therapie (Behandlungskonzept der Arbeit mit mehreren Ego-States vorstellen und anbieten):**

Der Arbeit mit verletzenden, destruktiv wirkenden Ego-States muss eine entsprechende Edukation vorgeschaltet werden. Der Patient muss mit dem Ego-State-Modell vertraut gemacht werden.

- **Einschätzung der Stabilität, spezifische Indikation, vorbereitende Interventionen:**

Der Arbeit muss ebenfalls eine ausreichende Stabilisierungsarbeit vorgeschaltet werden. Die Patientin muss in der Lage sein, mit einem deutlichen Belastungsanstieg, der mit der Intervention verbunden sein kann, umzugehen. Sie muss über Fertigkeiten der Symptomkontrolle und Dekompensationsprophylaxe verfügen. Entsprechende Notfallpläne müssen zuvor entwickelt werden.

- **Auswahl der Technik (hypnotherapeutisch, mit Metaphern, Stühlen, Symbolen, Figuren, gestalterischen Mitteln, Texten, Fotos, Kognitionen, Körper etc.):**

Für die Intervention müssen vor Beginn die therapeutischen Techniken ausgewählt und mit dem Patienten abgestimmt werden. Dabei sind die spezifischen Indikationsfragen zu klären.

- **Auswahl des Zugangs zu den Ego-States, anschließend ausgestalten; speziell: Arbeit mit Treffpunkten:**

In Abhängigkeit von den ausgewählten therapeutischen Techniken wird nun die Form des Zugangs zu den Ego-States ausgewählt. Innerhalb der hypnotherapeutischen Vorgehensweise spielt die Arbeit mit verschiedenen Orten, insbesondere Treffpunkten, eine besondere Rolle. Der Zugang kann sich zunächst nur auf eine Wahrnehmungsebene beziehen, zum Beispiel auf einen für den Ego-State typischen Satz oder auf einen Körperzustand oder auf ein inneres Bild etc. Anschließend werden die anderen Ebenen mit einbezogen. Der Ego-State wird ausgestaltet. Die Ausgestaltung muss nicht konkret sein und kann auch erst zu einem späteren Zeitpunkt erfolgen.

- **Kontaktaufnahme anleiten (direkt oder vermittelt):**

Die Kontaktaufnahme kann auf direktem oder vermitteltem Wege realisiert werden. Zum direkten Weg gehören die Variante, in der der Therapeut mit dem Ego-State Kontakt aufnimmt, sowie die Variante, den Patienten anzuleiten, in Kontakt zu gehen. Der Therapeut oder der Patient tritt mit dem Ego-State in Kontakt. Der indirekte Weg wird mithilfe eines Vermittlers gegangen. Es wird im inneren System nach einem Ego-State gesucht, der Kontakt zu dem verletzenden, destruktiv wirkenden Ego-State herstellt und eine Vermittlerrolle übernimmt. Dies kann zum Beispiel für den Fall notwendig werden, in dem der Ego-State die direkte Kommunikation mit dem Therapeuten und dem

Patienten verweigert. Die Neutralität des Vermittlers ist dabei sehr wichtig. Der Vermittler ist nicht der verlängerte Arm des Therapeuten. Vermittelter Kontakt stellt einen Versuch dar, eine verweigerte Kommunikation doch noch nutzbar zu machen.

Aufgrund mehrerer Vorteile ist der direkte Kontakt von Therapeut und destruktiv wirkendem Ego-State anzustreben (siehe Abschn. 13.2.1).

- **Arbeit mit der Reaktion der Patientin/des Patienten auf die verschiedenen Ego-States:**

Die Reaktion der Patientin auf die Interventionsschritte soll wie bei allen weiteren Interventionen der Ego-State-Therapie fortlaufend beachtet werden. In der Arbeit mit verletzenden, destruktiv wirkenden Ego-States spielt dieser Aspekt eine besondere Rolle. Die Arbeit kann heftige Reaktionen auslösen und zu einem deutlichen Belastungsanstieg führen. Sie kann starke Angst- oder Erstarrungszustände hervorrufen. Dissoziative Symptome können ausgelöst und/oder verstärkt werden. Die Dekompensationsgefahr kann ansteigen. Zusätzlich können Prozesse der Vermeidung und Verleugnung oder ein sehr hoher Anspruch die Arbeit erschweren. Die Gefahr von aggressiven Impulsdurchbrüchen kann deutlich zunehmen. Hier sind Exkurse notwendig, in denen mit der Patientin hinsichtlich ihrer Reaktionen auf die Interventionsschritte gearbeitet wird.

- **Beziehungsaufbau, Kommunikation, Gesprächsregeln (Minimalforderungen an Kontakt und Kommunikation):**

Bei diesem Schritt steht der Aufbau einer konstruktiven Kommunikation im Vordergrund. Bei der Arbeit mit destruktiv wirkenden Ego-States können damit Besonderheiten verbunden sein. Zum Beispiel kann der Fall eintreten, dass zwar eine Kommunikation zustande kommt, sie jedoch verletzend, grenzüberschreitend und respektlos ist. Hier geht es um die Diskussion von Gesprächsregeln und das Vertreten von Minimalforderungen an den Kontakt und die Kommunikation. Es müssen Fragen beantwortet werden, welche Kriterien mindestens zu erfüllen sind, damit der Kommunikation eine gewisse Chance eingeräumt wird, konstruktiv werden zu können. Es geht hier zunächst ausschließlich um die Kommunikationsform. Es geht nicht darum, den destruktiv wirkenden Ego-State zu einer neuen Strategie oder einem neuen Verhalten zu bringen. Es soll nicht seine Destruktivität, sondern die Form der Kommunikation thematisiert werden. Die Strategien des Ego-States stehen erst zu einem späteren Zeitpunkt im Fokus.

- **Verhandeln der Umstände und Möglichkeiten einer Zusammenarbeit:**

Im Zusammenhang mit dem Aufstellen von Gesprächsregeln und Minimalforderungen an die Kommunikation werden ebenfalls Verhandlungen relevant (siehe Abschn. 13.2.3).

- **Klärungsarbeit:**

Arbeit in Richtung Akzeptanz und Verständnis, Klärung von Funktion und Bedeutung, Würdigung *aller* Ego-States (siehe Abschn. 13.2–13.4)

- auf die Funktion, Bedeutung und die Strategien der destruktiv wirkenden Ego-States fokussieren
- die destruktiv wirkenden Ego-States würdigen
- Auseinandersetzung mit den Konsequenzen der bisherigen Strategien
- auf die Funktion, Bedeutung und die Strategien der verletzten, traumatisierten Ego-States fokussieren
- die verletzten, traumatisierten Ego-States würdigen
- alle Ego-States schützen.

- **Unterstützungsarbeit:**

- Unterscheidung von Täter im Außen und Täter-Ego-State (verletzender, destruktiv wirkender Ego-State) sowie Opfer-Ego-State (verletzter, traumatisierter Ego-State) im Inneren (siehe Abschn. 13.5)
- Unterstützung des verletzenden, destruktiv wirkenden Ego-States durch die Hervorhebung seiner Funktion
- Fokussierung auf die Übernahme der Täter-Opfer-Beziehung auf eine innere Bühne
- Unterstützung des verletzten, traumatisierten Ego-States (oder mehrerer Ego-States)

- Vermittlung der Überzeugung, dass jeder Ego-State Unterstützung benötigt und gleiche Rechte hat
- neue Informationen
- neue Fragen an den jeweiligen Ego-State: »Was brauchst du jetzt?«
- Entwicklung neuer Entscheidungsmöglichkeiten (z. B.: für wen arbeiten?)
- Entwicklung neuer, eigener Ziele
- Entwicklung neuer Strategien.

- **Entwicklung von Vereinbarungen:**

  - Ab heute eine neue Art von Kontakt.
  - Wie könnten neue Ziele aussehen?
  - Wie könnten neue Strategien aussehen?
  - Wie könnten neue Strategien wirken?
  - In welchen konkreten Situationen würden die Veränderungen deutlich werden?
  - In welcher Form kann das Vorgehen kritisch überprüft werden?

- **Bearbeitung der Schuldproblematik**
- **Verabschiedung, Reorientierung, Abschluss**
- **Nachbesprechung und Überprüfung**

Diese Zusammenfassung der Arbeit mit verletzenden, destruktiv wirkenden Ego-States weist mehrere Vorgehensweisen auf, die nicht alle in einem Behandlungsfall zur Anwendung kommen. Die spezifischen Interventionen können dieser Zusammenfassung entnommen werden und hängen von mehreren Faktoren ab, von denen ich folgende hervorheben möchte:

- In welcher Behandlungsphase findet die Arbeit mit verletzenden, destruktiv wirkenden Ego-States statt?
- Welche vorbereitenden und stabilisierenden Interventionen wurden zuvor durchgeführt?
- Wurden Notfallpläne erstellt?
- Liegen Erfahrungen hinsichtlich der zu vermutenden Reaktion der Patientin auf die Intervention vor?

- Wie viele Fragen hinsichtlich der Sicherheit und Stabilisierung wurden beantwortet (siehe Abschn. 10.1.1)?
- Soll mit einem oder mehreren Ego-States gearbeitet werden?

Das Kapitel sollte verschiedene Möglichkeiten der Arbeit mit verletzenden, destruktiv wirkenden Ego-States aufzeigen und Handwerkszeug für den Praxisalltag bieten. Es beschließt die Erläuterungen der Interventionen der Ego-State-Therapie, die in den Kapiteln 11–13 vorgestellt wurden. Unterschiedliche Ego-States erfordern unterschiedliche Interventionen und spezifische Besonderheiten. Mit den Interventionen der Arbeit mit grundsätzlich ressourcenreichen Ego-States, mit verletzten Ego-States sowie mit verletzenden, destruktiv wirkenden Ego-States sind Sie gut für die Begleitung Ihrer Patientinnen und Patienten ausgerüstet. Ich erhebe mit diesem Buch keinen Anspruch auf Vollständigkeit. Ich zeige die Vielfalt der Arbeit mit der Ego-State-Therapie, stelle die wichtigsten Zugänge und Interventionsbereiche vor, erläutere ihre Einbettung in einen Behandlungsplan und gebe Anregungen für die verschiedenen Arbeitsebenen und Anwendungsfelder. Die Lektüre erübrigt nicht eine fundierte Fortbildung in dieser Behandlungsmethode. Ich hoffe, dass ich Sie ermuntern konnte, sich mehr mit der Ego-State-Therapie zu beschäftigen und sich auf Ihren eigenen Weg mit diesem Therapiemodell zu begeben. Ich wünsche Ihnen und Ihren Patientinnen und Patienten viel Freude, Überraschungen und wichtige Erfahrungen mit der Ego-State-Therapie!

Literatur

Brächter, W. (Hrsg.) (in Vorb.): Der singende Pantomime. Ego-State-Therapie und Teilearbeit mit Kindern und Jugendlichen. Heidelberg (Carl-Auer).

Csikszentmihalyi, M. (1992): Flow. Das Geheimnis des Glücks. Stuttgart (Klett-Cotta).

Derbur, M. van (2011): Tagkind – Nachtkind. Das Trauma sexueller Gewalt. Kröning (Asanger).

Ellenberger, H. F. (1996): Die Entdeckung des Unbewussten. Bern (Hans Huber).

Emmerson, G. (2003): Ego state therapy. Carmarthen (Crown House).

Epstein, S. (1990): Cognitive-experiential self-theory. In: L. A. Pervin (Ed.), Handbook of personality: Theory and research. New York (Guilford), pp. 165–192.

Epstein, S. (1993): Implications of cognitive-experiential self-theory for personality and developmental psychology. In: D. C. Funder, R. D. Paske, C. Tomlison-Keasey a. K. Widaman (Eds.): Studying lives through time. Personality and development. Washinton, DC (American Psychological Association), pp. 399–438.

Frederick, C. (2007): Ausgewählte Themen zur Ego-State-Therapie. *Hypnose* 2 (1 + 2): 5–100.

Fritzsche, K. u. W. Hartman (2010): Einführung in die Ego-State-Therapie. Heidelberg (Carl-Auer).

Grawe, K. (1998): Psychologische Therapie. Göttingen (Hogrefe).

Grawe, K. (2004): Neuropsychotherapie. Göttingen (Hogrefe).

Hart, O. van der, E. R. S. Nijenhuis u. K. Steele (2008): Das verfolgte Selbst. Strukturelle Dissoziation und die Behandlung chronischer Traumatisierung. Paderborn (Junfermann).

Hartman, W. (2003): Curriculum »Ego-State-Therapie«. (Unveröffentl. Ausbildungsunterlagen.) Sun City (Milton Erickson Institute of South Africa – MEISA).

Hebb, D. O. (1949): The organization of behavior. A neuropsychological theory. New York (John Wiley). (Vgl. auch: http://www.gehirnlernen.de/gehirn/plastizit%C3%A4t/ [26.1.2013].)

Herman, J. (2003): Die Narben der Gewalt. Traumatische Erfahrungen verstehen und überwinden. Paderborn (Junfermann).

Hesse, P. U. (2003): Teilearbeit: Konzepte von Multiplizität in ausgewählten Bereichen moderner Psychotherapie. Heidelberg (Carl-Auer).

Hilgard, E. R. (1984): The hidden observer and multiple personality. *International Journal of Clinical and Experimental Hypnosis* 32: 248–253.

Huber, M. (Hrsg.) (2011): Viele sein. Ein Handbuch. Paderborn (Junfermann).

Hüther, G. (2011): Was wir sind und was wir sein könnten: Ein neurobiologischer Mutmacher. Frankfurt a. M. (Fischer). Kahn, G. (2010): Das Innere-Kinder-Retten. Sanfte Traumaverarbeitung bei Komplextraumatisierung. Gießen (Psychosozial).

Linehan, M. M. (1993). Cognitive behavioral treatment of borderline personality disorder. New York (Guilford). [Dt. (1996): Dialektisch-behaviorale Therapie der Borderline-Persönlichkeitsstörung. München (CIP).]

Nijenhuis, E. R. S., O. van der Hart u. K. Steele (2004): Strukturelle Dissoziation der Persönlichkeitsstruktur, traumatischer Ursprung, phobische Residuen. In: L. Reddemann, A. Hofmann u. U. Gast (Hrsg.): Psychotherapie der dissoziativen Bewusstseinsstörungen. Stuttgart (Thieme).

O'Donohue, J. (2009): Benedictus. Das Buch der irischen Segenswünsche. München (Pattloch).

O'Donohue, J. (2010): Anam Ċara. Das Buch der keltischen Weisheit. München (dtv).

Peichl, J. (2007): Die inneren Traumalandschaften. Borderline, Ego-State, Täter-Introjekt. Stuttgart (Schattauer).

Peichl, J. (2012): Hypno-analytische Teilearbeit. Stuttgart (Klett-Cotta).

Peter, B. (2009): Hypnotische Phänomene und psychopathologische Symptome. In: D. Revensdorf u. B. Peter (Hrsg.): Hypnose in Psychotherapie, Psychosomatik und Medizin. Manual für die Praxis. Heidelberg (Springer).

Phillips, M. u. C. Frederick (2003): Handbuch der Hypnotherapie bei posttraumatischen und dissoziativen Störungen. Heidelberg (Carl-Auer), 2. Aufl. 2007.

Reddemann, L. (2011a): Psychodynamisch Imaginative Traumatherapie. PITT – Das Manual. Stuttgart (Klett Cotta).

Reddemann, L. (2011b): Stabilisierung in der Traumatherapie. Eine Standortbestimmung. *Trauma und Gewalt* 5 (3): 256–263.

Revenstorf, D. (1993): Zur Theorie der Hypnose. In: D. Revenstorf (Hrsg.): Klinische Hypnose. Heidelberg (Springer), S. 98–101.

Roth, G. (2003): Aus der Sicht des Gehirns. Frankfurt a. M. (Suhrkamp).

Senf, W. u. M. Broda (2004): Praxis der Psychotherapie. Ein integratives Lehrbuch. Stuttgart (Thieme).

Solschenizyn, A. (1974): Der Archipel Gulag 1. Hamburg (Rowohlt).

Steele, K., O. van der Hart u. E. R. S. Nijenhuis (2004): Phasenorientierte Behandlung komplexer dissoziativer Störungen: Die Bewältigung traumabezogener Phobien. In: A. Eckhardt-Henn u. S. O. Hoffmann (Hrsg.): Dissoziative Bewusstseinsstörungen. Stuttgart (Schattauer), S. 357–394.

Stoltenberg-Zehnder, Z. (in Vorb.): Wir spielen, wer wir sind. Ego-State-Therapie mit Kindergruppen. In: W. Brächter (Hrsg.): Der singende Pantomime. Ego-State-Therapie und Teilearbeit mit Kindern und Jugendlichen. Heidelberg (Carl-Auer).

Ton Steine Scherben (1975): Wenn die Nacht am tiefsten … Berlin (David Volksmund).

Trenkle, B. (1997): Die Löwengeschichte. Hypnotisch-metaphorische Kommunikation und Selbsthypnosetraining. Heidelberg (Carl-Auer), 5., aktual. Aufl. 2009.

Vogt, R. (Hrsg.) (2012): Täterintrojekte. Diagnostik und Behandlungsmodelle dissoziativer Strukturen. Kröning (Asanger).

Watkins, J. G. (1971): The affect bridge: A hypnoanalytic technique. *International Journal of Clinical and Experimental Hypnosis* 19: 21–27.

Watkins, J. G. u. H. Watkins (2003): Ego-States – Theorie und Therapie. Ein Handbuch. Heidelberg (Carl-Auer), 3., unveränd. Aufl. 2012. [Am. Orig. (1997): Ego-States Theory and Therapy. New York (W. W. Norton).]

Über den Autor

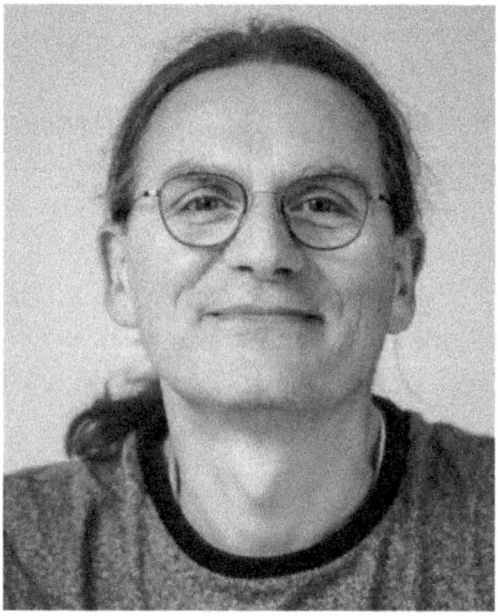

Kai Fritzsche, Dr. phil. Dipl.-Psych., arbeitet als Psychologischer Psychotherapeut in eigener Praxis mit dem Schwerpunkt der Behandlung von Traumafolgestörungen. Er ist Leiter des Instituts für klinische Hypnose und Ego-State-Therapie (IfHE), zertifizierter Trainer für Ego-State-Therapie sowie Gründungsmitglied der Deutschen Arbeitsgemeinschaft für Ego-State-Therapie (EST-DE). Kai Fritzsche stellt die Ego-State-Therapie auf verschiedenen nationalen und internationalen Kongressen vor und entwickelt sie weiter. Er organisiert und leitet Ausbildungsseminare und Supervisionsveranstaltungen für Ego-State-Therapie, ist als Lehrbeauftragter für verschiedene Fortbildungsinstitute und ebenfalls als Autor tätig.

Kontakt: mail@ifhe-berlin.de

Der Videokurs zum Buch:

Ego-State-Therapie bei Traumafolgestörungen

In seiner Online-Weiterbildung vermittelt Dr. Kai Fritzsche einen so noch nie dagewesenen Einblick in sein therapeutisches Vorgehen im Rahmen der Ego-State-Therapie. Im ausführlichen Praxisteil werden Fallbeispiele mit komplexen Problemstellungen aus dem Bereich der Traumatherapie gezeigt und das eigene Vorgehen kommentiert.

Der passende Theorieteil liefert zusätzlich handwerkliche und wissenschaftliche Grundlagen und Erläuterungen zu therapeutischen Prozessen, methodischen best practices und wirkungsvollen Interventionen.

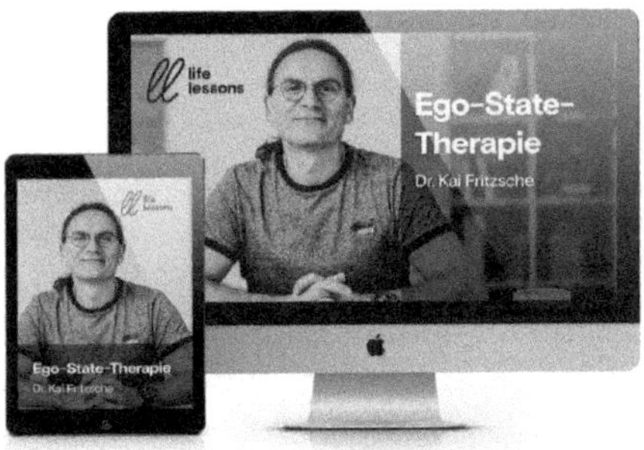

Der Kurs ist als train-the-trainer Modell konzipiert und richtet sich speziell an Psychotherapeut*innen, Ärzt*innen und angrenzende Berufsfelder. Die Inhalte sind in Form von Videos didaktisch aufbereitet und in Einheiten von 5–60 Minuten strukturiert. Sie können alle Videos so oft wie gewünscht im Rahmen Ihres Kurszugangs wiederholen. Nach Abschluss aller Lektionen wird eine Teilnahmebescheinigung ausgestellt.

Ziel dieser life lessons ist es, den therapeutischen Handlungsspielraum zu erweitern und Inspiration für wirkungsvolle und kreative Therapien und Beratungen sowie für den Umgang mit schwierigen Situationen zu bieten.

Weitere Informationen und Einblicke in alle Lektionen erhalten Sie auf

www.lifelessons.de

life lessons

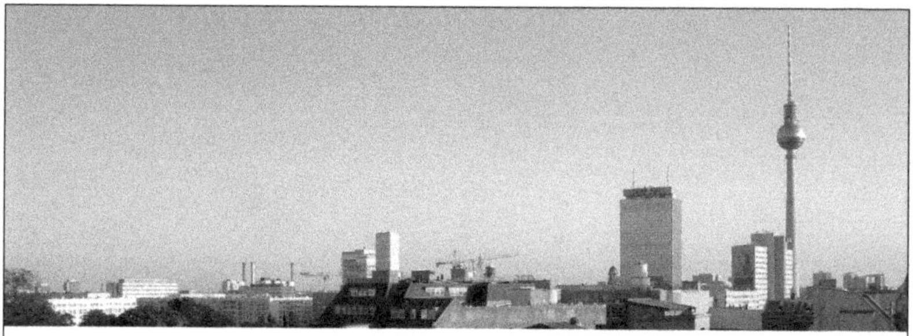

IfHE Institut für klinische Hypnose und Ego-State-Therapie

Regionalstelle der Milton-Erickson-Gesellschaft

Mit unserer Arbeit möchten wir die Auseinandersetzung mit innovativen Konzepten in der Psychotherapie fördern.

Wir laden Sie ein auf eine Entdeckungsreise mit vielen Überraschungen.
Vertiefen Sie Ihre Fertigkeiten und lassen Sie sich von neuen Ansätzen begeistern.

Das IfHE ist eine anerkannte Regionalstelle der M.E.G. und bietet fortlaufend zertifizierte Seminare und Supervision an:

- **Hypnotherapie — komplettes Curriculum (nach Milton Erickson, M.E.G.)**
- **Ego-State-Therapie — komplettes Curriculum (Kai Fritzsche)**

Für die Veranstaltungen erhalten Sie Fortbildungspunkte der Berliner Psychotherapeuten- und Ärztekammer.

Curriculum Ego-State-Therapie
Dr. phil. Dipl.-Psych. Kai Fritzsche

Hans-Otto-Str. 42 b
10407 Berlin

info@ifhe-berlin.de
www.ifhe-berlin.de

Tel.: +49 (0)30 - 983 189 31
Fax: +49 (0)30 - 978 973 68

Curriculum Hypnotherapie (M.E.G)
Dipl.-Psych. Maria Schnell

Giesebrechtstr. 19
10629 Berlin

maria.schnell@ifhe-berlin.de
www.ifhe-berlin.de

Tel.: +49 (0)30 - 327 038 15
Fax.: +49 (0)30 - 327 038 14

Kai Fritzsche

Ego-State-Therapie bei Traumafolgestörungen

Handbuch für die Praxis

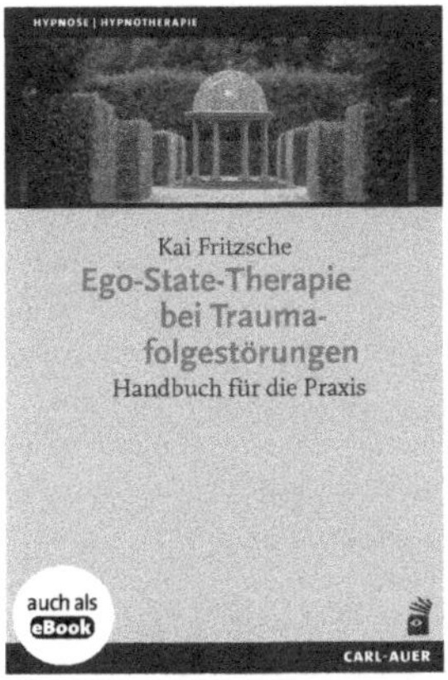

Mit einem Vorwort von Martin Sack

386 Seiten, Kt, 2021
ISBN 978-3-8497-0345-5

„Dem Leser wird auf leicht verständliche Weise nahegebracht, warum Ego-State-Therapie eine für die Behandlung Traumafolgestörungen unverzichtbare Methode ist, die wirksam und passgenau eingesetzt werden kann und bei einer Vielzahl von Behandlungsaspekten ausgesprochen hilfreich ist." Prof. Dr. med. Martin Sack

„Kai Fritzsche ist ein Großmeister seines Fachs. Alles, was es über Ego-State-Therapie und Trauma zu wissen und zu bedenken gilt, versammelt sich in diesem wahrhaft profunden und sehr gut geschriebenen Buch. Deshalb: Unbedingt lesen und damit arbeiten!"
Hanne Seemann

„25 Jahre nach dem Erscheinen der letzten Lehrbücher zur Ego-State-Therapie bei Traumafolgestörungen ist es an der Zeit für einen aktualisierten Nachfolger. Mit Kai Fritzsche hat sich einer der versiertesten Ego-State-Therapeuten dieser Aufgabe gestellt. Sein Handbuch leistet zweierlei: Es stellt ein umfassendes Behandlungskonzept vor, das sich gut an die unterschiedlichen Ausprägungen von Traumafolgestörungen anpassen lässt. Und es erläutert praxisnah konkrete Interventionen, die sich aus diesem Konzept ableiten lassen – breit gefächert, einzeln oder in Kombination anwendbar."
Dr. Christian Kinzel
MEGaPhon

Carl-Auer Verlag • www.carl-auer.de

Silvia Zanotta

Wieder ganz werden

Traumaheilung mit Ego-State-Therapie
und Körperwissen

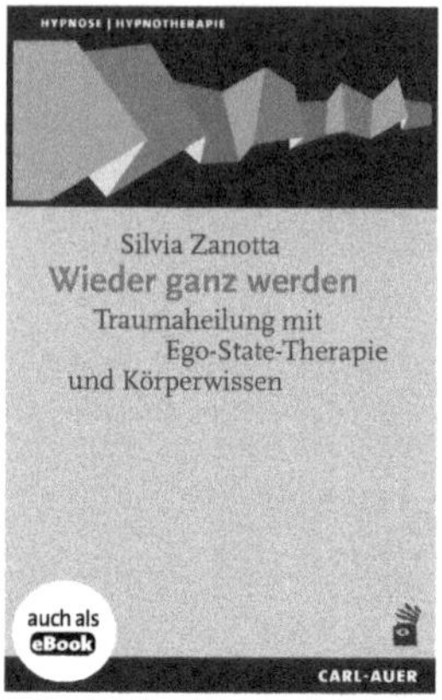

Mit einem Geleitwort
von Gordon Emmerson

Mit einem Vorwort
von Maggie Phillips

264 Seiten, Kt, 4. Aufl. 2024
ISBN 978-3-8497-0324-0

Unbewusste, abgespaltene Traumatisierungen sind meist auch im Körpergedächtnis gespeichert. Für das Gelingen einer Psychotherapie ist es in diesen Fällen unerlässlich, den Körper und das Körperwissen mit einzubeziehen.

Innovativ und richtungsweisend integriert Silvia Zanotta aktuelle neurobiologische und psychologische Erkenntnisse aus Polyvagal-Theorie, Ego-State-Therapie, Somatic Experiencing, Resource-Therapie, Hypnose und körperorientierter Psychotherapie. Das konzeptionelle Kernstück dieser Synthese ist die viel beachtete interpersonelle neurobiologische Theorie, insbesondere die Ansätze von Stephen Porges und Peter Levine.

Neben präverbalen Traumata behandelt die Autorin Phänomene wie Dissoziation, Schmerz, Angst, Wut und Scham – letzteres ein in der Fachliteratur vernachlässigtes, jedoch häufig zentrales Thema in der Trauma-Therapie.

Psychotherapeut:innen profitieren unmittelbar von den gut umsetzbaren Anleitungen, Übungen und Interventionen, die das Buch bietet. Transkripte von ausgewählten Therapiesitzungen demonstrieren die praktische Anwendung.

„Ich empfehle dieses Buch ausdrücklich. Leser erlangen ein tieferes und nuancierteres Verständnis der Persönlichkeit und gewinnen vielfältige neue Techniken zur Förderung der geistigen Gesundheit ihrer Klienten.“ Gordon Emmerson

Carl-Auer Verlag • www.carl-auer.de

Roland Kachler

Traumatische Verluste

Hypnosystemische Beratung und Therapie
von traumatisierten Trauernden
Ein Leitfaden für die Praxis

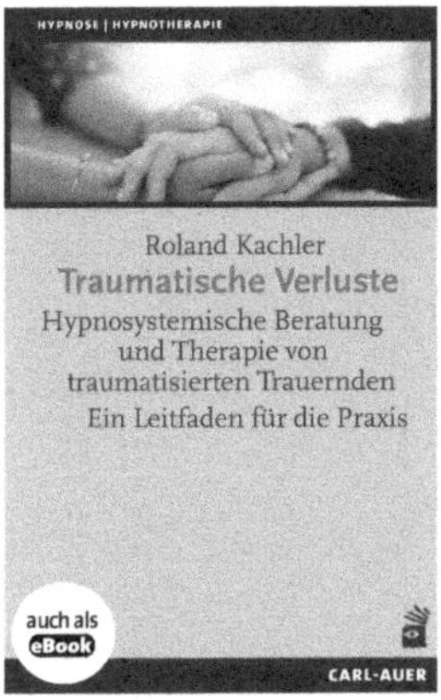

212 Seiten, Kt, 2021
ISBN 978-3-8497-0376-9

„Kachlers Sprache ist genau und in ihrer Lakonie und ihrem Verzicht auf übertriebenen Gebrauch von Termini technici sehr wohltuend. An keiner Stelle schweift er zu weit in Theorie ab, die nur einen theoretischen Anspruch befriedigen würde, sondern auch seine Sprache dient dem Anliegen, dient der Sache und damit auch den Therapeut:innen und den Menschen, die an traumatischen Verlusten leiden."
Leidfaden – Fachmagazin für Krisen, Leid, Trauer

„Das Wichtigste an Kachlers Ansatz: Er geht nicht davon aus, dass das Ziel der Trauerarbeit der Abschied vom Verstorbenen ist, sondern viel mehr eine liebevolle Integration des Toten in das eigene (Weiter-)Leben, eine Bewahrung der innigen Beziehung. Auch der Verstorbene und sein eigenes Trauma, das er durch den Tod erlitten hat, werden einbezogen – diese Würdigung ist oftmals sehr wichtig für Hinterbliebene!

Mit zahlreichen Fallbeispielen und durch seine einfühlsame Schreibweise gelingt es dem Autor, traumatherapeutische Arbeit mit Trauernden erlebbar zu machen – alles auf Basis neuester Erkenntnisse aus Neurobiologie und Hirnforschung. Konkrete Anleitungen und Rituale machen das Buch zu einer fundierten Hilfe für Therapeut:innen, Trauerbegleiter:innen und Coaches." Praxis Kommunikation

„Das Buch liefert einen sehr differenzierten Ansatz zum Umgang mit komplexen Trauer- und Traumafolgen." Trauma & Gewalt

Carl-Auer Verlag • www.carl-auer.de